手術画と動画で伝える 心臓血管外科手術エクセレンス ❷

弁膜症の手術

専門編集 ● 高梨秀一郎
　　　　　坂東　興

編集委員 ● 大北　　裕
　　　　　坂本喜三郎
　　　　　高梨秀一郎
　　　　　坂東　　興
　　　　　夜久　　均
手術画 ● 長田　信洋

Excellence in Cardioaortic Surgery

中山書店

■ 本巻の専門編集

高梨秀一郎　榊原記念病院心臓血管外科

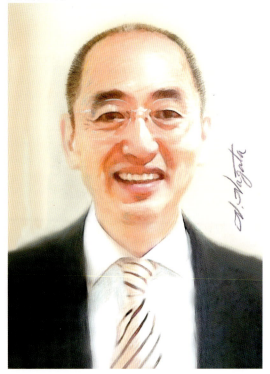

坂東　興　東京慈恵会医科大学心臓外科学講座

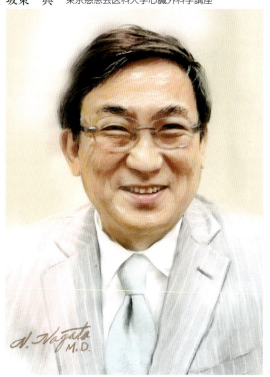

画　長田信洋

■ 編集委員 （五十音順）

大北　　裕　神戸大学大学院医学研究科心臓血管外科学分野

坂本喜三郎　静岡県立こども病院循環器センター心臓血管外科

高梨秀一郎　榊原記念病院心臓血管外科

坂東　　興　東京慈恵会医科大学心臓外科学講座

夜久　　均　京都府立医科大学心臓外科学講座

■ 手術画

長田　信洋　沖縄県立南部医療センター・こども医療センター
　　　　　　心・血管グループ顧問

刊行にあたって

　本シリーズの目的は，第一線で中級以上の手術を行っている心臓血管外科医を読者対象に，心臓血管外科手術の実際的かつ標準的な知識を提供することにある．また，いずれ手術を極めたいという若い心臓血管外科医の情熱にも応えることを考えた．その結果，心臓血管外科の手術技術の向上を主眼とし，具体的な手術手技の実際を疾患群別にまとめた4冊，および総論・基礎的手技をまとめた1冊の計5冊での構成となった．

　本邦の心臓血管外科手術数は今や年間 60,000 例を超え，その手術成績も世界水準どころか第一級を達成している．しかしながら，日常臨床の範となるべき書物には，残念ながら旧来の古典的教科書が多く，画像なども手術を理解していない画家の手になり，実際の手術の臨場感とはほど遠いものであった．本シリーズは従来の教科書にありがちな病態・疫学・検査・診断などの記述は省き，各項の最初から手術を中心とした解説に徹し，高度な手術実践の手技を簡潔な文章とリアルかつポイントを明瞭に描いた外科医の手になる手術画で解説を展開した．執筆はわが国を代表する心臓血管外科のエキスパートにお願いし，手術画は心臓外科医である沖縄県立南部医療センター・こども医療センターの長田信洋先生にお願いした．終始一貫したタッチの手術画を楽しんでいただきたい．また，本文で解説されている手術の重要なポイントを簡潔にまとめた手術動画をウェブにて提供し，読者がいつでもアクセスできるようにした．

　全体として，手術の概略を解説するだけの教科書とはせず，真に役立つ master of surgery の技を解説すると同時に，基礎的手技，難易度の低い手術であっても，若い心臓血管外科医が確実に手術を遂行できるように配慮した．第一線で活躍中のエキスパートの技術を余すところなく伝授できる，誠にユニークな心臓血管外科手術書ができあがったと自負している．本シリーズが心臓血管外科諸氏の日常手術室での実践にお役に立てれば，編集委員の一人として望外の慶びである．

2018 年 8 月

大北　裕
神戸大学大学院医学研究科心臓血管外科学分野

序

　これまで自分が経験したことのない手術をしなければならなくなったとき，それは外科医にとって最も強いストレスを感じることのひとつではないだろうか．そんなとき，あるいは日々行っている手術でも疑問点が生じたときや，この点をもう少し改善できないかと考えたときに，ぜひ開いてほしいのが本書『弁膜症の手術』である．内容を見ていただければ分かるのだが，その分野の一線級の外科医が術式について，今実際に手術を行っているかのような詳細な解説と，その世界に引きずり込まれるかのごとき挿絵が，本書では展開されている．その絵を見れば，手術を行っている外科医がどういう考え方で手術に臨み，その病変を処理しているのかが瞬時に理解できる．この挿絵は，現役の心臓外科医の手により描かれたものだけあって，単なる写実，2次元の投影ではなく，リアルな影はもちろんのこと，その裏側までも，まるで展開図を手にしているような想像力を掻き立てられる．それが本書の最大の特徴であり，他には類を見ない素晴らしい点であるといっても過言ではない．

　良い手術をするために必要なことは何か．手術に必要な知識，確かな情報，的確な判断力，優れた腕をもつことは当然のことながら，さらに大切なことは，良い手術を見て真似をする力と，それを自分の型に当てはめて修正する力であろうと思う．これを可能にするための豊富な想像力，言い換えれば的確なイメージを自分の頭の中に描くことのできる力を補ってくれるであろう本書は，われわれ外科医にとって最高の味方と言える．

　心臓手術の中でも弁膜症の手術は，弁の器質的な構造変化や機能的変性に対する正しい理解や弁形成後の出来上がりを予想するなど，とくに想像力を必要とする分野であることは言うまでもない．そのためには，正しい情報を外科医から見た視点で語ってくれる解説と，外科医が理解する解剖を伝えてくれる妥協のない画像情報が大切であることを，繰り返し申し述べたい．それを主眼にして作った本書は，既存のどんな教科書よりも秀逸な存在になったことは間違いない．そんな期待を裏切らない良貨，それが本書である．

2018年8月

専門編集　**高梨秀一郎**
榊原記念病院心臓血管外科

心臓血管外科手術エクセレンス ❷
弁膜症の手術
CONTENTS

心臓血管外科手術エクセレンス❷ 弁膜症の手術
CONTENTS

1 大動脈弁

大動脈弁置換術：AV block を避けるために　Movie	坂口太一	2
大動脈弁輪部石灰化に対する対処法　Movie	種本和雄	6
MICS AVR：胸骨部分切開アプローチによる　Movie	田端 実	9
MICS AVR：右開胸アプローチによる　Movie	伊藤敏明, 所 正佳	15
TAVR における Heart Team の重要性	坂東 興	20
TAVI：transfemoral approach のコツと落とし穴　Movie	桃原哲也	22
TAVR：transapical approach のコツと落とし穴　Movie	田端 実	26
大動脈弁形成術（3尖弁, 2尖弁）のコツと落とし穴　Movie	阿部恒平, 川副浩平	32
弁輪部膿瘍に対する大動脈弁基部置換術　Movie	下川智樹	39
AVR+CABG のコツと落とし穴　Movie	岡林 均	45
HCM に対する経大動脈アプローチ, 経心尖アプローチ　Movie	内藤和寛, 高梨秀一郎	50

2 僧帽弁

MICS 僧帽弁手術の適応　Movie	坂口太一	56
MICS 僧帽弁手術のアプローチ　Movie	江石清行, 三浦 崇	63
高い後尖部病変に対する弁形成術　Movie	田端 実	69
Loop technique による人工腱索再建術　Movie	柴田利彦	76
Posterior leaflet resection　Movie	下川智樹	82
交連部周辺病変に対する形成術　Movie	加瀬川均	89

前尖部病変に対する resection repair　　Movie　……………　橋本和弘　　94

Barlow 病変に対する手術　　Movie　……………………　江石清行，三浦　崇　　98

僧帽弁位感染性心内膜炎に伴う MR に対する僧帽弁形成術　　Movie

　　………………………………………………………………　橋本和弘　　103

機能性僧帽弁逆流に対する手術選択のコツ　　Movie　……………　夜久　均　　108

虚血性僧帽弁逆流に対する広範囲後尖拡大術　　Movie　…………　山口裕己　　111

虚血性僧帽弁逆流に対する二次腱索切断術　　Movie　……………　岡田行功　　115

MAC に対する対処法のコツと落とし穴　　Movie　…………………　岡林　均　　119

左室破裂予防の留意点　　Movie　…………………………………　山中一朗　　124

僧帽弁置換術における腱索温存術式　　Movie　……………………　岡田健次　　131

自己心膜製ステントレス僧帽弁置換術　　Movie　…………………　加瀬川　均　　135

二弁置換術のコツと落とし穴　　Movie　……………………………　森田茂樹　　140

Manouguian 法を用いた二弁置換術のコツと落とし穴　　Movie　　大北　裕　　146

左房縫縮術　　Movie　………………………………………………　川副浩平　　151

左心耳閉鎖　　Movie　………………………………………………　坂東　興　　155

Maze 手術：術後心房頻拍回避のコツと落とし穴　　Movie　川瀬康裕，新田　隆　　160

Maze 手術：GP アブレーション の実際　　Movie　…………………　坂本俊一郎　　166

3　三尖弁

三尖弁形成術　　Movie　……………………………………………　山口裕己　　172

三尖弁置換術　　Movie　……………………………………………　田山栄基　　176

索引　　………………………………………………………………………………　181

心臓血管外科手術エクセレンス❷ 弁膜症の手術

■ 執筆者一覧（執筆順）

坂口太一	心臓病センター榊原病院心臓血管外科
種本和雄	川崎医科大学心臓血管外科学教室
田端　実	東京ベイ・浦安市川医療センター心臓血管外科
伊藤敏明	名古屋第一赤十字病院心臓血管外科
所　正佳	名古屋第一赤十字病院心臓血管外科
坂東　興	東京慈恵会医科大学心臓外科学講座
桃原哲也	榊原記念病院循環器内科
阿部恒平	聖路加国際病院心血管センター心臓血管外科
川副浩平	関西医科大学附属病院ハートセンター
下川智樹	帝京大学医学部心臓血管外科学講座
岡林　均	三菱京都病院心臓血管外科
内藤和寛	かずハートクリニック
高梨秀一郎	榊原記念病院心臓血管外科
江石清行	長崎大学病院心臓血管外科
三浦　崇	長崎大学病院心臓血管外科
柴田利彦	大阪市立大学医学部第2外科・心臓血管外科
加瀬川均	榊原記念病院心臓血管外科
橋本和弘	東京慈恵会医科大学心臓外科学講座
夜久　均	京都府立医科大学大学院心臓血管外科学
山口裕己	昭和大学江東豊洲病院循環器センター心臓血管外科
岡田行功	倫生会みどり病院心臓弁膜症センター
山中一朗	奈良県総合医療センター心臓センター
岡田健次	信州大学医学部外科学講座心臓血管外科
森田茂樹	国立病院機構九州医療センター心臓血管外科
大北　裕	神戸大学大学院医学研究科心臓血管外科学分野
川瀬康裕	日本医科大学大学院心臓血管外科学分野
新田　隆	日本医科大学大学院心臓血管外科学分野
坂本俊一郎	日本医科大学大学院心臓血管外科学分野
田山栄基	国立病院機構九州医療センター心臓血管外科

■動画閲覧について

本書内の動画は，パソコンおよびモバイル端末にて，ご覧いただけます．
　まず，右のQRコードを読み込むか，下記URLにアクセスして，お申し込みフォームにシリアルNo.ほかの必要事項を入力してください．

https://www.nakayamashoten.jp/excellence/

シリアルNo.　　**2h9p88wtzz**

シリアルNo.の登録確認後，弊社からメールで動画閲覧サイトのURL，ID，パスワードをお知らせします．
お知らせしたURLにアクセスして，IDとパスワードを入力し，動画一覧ページにログインしてください．
　＊登録確認にはお時間をいただくことがあります．

再生ボタンをクリックすると，その動画が同一ウインドウで表示されます．

ご注意

- 動画閲覧には標準的なインターネット環境が必要です．
- ご使用のブラウザによっては，稀に閲覧できないことがあります．その場合は他のブラウザにてお試しください．
- 通信環境やご使用のパソコン，モバイル端末によっては，動画が乱れることがあります．
- 掲載動画の著作権は各著者が保有しています．また複写・転載および送信・放映に関する許諾権は小社が保有しています．本動画の無断複製を禁じます．
- 「シリアルNo.」は，本書を購入した個人にアクセス権を付与するために提供するものです．特定のアクセス制御を有する端末に関しての，認証情報（ID・パスワードなど）をその端末利用者や管理者以外の人間に漏らしたり流布する行為は，「不正アクセス禁止法」により禁止されています．これに違反した場合，同法により罰せられます．

1 大動脈弁

1. 大動脈弁

大動脈弁置換術：AV block を避けるために

坂口太一（心臓病センター榊原病院）

　大動脈弁置換術後の房室ブロック（AV block）は最も留意すべき合併症の一つであり，3〜11%に永久ペースメーカー植え込みが必要になると言われる．その危険因子としては，術前の AV block，大動脈弁閉鎖不全症，心筋梗塞の既往，長時間体外循環などが重要である[1]．手術手技に関しては，連続縫合[2]，狭小弁輪[3]，僧帽弁との同時手術[4] などが AV block のリスクを増加させるとの報告もあるが，外科医としては誤った運針による AV block を極力ゼロにしなければならない．

　本項では，AV block を含む大動脈弁置換術（aortic valve replacement：AVR）における合併症を予防するための，運針のコツについて解説する．

▼ポイント
- 誤った運針による合併症を極力ゼロにする．

大動脈弁の解剖（❶ ❷）

- 大動脈弁置換術において，AV block をはじめとした手技的合併症を予防するためには，その解剖を熟知することが何よりも重要である[5]．
- 大動脈弁輪のうち直接心筋に付着しているのは，右冠尖弁輪の左約 2/3 から左冠尖弁輪の約 1/2 まで（❶＊＊），残る弁輪部分は左右の線維三角（fibrous trigone：FT）を介して僧帽弁前尖に連続する線維性膜様組織（subaortic curtain：SAC）に接合している．各交連がつくる三角形は interleaflet triangle（ILT；❶＊）とよばれ，膜様組織から成っているが，このうち右・無冠動脈洞のあいだの ILT は膜性中隔（membranous septum：MS）に連続している（❷）．その直下の筋性中隔に刺激伝導系があり，これが障害されるとさまざまな形の房室ブロックを起こす．また膜性中隔は薄く，針穴による iatrogenic

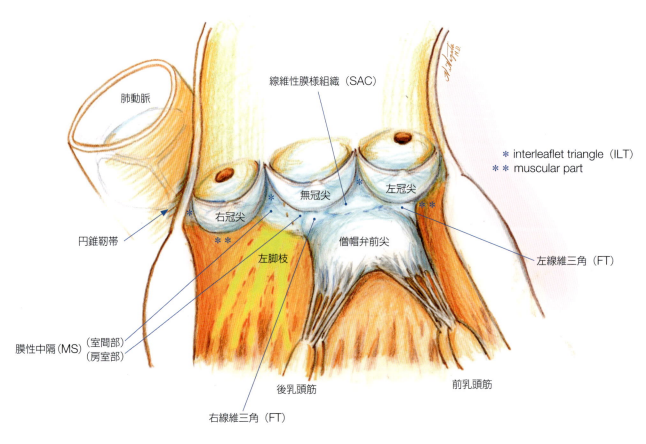

❶ 大動脈弁の周囲解剖

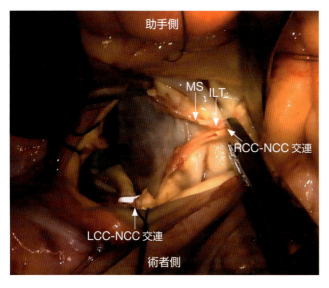
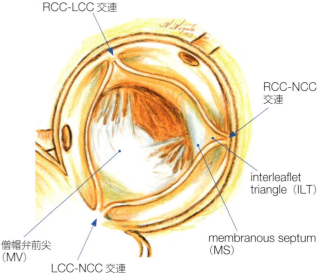

2 膜性中隔（MS）

VSDの報告もあるため，この部分では左室側の運針が弁輪から離れないように留意すべきである[6]）．

- また，右・無冠動脈洞間，左・無冠動脈洞間のILTには，動脈壁外側を裏打ちする組織がないので，この部位で深く糸をかけすぎると，動脈壁が裂けて大出血することがある．左・右冠動脈洞間のILTは円錐靱帯（conus ligament）を介して肺動脈に連続しているので，大出血のリスクはない．

> ▼ ポイント
> - 膜性中隔部分では左室側の運針が弁輪から離れないように留意する．

大動脈弁輪への運針方法 ③

- 大動脈弁輪への運針方法には，大きくnon-everting mattress法，everting mattress法，simple-interrupted法，continuous running法，figure-of-eight法などがある．このうち，厳密な意味でsupra-annular位に人工弁を縫着する方法はnon-everting mattress法のみで，その他はintra-annnular位に縫着する方法である．
- non-everting mattress法は最も一般的な方法であり，最大サイズの人工弁が縫着可能であるが，弁下に組織の張り出しが出やすく，弁輪のトリミングが不十分だと有効弁口面積が損なわれる可能性がある．とくに機械弁を縫着する際，結紮糸が切れると心室側に残したプレジェットの回収が困難になるので注意する．
- everting mattress法は，弁周囲逆流のリスクが少なくプレジェットの回収も容易なので，初心者には良い方法であるが，人工弁のサイズが小さめになる．
- simple interrupted法は，弁輪の縫縮が起こらずジャストサイズの弁が入る．弁輪に対して上下いずれの方向からでも運針が可能であるが，バイトが不十分で弁輪組織をしっかり捉えていなかったり，結紮が強すぎるとカッティングによる弁周囲逆流のリスクがmattress法と比べて高くなる．
- continuous running法，figure-of-eight法は日本ではあまり一般的ではないが，糸かけの時間が短縮されるなどのメリットがある．

> ▼ ポイント
> - non-everting mattress法では，弁輪のトリミングを十分に行い，機械弁縫着の際は結紮糸が切れないように注意する．

non-everting mattress法による弁輪の糸かけ ④ [Movie 0:00〜3:33]

> ▼ ポイント
> - 運針の基本は，組織に垂直に刺入すること，針の弯曲に沿った運針軌道を維持することである．

- 大動脈弁輪を上から俯瞰して一つの円周とみなした場合，弁輪に刺入する針は，その弯曲がつくる平面が弁輪面に垂直，かつ車輪のスポークのように中心から円周に向けて伸びたラインに沿って運針する軌道が理想的である（③）．
- 弁輪に垂直に入針しやすくするために，筆者は，左冠動脈口と右冠尖・無冠尖間交連部を結んだライン

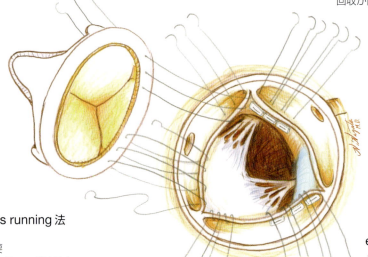

simple-interrupted 法
- 弁輪の縫縮予防
- ジャストサイズの弁が入る
- 上下からの刺入可
- カッティングに注意
- 糸の本数が多い

non-everting mattress 法
- 最も一般的
- 最大サイズの人工弁が挿入可
- 弁下の組織の張り出しに注意
- 結紮糸が切れたらプレジェットの回収が困難

continuous running 法
- 早い
- 慣れが必要
- 1か所カッティングするとほかの部位にも影響

everting mattress 法
- 確実で安心感がある
- 弁周囲逆流のリスクが少ない
- 小さめの人工弁が入る
- 糸が切れたときに対処しやすい

figure-of-eight 法
- 組織の巻き込みがない
- 上下からの刺入可
- プレジェットが不要
- 単結節よりも強度が保持される

3 運針方法の種類

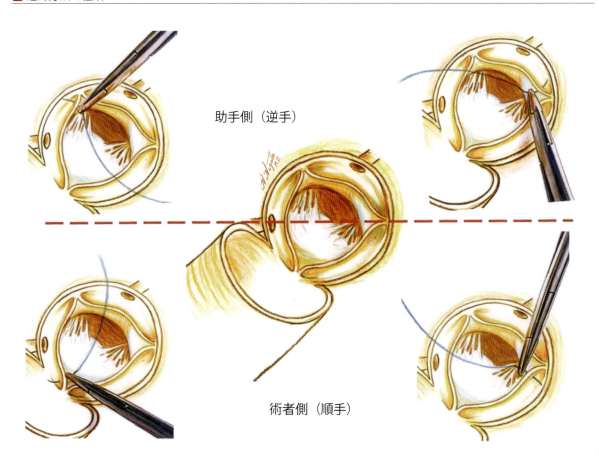

助手側（逆手）

術者側（順手）

4 non-everting mattress 法における運針方法と針の持ち方

弁輪直下に，垂直に入針する．垂直に入針しやすくするために，筆者は術者側は順手，助手側は逆手で運針している．

で大動脈弁輪を2等分し，それより術者側は順手，助手側は逆手で運針している．この原則に従えば，右冠尖・無冠尖間交連部では，右冠尖側は逆手，無冠尖側は順手で運針することになる．
- 左手を使ってILTをしっかり展開し，膜性中隔やその下の心筋組織に入針しないように気をつける．なるべく弁輪直下に入針し，出針部位がValsalva洞に大きく出ないように気をつける．

　大動脈弁置換術には運針・結紮のエッセンスが詰まっている．レジデントの執刀症例になることも多いが，近年は高齢者の狭小弁輪症例も多く，必ずしも簡単な手術ではない．AV blockだけでなく，基部の出血や冠動脈閉塞など致命的な合併症を起こす可能性があることを常に念頭におき，確実な手技を身につけることが大切である．

引用文献

1) Matthews IG, et al. In patients undergoing aortic valve replacement, what factors predict the requirement for permanent pacemaker implantation? Interact Cardiovasc Thorac Surg 2011 ; 12 : 475-9.
2) Totaro P, et al. Continuous suture technique and impairment of atrioventricular conduction after aortic valve replacement. J Card Surg 2000 ; 15 : 418-22.
3) Elahi M, Usmaan K. The bioprosthesis type and size influence the postoperative incidence of permanent pacemaker implantation in patients undergoing aortic valve surgery. J Interv Card Electrophysiol 2006 ; 15 : 113-8.
4) Huynh H, et al. Permanent pacemaker implantation following aortic valve replacement : Current prevalence and clinical predictors. Pacing Clin Electrophysiol 2009 ; 32 : 1520-5.
5) 前田 肇. 大動脈弁とその周辺の解剖. 心臓外科 2005 ; 257-63.
6) Love BA, et al. Iatrogenic ventricular septal defect following aortic valve replacement causing intractable heart failure. JACC 2016 ; 67, 13 (poster presentation).

1. 大動脈弁

大動脈弁輪部石灰化に対する対処法

種本和雄（川崎医科大学）

大動脈弁輪部石灰化と対処法の原則

- 人工弁を植え込む前に石灰化塊を除去しておかないと人工弁 sewing cuff と弁輪の fitting が悪くなり，弁周囲逆流の原因となるので，縫合部に存在するものは完全に除去してから人工弁植え込みを行うのが原則である．
- 石灰化塊を除去するうえで，その組織学的な成り立ちを十分理解しておく必要がある．すなわち，石灰化部分と正常弁輪部分のあいだには必ず線維性の組織が存在するので，その部分で剥離して石灰化塊を取り出すことが理想的である．

▼ポイント
- 石灰化塊を包む線維性組織の層に進入して剥離を行い，残す必要のある弁輪組織に切り込まない．

大動脈弁輪石灰化の対処の実際

- 石灰化塊が大動脈弁輪から離れている場合，またはほぼ隣接しているだけで弁輪内に及んでいない場合には，ハサミで切離することが可能である［Movie 1］（**1**）が，弁輪内に及んでいる場合にはハサミで切除すると植え込みに必要な弁輪まで切除する危惧があるので，いくつかの特別なテクニックを用いる必要がある[1]．
- ロンジュール（Rongeur）（**2**）を用いて石灰化塊をちぎり取る方法が，よく用いられている．
- 最近では，CUSA®（**3**）を代表とする超音波手術器を用いて石灰化塊を破砕して除去する方法も広く行われている[2]．

■弁輪に石灰化が及んでいる症例（**4**）

- 前述のように石灰化塊ぎりぎりで切除しても弁輪に切り込んだり，最悪の場合には心臓外に穿孔させる危険性もあるので十分に注意が必要である．
- われわれは，まず石灰化塊自体に切り込む形で弁尖を切除し（**4**-a）［Movie 2］，引き続いて鑷子を用いて石灰化塊を核出する方法で対処している（**4**-b）［Movie 3，4，5，6］．石灰化塊だけを核出できて，縫着のための弁輪組織だけを残して余剰組織を切除できれば，縫着可能なきれいな弁輪をつくることができる（**4**-c, d）．
- 石灰化塊が弁輪の中にあって大きい場合には，その石灰化塊全体を鑷子2本で持って圧し折るような形

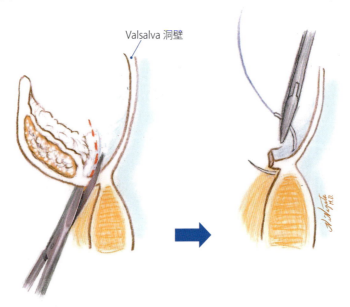

1 大動脈弁輪と弁尖石灰化のあいだに少し距離がある（または接している程度）場合の除去
石灰化塊が大動脈弁輪から離れている場合，またはほぼ隣接しているだけで弁輪内に及んでいない場合には，ハサミで切離することが可能である．

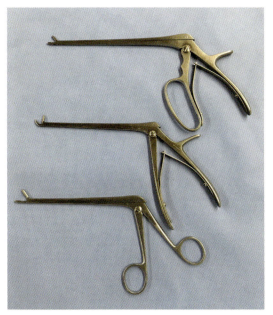

2 Rongeur

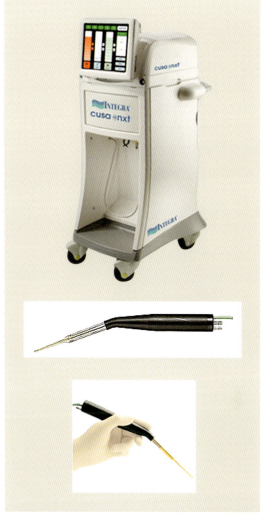

3 超音波手術器——CUSA® (Integra Life Sciences Corporation)

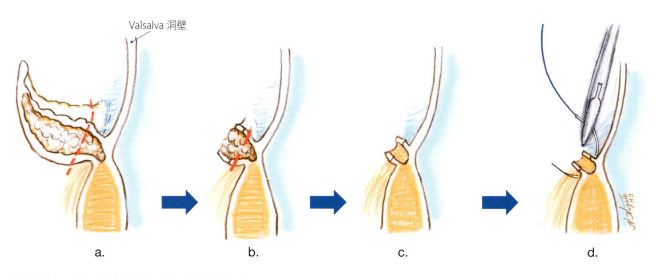

4 弁輪の中まで石灰化が及んでいる場合の除去

a：石灰化塊の中を切離するように切る．
b：石灰化塊を残した状態で切離し，石灰化塊が露出している．この石灰化塊と弁輪組織のあいだの線維層で剥離して，石灰化塊だけを核出するように摘除する．
c：石灰化塊摘除後に残った不要な線維性組織は切除する．
d：人工弁縫合に必要な弁輪を温存した形で石灰化塊を除去できる．

で破壊し［Movie 7］，内部の石灰化塊だけを摘出するような操作をする．石灰化塊が大きくて強固であり鑷子で圧し折れない場合には，ペアン鉗子を用いて外部から破砕し，割れた石灰化塊を鑷子で核出する手技を用いている［Movie 8］．細かい石灰化塊が付着残存した場合には，鋭匙を用いて掻き出すような処置を要することもある［Movie 9］．

石灰化が著明な症例

- 石灰化が著明な症例のなかには左室心筋にまで及んでいるものがある．この場合，石灰化塊をすべて除去する必要はない．人工弁縫着のために除去が必要と判断される部分までにとどめて，不必要なところにまで手をつけることはしない．
- Valsalva洞壁，僧帽弁前尖を含めた周囲組織に及ぶ石灰化塊を一塊として切除するために，内膜摘除術の技術（endoarterectomy technique）を用いることを勧める向きもある．すなわち，メスで内膜を切開して，剥離に用いる器具で石灰化塊を剥離して一塊として除去する方法である．この場合も石灰化塊と正常組織とのあいだの線維性組織の部分で剥離するという原則から外れないことがきわめて重要である．

> ▼ ポイント
> - 石灰化塊除去のために用いる手術器具：Rongeur，鑷子，剪刀，鋭匙，超音波手術器（CUSA®），ペアンほか．

石灰化塊による塞栓症回避対策

- 石灰化塊を除去するに際して，それが左室内に落下・遺残しないように十分に配慮する必要がある．石灰化塊を処理しているあいだはずっと助手は壁吸引を局所に使用し，落下しそうなものは即座に吸引するように努める必要がある［Movie 10］．いうまでもなく，左室内に落下した石灰化塊が遮断解除後に血流に流れれば塞栓症を起こす原因となる．落下する石灰化塊をキャッチするためにガーゼを左室内に挿入している施設が多いが，もともと狭窄状態である弁口を通して左室内にガーゼを挿入することは容易ではないし，病変部をこするようにして左室内にガーゼを挿入することは，それ自体が石灰化塊の一部を左室内に押し込む原因となる可能性がある．ガーゼを半分に切って挿入している施設もあるが，術野でガーゼを切ることはガーゼカウントの問題など医療安全上の問題が残る．
- 筆者らはシリンダー状の器具を自作し，それを用いて1枚のガーゼすべてを左室内に挿入している［Movie 11］．この器具を使うことによって，大動脈弁狭窄の病変部をこすることなく左室にガーゼ1枚をそのまま挿入することが可能になる．また，ガーゼ除去を忘れて手術を終えてしまうようなたいへんな事故が起こることもあるので，ガーゼ遺残を防止するシステム（foolproof system）は必須である．
- ガーゼ遺残を防止する対策として，ガーゼ挿入後は術野シーツに「ガーゼチェック」と皮膚ペンで記載し，抜去後はそれにチェックを入れることでガーゼ遺残を起こさない工夫を行っている［Movie 12］．チェックが入っていなければ術野で誰かが気づけるシステムであると思っている．
- また，取りきれなかった石灰化塊を除去するために洗浄も重要である．われわれは弁輪への糸かけを終了した後に洗浄（一時的にベントを止めて）を行い，このタイミングで左室内に挿入しておいたガーゼを除去している［Movie 13］．さらに，人工弁植え込みが完了した後に各弁尖部分ごとに縫合ラインを洗浄することで遺残したdebrisや石灰化塊による塞栓症を防止している［Movie 14］．

> ▼ ポイント
> ① 石灰化塊を左室内に落とさないような対策が必要—吸引除去，ガーゼ挿入．
> ② 糸かけ後および弁縫着後の洗浄により取りきれなかったdebrisを除去する．
> ③ 左室内ガーゼ遺残を絶対に起こさないような対策が必要．foolproof対策．

引用文献

1) Doty DB, Doty JR. Aortic valve replacement. Cardiac Surgery : Operative Technique. 2nd edition. Elsevier Saunders ; 2012. p. 298-9.
2) Kellner HJ, et al. Aortic valve debridement by ultrasonic surgical aspirator in degenerative, aortic valve stenosis : follow-up with Doppler echocardiography. Eur J Cardiothorac Surg 1996 : 10 : 498-504.

1. 大動脈弁

MICS AVR：胸骨部分切開アプローチによる

田端　実（東京ベイ・浦安市川医療センター）

　胸骨部分切開アプローチは大動脈弁置換術（aortic valve replacement：AVR）において広く用いられている低侵襲心臓手術（minimally invasive cardiac surgery：MICS）アプローチである．MICS AVRでは右開胸アプローチが主流になりつつあるが，胸骨部分切開アプローチには，順行性送血であること，胸骨正中切開と同様の視野展開が得られること，特別な道具がほとんど不要であることといった利点がある．

　ここでは上部部分切開（upper hemisternotomy：UHS）と下部部分切開（lower hemisternotomy：LHS）におけるコツとピットフォールを示しながら，手技を解説する．

術前CTによるアプローチ選択

■上部か下部か

- まず単純CTの体軸断で上行大動脈が大きく偏位している症例（たとえば，上行大動脈の2/3以上が胸骨右縁より右側にある場合）は，胸骨部分切開アプローチを避けて胸骨正中切開または右開胸アプローチを行うのが無難である．
- 上部・下部の選択には単純CTの矢状断が有用である．UHSの場合は第4肋間レベルと大動脈弁の位置関係に注目し，LHSの場合は第2肋間レベルと上行大動脈送血部位との位置関係に注目する．
- UHSでは送血カニュレーションの心配はない（上行大動脈が偏位・蛇行していなければ）が，大動脈弁の視野展開や操作が困難な場合がある．大動脈弁が創部下縁となる第4肋間よりも尾側2cm以内にある場合は，UHSでのAVR可能と判断する．
- LHSでは大動脈弁の視野展開や操作の心配はない（非常に深部にある場合を除いて）が，上行大動脈への送血が困難になる場合がある．送血部位が第2肋間レベルよりも頭側2cm以内にある場合は，LHSでのAVR可能と判断する．
- これらのどちらも満たさない場合は，胸骨正中切開を選択するのがよい．
- 日本人患者の場合は，多くは大動脈弁が剣状突起レベルにあるため，LHSが適用されることが多い（当院では9割近くがLHS）．

■右切開か左切開か

- 胸骨をT字に切ることは推奨しない．胸骨を3ピースにすることで胸骨正中切開よりも安定性が失われ，部分切開の利点を失うからである．
- 右切開か左切開かの選択には単純CTの体軸断が有用である．大動脈弁輪の左縁が胸骨正中部よりも右側にある場合は，右切開を選択する．それ以外は，左切開を選択する．
- 胸骨正面から大動脈弁を正面視する場合には，右方向を向いている大動脈弁を左に回転させる必要がある．よって，左側スペースに余裕がある左側切開のほうが，視野展開には有利である（当院ではUHS，LHSどちらも9割近くが左切開）．

UHSにおける胸骨切開

- 第4肋間レベルを皮膚切開下縁とする．皮膚切開長は6～10cmで，患者の体格や術者の経験に応じて決定する．
- 鎖骨間靱帯を切離してsternal notchを剥離する．
- 左（または右）第4肋間を剥離する．この際，肋間にsternal sawが入るように筋膜を横方向に切開する．また，剥離の際に内胸動静脈を損傷しないように注意する．
- 胸骨上縁から第4肋間レベルまで胸骨正中に電気メスでマークをして，そこから90°曲がって左（または右）第4肋間にラインをつなげる．90°以外の角度は，sternal sawによる正確な横切開が困難なため推奨しない．
- sternal sawで胸骨上縁から第4肋間レベルまで胸骨を縦切開する．続いて，sternal sawを肋間に入れて，正中まで横切開する．この際，縦と横の切開ラインが互いを越えないようにすることが重要である（❶-a）．越えてしまうと，開胸器をかけた際に胸骨の亀裂が広がるリスクがある．

▼ポイント
- 胸骨切開は縦横ラインを直交させ，互いのラインを越えないように注意する．

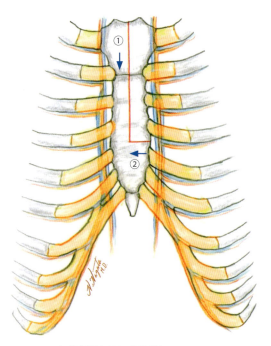
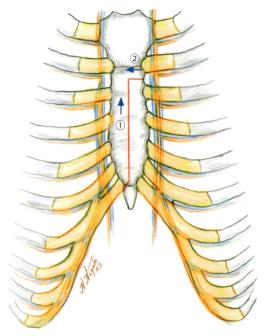
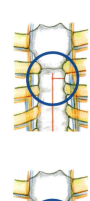
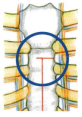

a. 上部部分切開 (UHS)
sternal notch と左（または右）第4肋間を剥離したうえで、①②の順で sternal saw を用いて切開する．

b. 下部部分切開 (LHS)
剣状突起基部（先端ではなく）と左（または右）第2肋間を剥離したうえで①②の順で sternal saw を用いて切開する．[Movie 0:17～0:34]

c. 不適切な切開
切開線が互いを越えてはいけない．

1 胸骨切開

- 横切開においてイチョウ型 sternal saw を使用すると、縦横の切開ラインがずれる（互いを越えてしまう）ことがあるので、通常の sternal saw を推奨する．
- 切開後に、骨膜からの出血だけでなく内胸動静脈からの出血を確認する．

LHS における胸骨切開

- 第2肋間レベルから剣状突起基部までを皮膚切開線とする．上級者は適宜短縮することも可能であり、皮膚切開長は6～10 cm で患者の体格や術者の経験に応じて決定する．
- 剣状突起の基部（左右の剥離しやすいほう）を剥離する．剣状突起自体は切らない（**1**-b）．
- 左（または右）第2肋間を剥離する．この際、肋間に sternal saw が入るように筋膜を横方向に切開する．また、剥離の際に内胸動静脈を損傷しないように注意する．
- 剣状突起基部から第2肋間レベルまで胸骨正中に電気メスでマークをして、そこから90°曲がって左（または右）第2肋間にラインをつなげる．90°以外の角度は、sternal saw による正確な横切開が困難なため推奨しない．
- sternal saw で剣状突起基部から第2肋間レベルまで胸骨を縦切開する．続いて、sternal saw を肋間に入れて、正中まで横切開する．この際、UHS と同様に縦と横の切開ラインが互いを越えないようにすることが重要である（**1**-c）．
- UHS と同様の理由で、横切開において通常の sternal saw 使用を推奨する．
- 切開後に、骨膜からの出血だけでなく内胸動静脈からの出血を確認する．

心膜切開と吊り上げ

- 開胸後に開胸器をゆっくり広げる．切り込みを入れた側の胸骨が高く上がるため、適宜タオルなどを開胸器の下に敷いて高さをそろえる．
- UHS では、頭側は心膜翻転部まで、尾側は右房中腹まで心膜を切開する．LHS では、頭側は可及的に上まで、尾側は横隔膜レベルまで切開して右側に切開を延長する．
- 右側心膜に3点、左側心膜に2点の心膜吊り糸をおき、針をつけたままの状態で開胸器を外す．開胸器を外してから吊り糸の針をそれぞれ対応する部分の真皮にかけ、結紮する．開胸器のブレードを心嚢内に入れてゆっくり広げる．

▼ ポイント
- 心膜吊り上げ時に、一度、開胸器を外すことで、最大限の心膜吊り上げ効果が得られる．

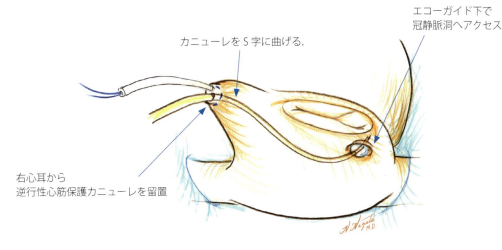

2 上部部分切開アプローチにおける逆行性心筋保護カニュレーション

UHSにおけるカニュレーション

- 通常どおりの上行大動脈送血を行うことができる.
- 右心耳に two-staged cannula を留置できる場合もあるが,右大腿静脈から穿刺・Seldinger 法にて留置するほうが,術野作業スペースの確保が容易である.この際,脱血管の先端を上大静脈まで進めておくとより脱血が良好である.
- 体外循環確立後,左室ベントは通常どおり右上肺静脈から留置することができる.胸骨を左側に切開した場合は,留置しにくいことがある.その際は無理せず留置を断念し,遮断後に大動脈弁越しに留置するのがよい.
- 逆行性心筋保護カニューレはS字に曲げて(**2**),右心耳から経食道心エコーガイド下で留置する.エコー画像でカニューレ先端が冠静脈洞入口部にあることを確認したら,その後はスタイレットを抜きながら,カニューレのみを進める.スタイレットごと進めると冠静脈洞穿孔の危険を生じる[1].エコーで冠静脈洞が見えない場合は,留置をしないほうがよい.
- 右心耳から入れた逆行性心筋保護カニューレを横隔膜面に固定すると,右心耳を尾側に牽引でき,大動脈弁の視野展開に役立つ(**3**-①).
- 順行性心筋保護カニューレは通常どおり上行大動脈に留置する.

LHSにおけるカニュレーション

- 上行大動脈周囲の脂肪組織を鉗子で把持して尾側に引くことで,送血部位の視野展開を得ることができる.
- 右心耳の視野が良好であれば,two-staged cannula を留置する.視野が不良であれば,右大腿静脈から穿刺・Seldinger 法にて留置する.右大腿静脈カニュレーションの場合は,脱血管の先端を上大静脈まで進めておくとより脱血が良好である.
- 右心耳から脱血管を入れた場合は脱血管を横隔膜面に固定し,大腿静脈から入れた場合は右心耳を結紮してその糸を尾側に引くと,大動脈弁の視野展開に役立つ(**3**-①).

> **ポイント**
> - 通常の正中切開手術でも同様だが,右心耳を尾側に引くことで,大動脈基部・大動脈弁の視野展開が良くなる.カニューレや糸をリトラクターとして利用する.

- 左室ベント留置はUHSと同様である.
- 逆行性心筋保護カニューレは軽く一方向に曲げて,右房中腹から経食道心エコーガイド下で留置する.エコーガイドの挿入方法はUHSと同様である.
- 順行性心筋保護カニューレは通常どおり上行大動脈に留置する.

大動脈遮断と心筋保護

- 通常の大動脈遮断鉗子で大動脈遮断を行う.遮断鉗子は,大動脈弁視野展開のじゃまにならないよう布針子などで頭側に引くようにして固定する.
- 大動脈弁逆流がなければ順行性に心筋保護液を投与する.初回投与後から遮断解除直前までカニューレを抜去しておくと,大動脈弁視野展開のじゃまにならない(**3**-②).2回目以降は逆行性に投与する.

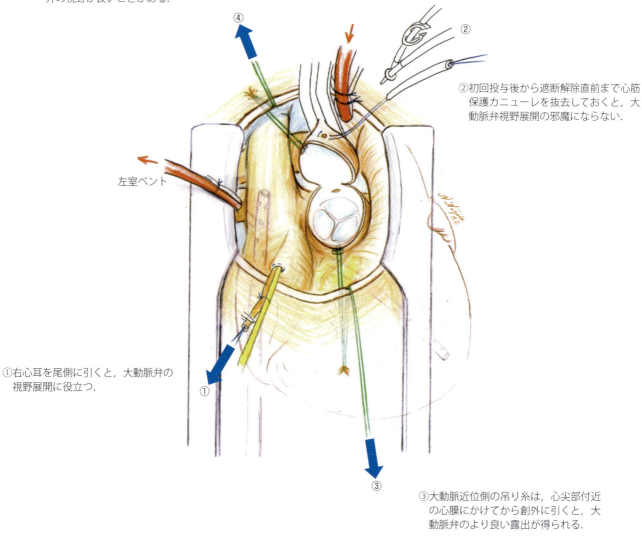

④大動脈遠位側の吊り糸は，SVC脇の心膜にかけてから創外に引くと，大動脈弁の視野が良いことがある．

②初回投与後から遮断解除直前まで心筋保護カニューレを抜去しておくと，大動脈弁視野展開の邪魔にならない．

左室ベント

①右心耳を尾側に引くと，大動脈弁の視野展開に役立つ．

③大動脈近位側の吊り糸は，心尖部付近の心膜にかけてから創外に引くと，大動脈弁のより良い露出が得られる．

3 心膜牽引における滑車法 [Movie 2:10〜2:25]

- 大動脈弁逆流があれば，逆行性＋選択的順行性に心筋保護液を投与する．

大動脈弁の視野展開

- 大動脈の切開は斜切開でも横切開のどちらでもよい．UHS の場合は，大動脈縫合ラインの止血を考慮して，切開を低くしすぎないのがよい．
- 最も重要なことは，右冠洞を左尾側に引いて，大動脈弁を正面視することである．大動脈または右室流出路にマットレス縫合をおき（この際，大動脈内にプレジェットをおくと弁の視野展開のじゃまになる），それをそのまま創外に引くのではなく，左尾側の心膜にかけてから創外に引くと，右冠洞を効果的に牽引できる（**3**-③）．
- 大動脈遠位側の牽引糸も，上大静脈付近の心膜にかけてから創外に引くと視野展開がより良いことがある（**3**-④）．これらのように，牽引したい方向の構造物（心膜，横隔膜，胸膜，糸など）にかけて創外に引くことを筆者は滑車法とよんでいる．

▼ポイント
- 滑車法は MICS における視野展開の基本テクニックである．

大動脈弁の切除から人工弁の植え込み，大動脈縫合

- 原則通常の AVR と同様であり，通常の器械を用いて行うことができるが，MICS 用持針器や鑷子は有用である．
- 右冠尖の弁輪は正中切開に比べて視野が悪いため，弁尖や弁輪，弁輪糸の牽引が重要である．右冠尖弁輪の脱石灰は，左手に曲がりロンジュールを持ち，弁輪を牽引して，右手に曲がりロンジュールまたは

**a. 小切開アプローチに
おける視野展開**
右冠尖の弁輪が見にくい．

**b. 弁輪露出による視野
展開**
持針器の背でValsalva
洞を押して弁輪を露出す
ると，良好な視野が得ら
れる．

4 弁輪露出における結節縫合の有用性

超音波吸引装置，剪刀などを持ち石灰を除去する．弁尖を牽引するほうが容易なため，弁尖切除の際に剪刀で弁輪石灰を除去しておくとよい．
- 弁輪の糸かけはどのような方法でも問題ないが，単結節縫合（simple interrupted suture）は弁輪上下のどちらからでもかけられるという利点があり，限られたスペースでは有用である．Valsalva洞が右冠尖弁輪にかかって視野が得られにくい場合は，針と持針器でValsalva洞を押しながら弁輪の上からかけるテクニックが有用である（**4**）．

▼ **ポイント**
- 単結節縫合は弁輪の上下どちらからでもかけられるため，狭いスペースでの操作に有用である．

- 人工弁のシーティングや縫合糸の結紮は通常のAVRと同様である．ノットプッシャーは不要である．弁輪が深い位置にある場合は，結紮する糸の両サイドの糸を助手が持ち上げると，結紮点が浅くなり結紮しやすい．
- 結紮の際，助手が鑷子を大動脈基部に入れて展開するスペースはないため，助手は隣の糸を使って生体弁のステントやValsalva洞を牽引して，術者をアシストする．
- 大動脈縫合は通常のAVRと同様である．

ペーシングワイヤー，エア抜き，止血

- ペーシングワイヤーは大動脈遮断解除前に右室前壁または下壁の心筋露出部に留置する．
- エア抜きは上行大動脈ベントから行うが，直接心臓に触れるためのスペースがないため，手術台の傾斜を変えたり，開胸器を揺らすことで左室内のエアを導き出す．人工心肺離脱後にエアが出現することがよくみられるが，その際は送血管にベントラインを接続してエア抜きを行い，脱血管から返血する．
- 心嚢内の止血は通常のAVRと同様だが，大動脈縫合ラインは人工心肺離脱前に十分な止血を得ておくことが重要である．
- 開胸器で広げることで内胸動静脈が裂けることがあるため，閉胸前に同部の止血を十分確認する．

ドレーン

- UHSでは，剣状突起下からのドレーン留置は心臓損傷のリスクを伴うため，胸骨を横切開した部分の肋間（胸膜を胸壁から剥離すれば開胸は不要）から留置する．ブレークドレーンを肺動脈前面から左心耳方向に押し進めると先端をoblique sinusに留置することができる[2]（**5**）．
- LHSでは，通常手術と同様に剣状突起下から横隔膜上を通してoblique sinusに留置する．

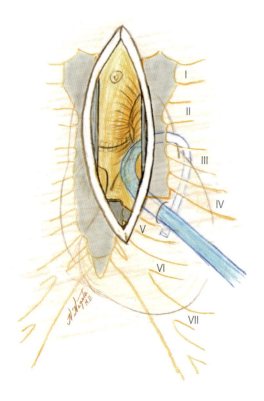

5 上部部分切開アプローチにおけるドレーン留置

胸骨を切開したほうの第4肋間から心囊内へ挿入し，肺動脈上から左心耳の方向へ先端を押し進めると，oblique sinus へ留置できる.

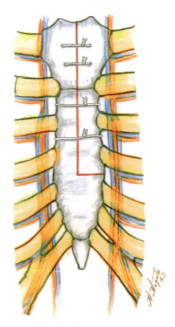
a. 上部部分切開（UHS）

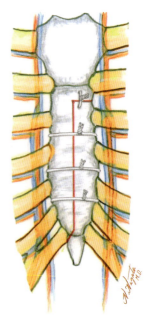
b. 下部部分切開（LHS）

6 閉胸ワイヤリング

ポイント

- ドレナージ不全を防ぐために oblique sinus にドレーン先端を留置する.

- 適宜，胸骨下や胸腔ドレーンを追加する.

閉胸

- UHS では，胸骨柄に2本，第2・3肋間に1本ずつ計4本のワイヤーで閉胸する（**6**-a）. 縦方向のワイヤリングは不要であるが，胸骨横切開部分に隙間ができるため，同部の骨髄面はボーンワックスなどで止血しておくのがよい.

- LHS では，第3・4・5肋間に1本ずつ，縦方向に1本，計4本のワイヤーで閉胸する（**6**-b）. LHS において縦方向ワイヤーをおく理由は，縦方向なしで行っていた初期症例で同部に胸骨動揺を生じた経験に基づく. UHS では胸骨動揺を経験していない.

その他の注意点

- 除細動の際はパドルを入れるスペースがないため，経皮的除細動パッドによる除細動が必要である. 執刀前に正確な位置に確実に貼付することが重要である. 人工心肺離脱前であれば，塩化カリウム（KCl 10～20 mEq）を人工心肺回路から投与して行う薬物的除細動が有用である.

- コントロール困難な出血や視野不良があれば，胸骨正中切開への conversion をためらってはいけない. sternal saw は手術終了時まで清潔野に確保しておく.

引用文献

1) Tabata M, et al. Full sternotomy conversion following minimal access cardiac surgery : reasons and rationales during a 9.5 year experience. J Thorac Cardiovasc Surg 2007 ; 134 : 165-9.
2) Tabata M, et al. Early and late outcomes of 1000 minimally invasive aortic valve operations. Eur J Cardiothorac Surg 2008 ; 33 : 537-41.

1. 大動脈弁

MICS AVR：右開胸アプローチによる

伊藤敏明，所　正佳（名古屋第一赤十字病院）

近年，低侵襲心臓手術（minimally invasive cardiac surgery：MICS）の進歩に伴い，多くの施設で右肋間小開胸による僧帽弁手術が行われるようになってきた．心臓手術における低侵襲化は時代の流れであり，心臓手術のなかで最も一般的な術式の一つである大動脈弁置換術（aortic valve replacement：AVR）においても低侵襲手術の導入が進んでいる[1]．

1993年以降，upper, lower, V-shapedなどの胸骨部分切開，傍胸骨切開，前胸部肋間開胸，側胸部肋間開胸アプローチによるMICS AVRが紹介され，その良好な成績が報告されてきた[2-6]．一般的には，右側肋間前胸部開胸がよく知られているが，当院ではMICS AVRも僧帽弁手術と同じく右側肋間側胸部開胸により可能と考え，右腋窩縦切開によるMICS AVR（trans-right axillary AVR：TAX-AVR）を導入し，今日までに100例以上実施している[7]．

本項では，TAX-AVRの利点，適応を示したうえで，手術手順に沿って手技を解説する．

TAX-AVRの利点

- 本法はほかのアプローチに比べ大動脈弁までの距離は遠くなるが，上行大動脈の左右偏位など解剖学的差異による影響が少なくなるため，手技の普遍性は増すと考えられる．また創部は右腕に隠れ，腕を下ろした状態では見えないので美容的にもより優れた方法といえる．
- TAX-AVRは，通常，直視下あるいは内視鏡補助下で行われ，当院では角度可変型10 mm 2D内視鏡

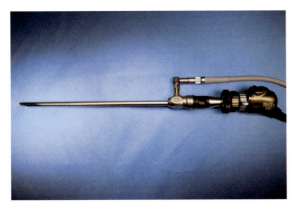

1 Endo CAMeleon（KARL STORZ社製）

2 当院におけるTAX-AVR除外基準

- 心臓再手術
- 緊急手術，高度急性心不全症例（EF 30%以下）
- 上行大動脈の高度石灰化
- 下行～腹部大動脈あるいは大腿動脈の高度石灰化
- EF 40%未満の低心機能症例
- 右肺の手術歴など胸腔の癒着が高度であると予想される症例

（KARL STORZ社製 Endo CAMeleon）を使用している（**1**）．

TAX-AVRの適応

- 通常，右大腿動静脈から送脱血管を挿入し，人工心肺を確立する．また，主創部が小さいため上行大動脈の遮断部位・操作性にはある程度制限が加わる．これらを考慮した当院におけるTAX-AVR除外基準を**2**に示す．
- 高齢者など年齢に関してはとくに条件を設けていない．また，呼吸機能の悪い患者は片肺換気が困難であるため除外が検討されるが，手技自体はまず人工心肺を確立してfull flowが出てから行い，止血までしっかりと確認後に人工心肺から離脱することで片肺換気ができない場合もTAX-AVRを行うことができる．
- 2012年4月から2016年6月までのあいだに当院で施行されたTAX-AVRは延べ112例であった．死亡例なし，脳梗塞3例（2.7%），平均手術時間は，TAX-AVR群で220±50（分），正中群で240±80（分），遮断時間はTAX-AVR群で100±26（分），正中群で94±34（分）であった．術後入院日数はそれぞれ10.0±6.6（日）と12.5±4.4（日）でTAX-AVR群が有意に短く，その低侵襲性がうかがえた[8]．

手術手順

position and setting

- 上半身左下側臥位（90°）にする．腋窩枕を挿入，左腕は外転90°で固定し，右腕は水泳のクロールのように前屈させて固定する．右肩甲骨あたりを側臥位固定器で固定して上記体位を保つ．下半身は軽度左

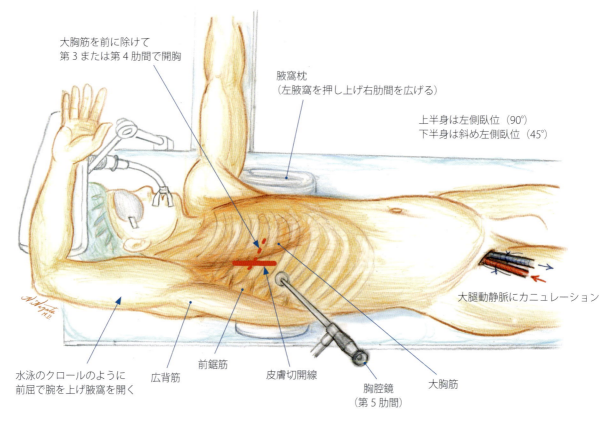

③ 手術体位と手術創，カメラポートの位置

上半身は90°左側臥位とする．右手は前屈して挙上する．これにより皮膚・筋群が前上方に移動し，前側方開胸と同じような部位で胸腔内に入ることができる．
大胸筋後縁と広背筋前縁のあいだから肋骨前面（骨性胸郭）に入り，前方で第3肋間開胸する．主要な筋群・動脈群を温存することができる．

下側臥位（45°程度）とする．除細動用DCパッドをあらかじめ貼っておく（③）．

▼ポイント
- 上腕を前方に屈曲し，肩関節を挙上することで腋窩の皮膚および主要筋群が前方に移動し，より前方から胸腔に到達することができる．

■ **femoral artery and vein exposure**
- 右鼠径部に2 cmほどの皮膚切開をおき，右大腿動静脈を露出させる．大腿動脈のspasmを惹起するためtapingは行わない．大腿動静脈にタバコ縫合をかけておく．
- spasm予防のため大腿動脈血管床に1%リドカイン塩酸塩（20 mL）・ミルリノン（5 mg/5 mL）の混合液を注入する．

▼ポイント
- 大腿動脈のspasmを抑えることで送血側の下肢虚血を防ぐ．
- 手術時は両下肢に赤外線酸素モニター（浜松ホトニクス社製NIRO®）を装着する．
- 40%以下への低下を認めたときは軽度低体温（膀胱温28℃）とし，これにより筋崩壊を招くような重度下肢虚血をある程度抑えることができる．

■ **right lateral thoracotomy**
- 胸部操作に移る時点で片肺換気を開始しておく．
- 右中腋窩線に沿って7〜8 cm程度縦切開し，大胸筋後縁と広背筋前縁を剥離して肋骨および肋間筋を露出する．胸部の主要筋群をまったく切離することなく骨性胸郭に達することができるのが腋窩縦切開の利点である（③）．第3肋間または第4肋間開胸し，大胸筋を筋鉤で牽引しつつ前方に向かって開胸を進める．soft tissue retractorを使用して視野展開する．
- 第5肋間に11 mmトロッカーを挿入して10 mm Endo CAMeleon（KARL STORZ社製）を挿入．横隔神経が水平になるよう視野を調節する．
- ヘパリン化後，大腿動静脈に送血管・脱血管を挿入して人工心肺を確立する．
- 横隔神経に沿って3 cmほど前方で心膜切開．上行大動脈右側・左側，右室前面，心膜斜洞横の4点で心膜吊り上げを行う．背側の2本はエンドクローズ™（COVIDIEN社製）を用いて，できる限り背側に牽引することで良好な視野が得られる（④⑤）．

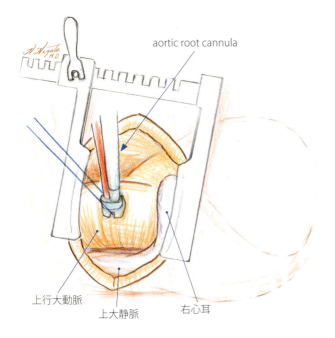

④ 右第3肋間開胸

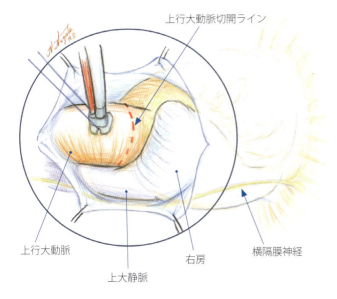

a. 心膜切開，吊り上げ後の視野

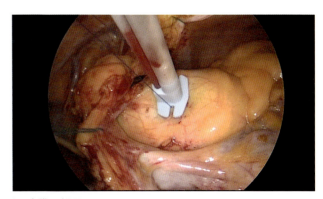

b. 実際の視野

⑤ 心膜切開，吊り上げ後の視野（模式図）とその実際
aortic root cannula 挿入後．上行大動脈が良好に視野展開される．
[Movie 1:17〜]

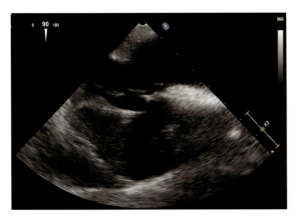

⑥ 脱血管挿入時の TEE（bicaval view）

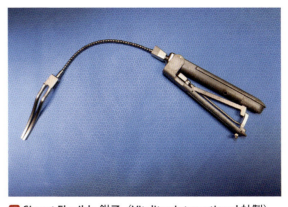

⑦ Signet Flexible 鉗子（Vitalitec International 社製）

▼ポイント

- 脱血管は先端を SVC 内までしっかりと挿入することで，1本で十分な脱血を得ることができる．挿入の際には TEE・bicaval view（⑥）でガイドワイヤーが適切な位置にあることを確認する．送血管は深く入れすぎない．
- pump on してから心膜を切開することで，心膜切開時の右房損傷を避けることができる．
- 心膜牽引糸はエンドクローズを用いて聴診三角とその2〜3肋間尾側の2か所から牽引する．

■aorta cross clamp and cardioplesia

- Signet Flexible 鉗子（Vitalitec International 社製）（⑦）を用いて，主創部から大動脈遮断する．初回は順行性心筋保護を行う．途中，心筋保護は選択的冠還流を用いる．

▼ポイント

- 大動脈遮断は rt. PA やや頭側あたりで行う．あらかじめ同部位を剥離しておく．
- 内視鏡で coronary 入口部，とくに RCA を確認してカニューレを挿入するとやりやすい．

MICS AVR：右開胸アプローチによる

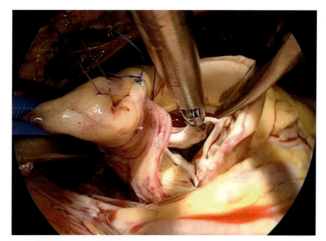

8 大動脈弁の視野展開
LR交連，RN交連を牽引することで良好な視野を得ることができる．

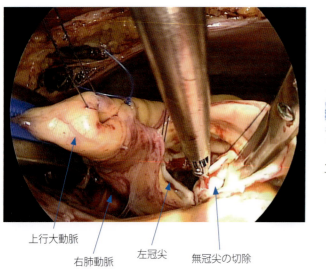
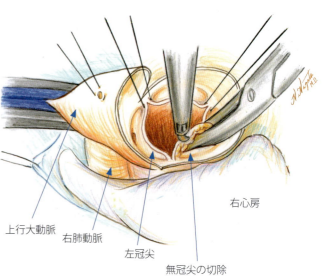

上行大動脈　右肺動脈　左冠尖　無冠尖の切除　右心房

9 大動脈弁無冠尖の切除
[Movie 1:50〜]

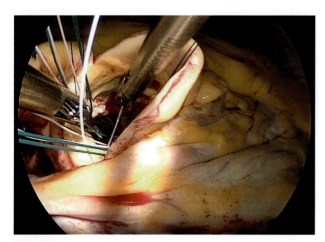

10 弁輪の糸かけ
simple interrupted suture を用いることが多い．結紮回数は増えるが，糸が絡まりにくい．
[Movie 2:12〜]

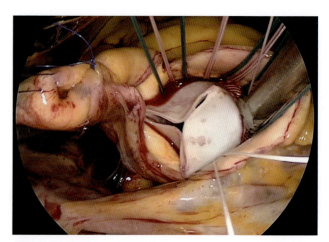

11 人工弁の縫着
結紮はすべて knot pusher を用いる．手前の糸（視野左下部）は，視野のじゃまになるため結紮したらすぐに切る．
[Movie 2:33〜]

■aortic valve replacement

- 通常より末梢側で大動脈前面を切開し，両端をLR交連，LN交連の1cm上まで切り進め，C字の切開，または高位斜切開を行う．LR，RN各交連に牽引糸をかけて牽引することで弁を正面視でき，開胸創に近づけて良好な視野を得ることができる（**8**）．長いメッツェンバウムを用いて弁切除し，切除しにくい弁輪部の石灰化はCUSAを用いて破砕する（**9**）．
- 弁輪の糸かけはどのような方法も可能であるが，われわれは通常simple interrupted sutureで行う場合が多い（**10**）．弁輪の形態，サイズにもよるが通常18針前後となる．
- 糸はすべてknot pusherを用いて結紮する．しっかりと結紮できているか，内視鏡にてそのつど確認しながら結紮を進める（**11**）．

> ▼ポイント
> - knot pusherで結紮した糸は1本ごとに切ることで視野が良くなり，また糸のjammingも防ぐことができる．

■closure of aortotomy

- aortaをhorizontal mattress，ついでover and over sutureで2層縫合し，root ventからエアー抜き後，大動脈遮断を解除する．送血係数1L/分程度までweaningして止血を確認し，PVLなどがないこと，残存エアーがないことを確認したら，いったんfull flowまでもどしてroot ventを抜去する．プレジェット付き縫合糸でしっかりと糸かけをして十分止血する．
- 再度，人工心肺のweaningを進め，pump off．止血を再確認して手術終了．
- カメラポートの傷を利用してdrainを挿入する．

> ▼ポイント
> - 人工心肺のweaningを進め出血，PVLなどの問題がないことが確認できたら，いったんfull flowに戻してからroot ventのカニューレを抜去する．これにより同部位にかかる圧が弱くなり，出血が抑えられるとともに，しっかりと止血縫合をかけることができる．
> - エンドクローズ挿入に用いた穴は主創部から遠く，止血困難な部位であり，またいったん出血するとなかなか止まらず再開胸を要することもある．サージセルを丸めたものを牽引糸に絡めて内側からタンポンとして圧迫しておくとよい．

今後の展望

- 3D内視鏡の出現に伴い，より鮮明な画像をモニター上で立体視することができ，内視鏡下での剥離・縫合などは確実に行いやすくなった．
- 完全内視鏡下での大動脈弁置換術も行うことができるが，大動脈弁置換術で操作対象となる大動脈弁およびその弁輪はせいぜい直径二十数mm程度と小さく，カメラのみでは十分な視野出しが困難であったり，また術者の鑷子・持針器などと干渉したりすることもあるため難易度は格段に上がる．また，20本程度の縫着糸が一度にかかるため，糸同士が絡まりやすい．
- 近年，日本でも導入が進められているsutureless valveはこうした操作を減らすことができ，MICS AVRにおいては有用な人工弁となる可能性が高い[9-11]．

引用文献

1) Totsugawa T, et al. Minimally invasive aortic valve replacement via right mini-thoracotomy. 胸部外科 2016 ; 69 : 618-21.
2) Cosgrove DM 3rd, Sabik JF. Minimally invasive approach for aortic valve operations. Ann Thorac Surg 1996 ; 62 : 596-7.
3) Gilmanov D, et al. Minimally invasive aortic valve replacement : 12-year single center experience. Ann Cardiothorac Surg 2015 ; 4 : 160-9.
4) Glauber M, et al. Right anterior minithoracotomy versus conventional aortic valve replacement : a propensity score matched study. J Thorac Cardiovasc Surg 2013 ; 145 : 1222-6.
5) Bowdish ME, et al. A comparison of aortic valve replacement via an anterior right minithoracotomy with standard sternotomy : a propensity score analysis of 492 patients. Eur J Cardiothorac Surg 2016 ; 49 : 456-63.
6) Lamelas J, et al. Isolated and concomitant minimally invasive minithoracotomy aortic valve surgery. J Thorac Cardiovasc Surg 2018 ; 155 : 926-36.
7) Ito T, et al. Right infra-axillary mini-thoracotomy for aortic valve replacement. Ann Thorac Surg 2014 ; 4 : 78-80.
8) Tokoro M, et al. Trans-right axillary aortic valve replacement : propensity-matched comparison with standard sternotomy approach. Interact Cardiovasc Thorac Surg 2017 ; 25 : 521-5.
9) Kamiya H, et al. Minimally invasive aortic valve replacement : current status and future perspectives. 日本外科学会雑誌 2016 ; 117 : 109-13.
10) Concistrè G, et al. Aortic valve replacement with perceval bioprosthesis : single-center experience with 617 implants. Ann Thorac Surg 2018 ; 105 : 40-6.
11) Meco M, et al. Sutureless aortic valve replacement versus transcatheter aortic valve implantation : a meta-analysis of comparative matched studies using propensity score matching. Interact Cardiovasc Thorac Surg 2018 ; 26 : 202-9.

1. 大動脈弁

TAVRにおけるHeart Teamの重要性

坂東　興（東京慈恵会医科大学）

　Heart Teamの概念は，2010年以降，循環器診療の分野でも急速に取り入れられてきたが，チームによる治療方針の決定や患者のフォローアップは，臓器移植や癌の治療において，1980年ころから広く行われてきている．循環器診療におけるHeart Team導入の必然性は，①対象患者自身が高齢化し，さまざまな併存疾患をもつケースが増えたことに加え，②カテーテルによる大動脈弁置換術（TAVR）の導入やPCIの進歩により，治療の選択肢が広がっていること，また③こうした新しい治療の導入にあたって，患者本位の治療選択がなされるべきであるという共通認識が高まってきたことによる[1]．

　本項では，TAVR Programにおける，Heart Teamの構成要件に加え，各メンバーの心構えや，実際の運用面におけるポイントについて詳述する．

TAVR Heart Teamの目的とその意義

- TAVR治療におけるHeart Teamの目的は，まず大動脈弁狭窄症の重症度判定とともに，それぞれの患者が抱える合併症やfrailty，認知症の程度から適応を判断し，外科的大動脈弁置換（SAVR），もしくはTAVR，内科的治療といった治療手段の選択に至るまで，主治医，カテーテル治療を専門とする循環器内科医，心エコーなど画像診断を専門とする循環器内科医，心臓血管外科医，麻酔科医，理学療法士など，各分野の専門家が集まって議論することにより，患者にとって最も適切な治療を実施することである．さまざまな治療法をあらゆる角度から，それぞれの専門分野の英知をしぼって議論することにより，患者のライフスタイルや長期予後を考えたバランスのとれた選択ができるとともに，患者や家族にとって最も受け入れやすい形で治療が実施される．
- また，チームの側面からいえば，診断から関わるさまざまな専門家が，ハイブリッド手術室で共同してTAVRを実施することにより，それぞれの専門性についてより深く理解できるとともに，互いがどのように補完し合えば，最も有効な治療が実施できるかについて学ぶことができるという利点があげられる[2]．

❶ Heart Teamメンバーに求められる条件

① チームプレイヤーであること
② チームとして共通の目的をもてる人材であること
③ チーム内での自分の役割を認識し，チームとして最高の結果が得られるためには，自分が何をなすべきかについて十分理解していること
④ 自らの限界について熟知していること
⑤ ほかのメンバーに対するrespectをもっていること
⑥ 率直に意見を述べることができ，建設的な批判に対しては，柔軟に受け入れる資質をもっていること

- こうしたHeart Teamの目的を理解し，その効果を最大限に発揮するためには，参加するメンバーとして❶に示す条件が求められる．

TAVR Heart Teamの構成要件

- TAVR Heart Teamが効率的に運用されるためには，以下の構成要件が必要である．

■参加者
- 主治医，TAVRを実施するカテーテル治療専門の循環器内科医，心エコーなど画像診断専門の循環器内科医，TAVRをともに実施する心臓血管外科医，麻酔科医，手術室看護師，理学療法士は必ず参加していることが望ましく，さらにCT画像の解析を専門とする放射線科医，ICU担当医，病棟看護師に加え，患者の術前状態により，神経内科医や腎臓内科医などがこれに含まれる．
- カンファレンスの開催にあたっては，コアメンバーを指定し，そのメンバーが集まることが，開催要件であることを明確にする．

■時間，場所，設備，頻度
- 開催は，それぞれのメンバーにとって最も都合のよい就業時間内とし，心エコーやCTなどの画像の閲覧が可能であり，自由な雰囲気でディスカッションができる場所が望ましい．
- 参加予定者は，予定された時間に集まることを最優先とするのが必須であり，頻度としては，症例数の多寡にもよるが，筆者らは通常1週間に1度，決まった時間帯に1〜2時間を目処に実施している．

Heart Team 運用におけるポイント

- Heart Team の運用を成功裏に導くには，その長所，短所を十分に理解し，弾力的に運用する必要がある．

Heart Team の長所
① さまざまな専門家の意見が反映される．
② 患者のリスクに沿った治療法の選択ができる．
③ SAVR あるいは TAVR の選択，TAVR を選択した場合でも最適なアクセスルートの決定が可能である．
④ 病院や術者の経験に見合った治療法の選択ができる．
⑤ 患者やその家族の満足度が高い治療法の選択ができる．
⑥ 医療事故が起こった場合，術前に複数の専門家による十分な説明がなされているため，訴訟などの問題に発展しにくい．

Heart Team の短所
① 時間がかかる．
② 組織立てとその維持に困難が伴う．
③ 治療の選択肢が明らかで，Heart Team Conference にかける必要がない患者が存在する．
④ 最終的な意思決定に遅れが生じる．
⑤ 専門家がそろわないと開催できない．

- 緊急性の高い症例の場合，こうした短所がとくに問題となるが，それまでに培った互いの信頼関係に基づき，循環器内科，心臓外科，麻酔科のコアメンバーで最終的な意思決定を行い，それをあとで，しっかり検証することにより，Heart Team の効用は維持できるものと考えられる．また，TAVR の実施にあたっては，われわれのこれまでの経験から，どれだけ経験度が上がっても，術前の briefing と術直後の debriefing，それに伴う Heart Team 全体での振り返りは，欠かせないと感じている．

　心臓外科領域における Heart Team の効用，とくに TAVR Program におけるその効果については，いまだ詳しい検証が実施されていないのが現状である．今後，循環器領域すべてにおいて，Heart Team の効用と理想的な運用法に関するさらなる検証が望まれる．

引用文献
1) Holmes DR, et al. The heart team of cardiovascular care. J Am Coll Cardiol 2013 ; 61 : 903-7.
2) Tommaso CL, et al. Multisociety (AATS, ACCF, SCAI, and STS) expert consensus statement : operator and institutional requirements for transcatheter valve repair and replacement, part 1 : transcatheter aortic valve replacement. J Thorac Cardiovasc Surg 2012 ; 143 : 1254-63.

1. 大動脈弁

TAVI：transfemoral approach のコツと落とし穴

桃原哲也（榊原記念病院）

　transcatheter aortic valve implantation（TAVI）は低侵襲の手技であり，またそれを期待された治療でもあるので，大きな合併症を起こさずに行い終了することが最も大切である．

　本項では，transfemoral（TF）approach による TAVI（TF-TAVI）について，合併症を回避すべき観点から手技における注意点を示しつつ，そのコツと落とし穴について解説する．

TAVI 前の注意点

- 心機能が極端に低下していない場合，とくに左室機能が良好で左室内腔が小さい場合は脱水にならないように補液することが重要である．
- 貧血のある場合は輸血で是正しておくことが必要である．少しの脱水でも相対的に血管内容量が少なくなるので，とくに小さい体格の女性では注意が必要である．筆者は，rapid pacing でバルーン大動脈弁形成術（BAV）を行った後に脱水傾向の場合，循環動態が保てなくなった例を経験しており，補液や貧血の是正はその予防に有効であると考えているからである．
- 抗凝固薬（ワルファリンや NOAC）は術前 2 日前からヘパリンに置換し，コントロールをしておく．抗血小板薬は，心房細動や特殊な事情がない限り，バイアスピリン®単剤で行っている．抗血小板薬に関しては，抗血小板薬 2 剤併用療法（DAPT；アスピリン 100 mg，クロピドグレル 75 mg）で行っている施設もある．
- 経食道エコー（TEE），CT を用いて annulus の測定と石灰化の分布などを把握する．とくに CT での annulus の測定[1-3]と大腿動脈から弁に至るまでのルートの確認が，合併症を軽減するためにきわめて重要である．

▼ ポイント
- 補液や貧血の是正により循環動態を保つ．
- 合併症軽減のためには，annulus の測定，大腿動脈から弁までのルートの確認が重要．

TAVI の準備

- 全身麻酔導入後，挿管して右内頸静脈から rapid pacing のための pacing lead を挿入し，閾値などを

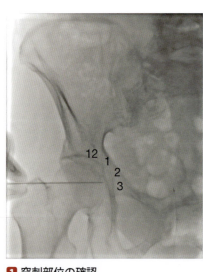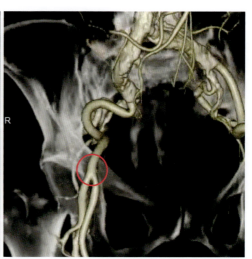

1 穿刺部位の確認
①透視により穿刺部の確認を穿刺針で行う．
②基準となるのは術前の CT（赤丸：穿刺部位）である．
③大腿骨頭を時計盤に見立てて，2 時から 3 時のあいだか 3 時を穿刺．
　ここでは，2 時から 3 時のあいだで 3 時寄りを穿刺．
［Movie 0:00〜］

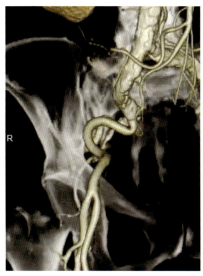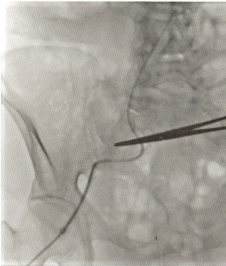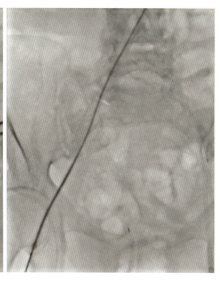

2 大腿動脈から総腸骨動脈までの蛇行
蛇行が強い場合，stiff wire で血管の蛇行が伸展するか確認．
[Movie 0:33〜]

確認する．BAV や valve を植え込む際に行う rapid pacing は非常に重要なテクニックであるので，確実に作動するかチェックを行っておく．一度の pacing failure で valve が塞栓する可能性がある．
- その後，手技中のトラブルの発生に備えて，いつでも外科的治療にスムーズに移行できるように大動脈弁置換術（AVR）に沿った，いわゆる手術用の消毒後覆布をかける．

TAVI の手技

- まずは，対側の大腿動静脈をおのおの 6 Fr シースと 8 Fr シースで確保する．術前に行った CT を参考に，穿刺部位を透視で確認する（**1**）．その際，基本ではあるが後壁穿刺は絶対に避ける．
- アプローチ部位に 8 Fr のシースを挿入し，パークローズを 1 本かける（施設によって 2 本の場合もある）．その後，8 Fr シースに戻して pigtail カテーテルで stiff wire から通常の guide wire へ交換する．蛇行が強い場合は，その際に蛇行が伸展するか確認することが重要である（**2**）．もし伸展しない場合は，さらに硬いワイヤーに変更することも考慮する．
- 最初に確保した対側の大腿動静脈から pigtail カテーテルを挿入し，NCC に位置させ，術前の CT で確認した perpendicular view で造影を行い，perpendicular view を確認する．この手順は，valve を植え込む際の位置決めにきわめて重要である（**3**）．
- AL1 を用いて straight wire で弁を通過させ左室に挿入する．LAO view 30〜40°で操作を行う．AL1 を左室に挿入後，通常の guide wire に交換し，pigtail

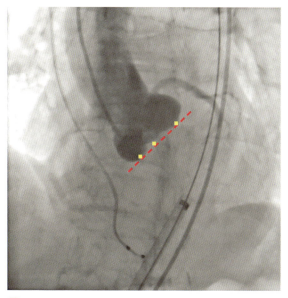

3 perpendicular view
LCC, RCC, NCC の nadir 3 点を結ぶ直線（----）．

カテーテルを左室に挿入する．同時圧を測定し，stiff wire（Safari extra-small；Boston Scientific 社製）に交換する．その際に Safari extra-small が心尖部にあることを LAO 30°で確認する．さらに TEE で僧帽弁の腱索に引っ掛かり僧帽弁閉鎖不全（MR）が生じていないかなどを確認する．
- rapid pacing（180〜220/分）下に BAV を行う．同時に造影（root shot）を行い，左右の冠動脈と造影剤の左室への漏れ具合を確認する．術前の CT や TEE で計測を行っていても，高度石灰化などの理由から弁のサイズが直前まで不確定な場合には，この造影でサイズを決定することもある．
- BAV 後，valve を植え込む操作に入る．本体をシースに挿入し，下大動脈まで到達した時点でアライメントを行う．透視を見ながら valve をマーカーに

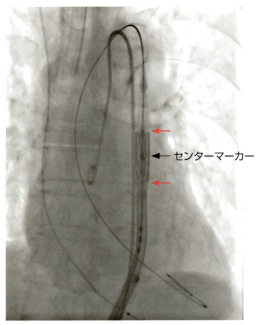

4 valve のアラインメント
センターマーカーをマーカーとマーカー（赤矢印）の中央におくことが重要．
[Movie 4:15]

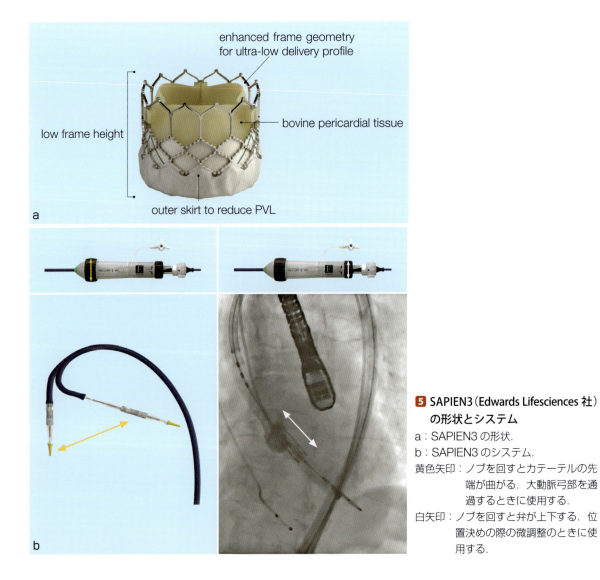

5 SAPIEN3（Edwards Lifesciences 社）の形状とシステム
a：SAPIEN3 の形状．
b：SAPIEN3 のシステム．
黄色矢印：ノブを回すとカテーテルの先端が曲がる．大動脈弓部を通過するときに使用する．
白矢印：ノブを回すと弁が上下する．位置決めの際の微調整のときに使用する．

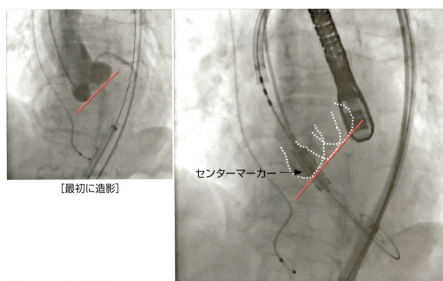

6 valveの位置決め
①術前のCTから判明しているperpendicular viewで確認（白色点線：おのおののcusp）．
②valveの中心にあるセンターマーカーの遠位端を合わせる．
[Movie 5:40]

合わせてバルーンの中心部に合わせる（**4**）．この位置決めは，植え込む際に非常に重要となる（**5**）．

- LAO view 40°程度で弓部を通過させ上行大動脈に移動させる．その後，perpendicular viewにしvalveを通過させる．その際，第二術者のSafari extra-smallの固定が重要である．固定が甘いと左室損傷などの合併症を招きかねない．
- 造影による位置決めは，この治療の生命線であり，最も重要な事項である（**6**）．rapid pacing下に，十分に血圧が低下した（50 mmHg以下）ことを確認した後に，バルーンをslow inflation（10〜15秒程度）で拡張しvalve（SAPIEN3；Edwards Lifesciences社）を植え込む．
- 植え込み後は，TEEで弁周囲逆流（PVL）の程度，valveの位置（高さ）を確認する．左右の冠動脈の入口部の血流速度に異常がないか，弁の開閉が3弁とも正常かどうかなどや，心嚢液貯留の有無も確認を行う．
- 最後に造影を行い，PVLの程度や造影剤の血管外への漏出，冠動脈入口部の状態などを確認し終了する．
- 穿刺部の止血は，シースを挿入前にかけたパークローズで止血を行う．大口径のシース（16〜18 Fr）なので，抜いてくる際に腸骨動脈から大腿動脈領域までに血管損傷や穿孔などがないか造影で確認しつつ，穿刺部付近まで抜いていく．guide wireを残し血管壁をパークローズをかけて造影を行い，さらに穿刺部を目視確認し完全な止血が確認されれば，guide wireを抜去する．1本で止血ができない場合，2本目のパークローズを使用することがあるの

で，筆者はguide wireを念のため残している．止血が終了したら，TEEで最終的に確認し終了する．

▼ポイント

- 合併症を回避すべきことを念頭において手技を行うことが重要[4]である．
  ①pacing leadの位置と閾値の確認
  ②穿刺部の確認，穿刺は慎重に
  ③perpendicular viewの確認
  ④左室内のstiff wireの位置確認，MRなどないかTEEで確認
  ⑤下行大動脈におけるvalveのアライメント
  ⑥拡張前のvalveの位置合わせ
  ⑦rapid pacingで血圧が十分に低下していることを確認後，valveの植え込み（slow inflation）
  ⑧造影とTEEでvalveの位置と合併症の有無の確認
  ⑨パークローズによる穿刺部の止血

引用文献

1) Messika-Zeitoun D, et al. Multimodal assessment of the aortic annulus diameter : implications for transcatheter aortic valve implantation. J Am Coll Cardiol 2010 ; 55 : 186-94.
2) Delgado V, et al. Transcatheter aortic valve implantation : role of multi-detector row computed tomography to evaluate prosthesis positioning and deployment in relation to valve function. Eur Heart J 2010 ; 31 : 1114-23.
3) Kurra V, et al. Pre-procedural imaging of aortic root orientation and dimensions : comparison between X-ray angiographic planar imaging and 3-dimensional multidetector row computed tomography. JACC. Cardiovasc Interv 2010 ; 3 : 105-13.
4) Khatri PJ, et al. Adverse effects associated with transcatheter aortic valve implantation. Ann Intern Med 2013 ; 158 : 35-46.

1. 大動脈弁

TAVR：transapical approach のコツと落とし穴

田端　実（東京ベイ・浦安市川医療センター）

　transcatheter aortic valve replacement（TAVR）における transapical（TA）approach は，開胸することや心尖部出血リスクがあることから敬遠される傾向があるが，コツを心得ると短時間（当チームではシース穿刺も含めた skin-to-skin 時間で最短 40 分）で終えることのできるシンプルな手技である．操作性が優れていることや僧帽弁へのアクセスにも応用できるなど，TA approach ならではの利点もある．

　本項では，TA approach におけるコツと落とし穴を示しながら，手技を解説する．

術前管理と体位，切開・開胸位置

- 術前管理で重要なことは，術当日に十分な補液を投与することである．左室が小さい状態では，左室内のワイヤリングが困難であり，またシース容積や出血による血行動態への影響も大きい．ただし，心機能低下症例や左室拡大症例では過剰な輸液に注意が必要である．
- ほとんどの症例では通常の仰臥位で施行可能である．仰臥位では術前 CT で得た perpendicular view 情報（nadir 3 点が同じ平面にそろう透視角度）が利用できる．この際，左腕を身体からやや離して左腋にスペースを確保することがコツである．これによって必要時の皮膚切開延長が可能になり，かつシース先端から漏れる血液が床に落ちることを防ぐこともできる．
- 術前 CT で心尖部が側方に偏位している症例では，左背側に枕などを入れてやや右に傾けるのがよい．
- 切開位置は体位をとった後に，経胸壁心エコー図で最も心尖部へのアクセスのよい部分を選択する．ドレーピング後に清潔カバーをつけた経胸壁心エコー図で確認するとより確実である．
- 経過胸壁心エコー図で選択した切開部位に約 5 cm の皮膚切開をおく．体格が大きい場合や心尖部の視野展開が不良な場合は，創部を延長する[1]．
- ほとんどが第 5 または第 6 肋間であるが，心エコー図でどちらか迷った際の選択として，一般的にはシースのアングルを重視して下の肋間が勧められている．しかし，その場合，心尖部の視野は悪く，尾側から覗き込むような形になる．上の肋間を選択して，心囊内横隔膜上にガーゼを入れて心尖部を頭側に持

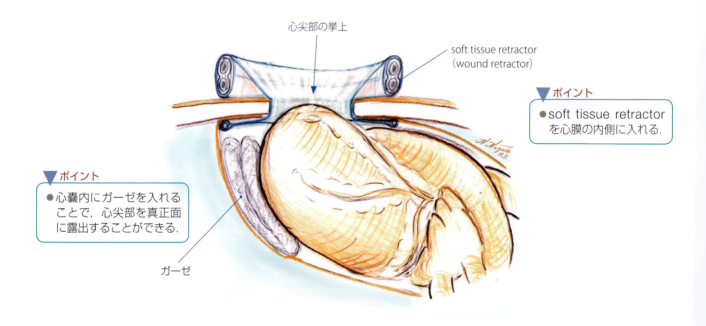

1 心囊内にガーゼを入れて心尖部を露出
［Movie 0:47～0:54］

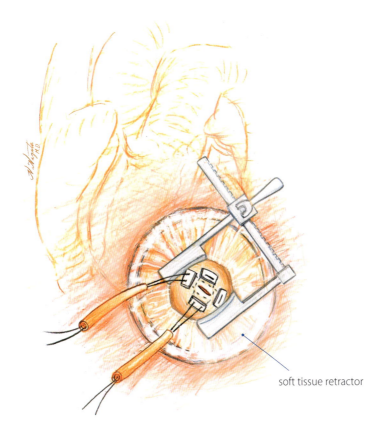

2 soft tissue retractorを用いた心膜吊り上げと心尖部の糸かけ
（double crossing mattress suture法）
［Movie 0:25〜0:45］［Movie 1:20〜2:00］

ち上げることで，視野もアングルも良好になる（**1**）．ガーゼを濡らしたほうが心外膜の損傷がない．また，ガーゼを入れすぎると血行動態に悪影響を及ぼすことがあるので注意が必要である．

▼ポイント
- 心尖部操作のじゃまにならないよう，開胸器はなるべくブレード幅が狭くlow profileなものを選択するのがコツである．

心膜切開と吊り上げ

- 心膜は皮膚切開と平行に切開し，切開端をペアン鉗子で把持して，心嚢内にsoft tissue retractor（wound retractor）Sサイズを入れる．これによって自動的に心膜が吊り上げられ，吊り糸を省略することができる（**2**）．あらかじめ下の輪に血管テープなどを通しておくと，後でsoft tissue retractorの取り出しが容易である．
- Redo症例の際に，心膜を切開せずに心膜越しに縫合・穿刺を行う方法もある．しかし，症例によっては心尖部と心膜の癒着がほとんどないこともあるので要注意である．そのような場合に，心膜を切開せずに心膜越しに縫合することは，心筋への針糸刺入

が浅くなるおそれがあるため非常に危険である．われわれは，触診＋経食道心エコー図あるいはダイレクトエコーで心尖部位置を確認し，その直上で心膜を切開して，癒着の有無を確認している．癒着があれば心膜越しに心尖縫合をおくことが可能である．癒着のあるRedo症例の際は，soft tissue retractorを心嚢内に入れる方法は使えない．

▼ポイント
- Redo症例では，触診＋経食道心エコーやダイレクトエコーで心尖部位置を確認し，直上で心膜を切開し癒着の有無を確認する．

心尖部縫合

- まず穿刺部位を決定する．真の心尖部，前壁寄り，後壁寄りなど，いろいろなオプションがあるが，アクセスしやすい部分であること，縫合で左前下行枝を損傷しない部位であることが最も重要である．次に重要なことは，大動脈弁に向けて一直線になる部位を選択することである．中隔が突出している場合では真の心尖部でない部位のほうが適していることが多い．このような場合には，心尖部付近を指で押しながら，経食道心エコー図で最適な部位を選択す

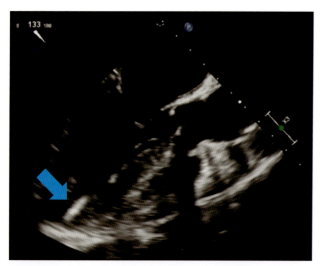
❸ 経食道心エコーによる穿刺針（➡）の角度修正

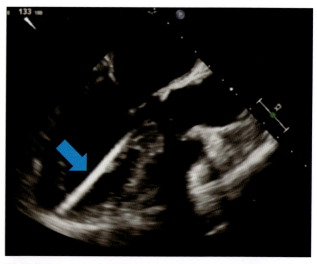
❹ 経食道心エコーによるワイヤー走行（➡）の確認

ることができる．
- 穿刺部位を決定したら，左前下行枝と最終対角枝を損傷しないように縫合をおく．24 Fr シースに必要なスペースを確保できない場合，対角枝を犠牲にすることは問題にならない．
- 縫合方法は多数あるが，われわれは 2-0 polypropylene 糸・36 mm 針を用いて，double crossing mattress suture 法を用いている（❷）．シンプルであり，かつ針数が少なく，針穴出血や針糸による心筋損傷リスクが低いことが利点である．
- 心筋を損傷しないように，針のカーブに沿って針を進めることが肝要である．創が小さい場合，36 mm 針を一気に回転するスペースがないため，心筋に刺した針を放して，持ち直してまた押すといった，分節的運針が有用である．

▼ポイント
- 心筋内で針をこねない．分節的運針で針のカーブに沿って押していくことが重要．

- 針糸は心筋に深くかける．針孔出血を減らすには 8 割ほどの厚さを通すことが理想的という説もあるが，浅すぎるよりは全層貫通するくらい深いほうがよい[1]．
- 脂肪のない部分に針糸をかけるのが理想的であるが，現実的には脂肪の上からかけざるをえないことが多い．その際は，左前下行枝をよく確認することと，脂肪越しに心筋へ十分かかるように，より深い縫合を心がける．

ペーシングと perpendicular view の確認

- ペーシングは経静脈ペーシング（内頸静脈または大腿静脈経由）と心外膜ペーシングのどちらでもかまわない．
- 心外膜ペーシングの際は，ペーシングワイヤーを心尖部縫合の内側にかけると，ペーシングワイヤーによる出血リスクを減らすことができる．しかし，シース操作の際にペーシングワイヤーが抜けないように注意が必要である．とくに deployment 中にペーシングワイヤーが抜けるときわめて危険である．
- いずれのペーシングでも，十分閾値が低いことを確認することは必須である．途中で閾値が上昇したりした場合のレスキューとして，ワニ口ペーシングクリップを術野に準備しておくと，心尖部シース脇にクリップをつけることで心外膜ペーシングが可能である．

穿刺とワイヤリング

- ヘパリン投与後に心尖部（縫合の中央）から心室中隔に沿うように穿刺をする．一度，中隔に針を進めて，ゆっくり引きながら動脈性のバックフローを確認する方法も有用である．経食道心エコーで穿刺針が見える場合は，ワイヤーを通す前に針を中隔に沿うような角度に修正する（❸）．心エコーで針が見えないことも多い．
- ガイドワイヤーを中隔に沿わせて進め，大動脈弁を通過する．ワイヤー走行の確認には，経食道心エコーが有用である（❹）．
- 大動脈弁を通過したら，ワイヤーを前後に動かして，経食道心エコーで僧帽弁逆流の増加がないことを確認する．増加がみられる場合は，ワイヤーが腱索に絡んでいると考え，ワイヤーを通しなおす．ワイヤーが腱索に絡んでいることを示す所見としては，ゼロから trivial へのわずかな MR 増加，収縮期の前

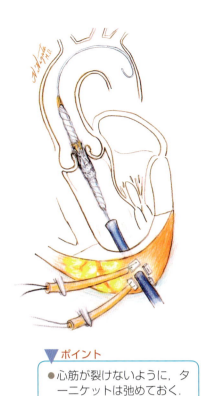

ポイント
- 心筋が裂けないように、ターニケットは弛めておく。

ポイント
- rapid pacing後の血行動態不良時に、心臓マッサージやPCPSなどの介入タイミングを遅らせないためには、rapid pacing開始からの時間カウントが有用である。

5 心尖部ターニケットおよびTAVR

尖引きつれ、またはワイヤーが僧帽弁前尖と合わせて跳ねるように動くことなどがあり、このような所見にも注意する。

ポイント
- ワイヤー通過後は経食道心エコーで、わずかな僧帽弁逆流増加や前尖の歪みに注意を払い、ワイヤーと弁下組織の絡みがないことを確認する。

- ワイヤーを通しなおしても同じように腱索との絡みが疑われる場合は、穿刺からやり直す。
- 腱索との絡みがないことを確認したら、6～8 Frロングシースを挿入し、上行大動脈に先端をおく。続いて、JR4カテーテルを下行大動脈横隔膜レベルまで進めて、stiff wireを同部に留置する。

シース留置

- deployment用のシースを左室内に留置する。大動脈弁に一直線に向かうようなアングルで保持する。保持の際、シースをぐりぐり動かすとシース脇からの出血原因となるため、必要以上に動かさないようにする。
- 内筒が長いため、内筒を抜く際にガイドワイヤーが抜けないよう注意を要する。

balloon aortic valvuloplasty(BAV)とdeployment

- BAV, deployment共通のポイントとして、バルーン拡張を開始する前にバルーン(または人工弁)と弁輪を直行させることが重要である。小弯側に傾けたいときはガイドワイヤーを引き、大弯側に傾けたいときはワイヤーを押すとよい。
- 換気を一時停止のうえrapid pacingを開始し、収縮期圧が50 mmHg以下になったことを確認してから、バルーン拡張を行う。腎機能障害がなければ大動脈造影を行う。バルーンを完全にdeflateしてからpacingをオフにして、換気を再開する。
- われわれは、弁口面積が比較的大きい場合(0.6 cm^{2}以上)やrapid pacing時間をなるべく減らしたい場合で、かつBAV造影が不要な場合(冠動脈閉塞リスクが低く人工弁サイズに迷いがない場合)はBAVを省略している。
- 換気を一時停止のうえrapid pacingを開始し、収縮期圧が50 mmHg以下になったことを確認してから、deploymentを拡張する。1/3ほどバルーンを拡張した時点で、大動脈造影を行い、弁輪位置や冠動脈を確認しながら適切な位置に動かして、ゆっくり拡張を行う[2](**5**)。完全に拡張させた後3～5秒カウントして、バルーンをdeflateする。完全にdeflateしてからpacingをオフにして、換気を再開する。

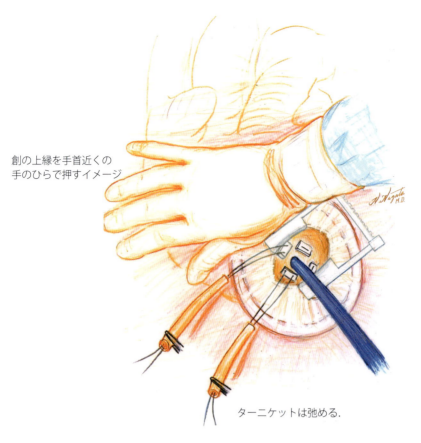

創の上縁を手首近くの
手のひらで押すイメージ

ターニケットは弛める．

6 手技中の心臓マッサージ

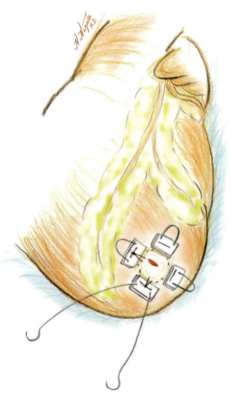

出血がなくても，
穿刺部の心筋断面が露出していたら
追加針をおく．

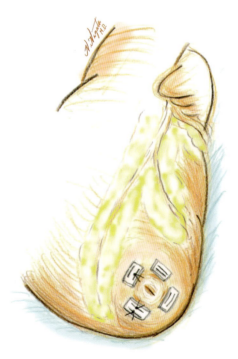

追加針をかけることで，
露出した心筋断面が閉鎖される．

7 心尖部の追加縫合

- 石灰化が非常に強い場合は，基部破裂を防ぐために通常よりもゆっくり拡張することが重要である[2]．
- rapid pacing 時間が長いと，deployment 後の血行動態が回復してこないことがあり，その際は心臓マッサージや PCPS が必要になる．これらの介入を開始するタイミングを遅らせないために，当チームでは rapid pacing 開始後から時間をカウントして 30 秒ごとにコールしている．1 分 30 秒経過しても血圧上昇傾向がみられない場合は，心臓マッサージを行うことにしている．数回確実なマッサージを行うことで血圧が回復してくることが多い．それでも回復しない場合は，PCPS 留置を行う．
- TA 時の心臓マッサージは，金属開胸器を外して，患者の左側からメイン創の上縁を手のひらで押すように行うと有効である（6）．経験上，胸骨を圧迫するよりも弱い力で血圧を出すことができ，また大動脈弁付近に力がかからないため心臓マッサージによる人工弁破壊リスクが低いと思われる．
- シースを留置したまま心臓マッサージを行うことが可能である．シースを抜いて行うと，ターニケットを締めても圧迫のたびに心尖部から出血することがある．
- 一度ワイヤーを抜いてから後拡張を行う際は，再度ワイヤーを上行大動脈に進めたのちに（下行大動脈まで進める必要はない），前述したように僧帽弁腱索との絡みがないことを十分確認する．

シース抜去と心尖部止血

- 収縮期血圧を 100 mmHg 未満に下げて，シースを抜去する．薬剤で血圧が下がりにくい場合は，適宜ペーシングを行う．われわれは 120〜140 回/分でペーシングすることが多い．
- 抜去後は指で孔を押さえつつ，助手が縫合糸のターニケットをゆっくり締める．
- ターニケットで止血が得られていることを確認したら，術者が縫合糸を結紮する．

▼ ポイント
- 結紮の際，糸を締めすぎないことが重要である．

- 4 つのプレジェットと心筋の約半層をとるように 3-0 polypropylene 26 mm 針で purse-string suture を 1 針追加している（7）．
- 出血の多くは針孔からの oozing であり，プロタミンと圧迫で止血が得られる．
- シース刺入部やプレジェットの外側からの出血には適宜追加針をおく．プレジェット外側からの出血の場合は，創延長による視野確保や人工心肺による左室 unloading を検討する．

ドレーン留置と閉胸

- 心膜は開放のままか 1，2 針ラフに縫合する．心膜上の脂肪組織を寄せるだけでもよい．
- 胸壁止血を十分確認する．
- 胸腔洗浄後にドレーンを左胸腔内に 1 本留置する．
- 閉胸は型のとおりであるが，われわれは創サイズや肋間のスプリットを最小限にしているため，肋間縫合をおいていない．

疼痛管理と術後管理

- 創部疼痛管理は重要である．われわれは閉創前に肋間神経ブロックを行っている．カテーテルを留置して肋間に持続注入することや傍脊椎ブロックなども有用である[3]．
- ドレーンを早期抜去することで，疼痛緩和や早期離床を促すため，われわれは出血所見がなければドレナージ量にかかわらず翌朝抜去している．術後胸水貯留に対しては，必要に応じて穿刺ドレナージを行う．
- 患者の術前状態にもよるが，疼痛管理を厳格に行えば経大腿アプローチと同様の早期回復が可能である．

引用文献

1) Wong DR, et al. Technical considerations to avoid pitfalls during transapical aortic valve implantation. J Thorac Cardiovasc Surg 2010 ; 140 : 196-202.
2) Pasic M, et al. Transapical aortic valve implantation in 194 patients : problems, complications, and solutions. Ann Thorac Surg 2010 ; 90 : 1463-9.
3) 入嵩西毅．TAVI の麻酔管理：経心尖アプローチ（TA）― TA-TAVI を成功させるための循環管理と術後疼痛管理．LiSA 2015 ; 22 : 460-6.

1. 大動脈弁

大動脈弁形成術（3尖弁，2尖弁）のコツと落とし穴

阿部恒平（聖路加国際病院），川副浩平（関西医科大学）

　自己弁での大動脈弁形成術を成功させるには，まず弁尖の大きさが体格に比べて十分であり，肥厚・硬化が少ないことが条件となる．成人では，16 mm 未満の弁尖ではどのような体格であれ形成は困難である．

　弁形成手技は，僧帽弁同様，弁輪固定と弁尖形成が基本である．この項では，まず弁輪固定法について触れるが，主として筆者らが行ってきた subvalvular circular annuloplasty 法について述べ，続いて3尖弁の形成法，2尖弁の形成法について述べる．

弁輪固定法

■ suture annuloplasty 法

- 1958年に Taylor らが提唱し[1]，Schäfers が発展させ，近年用いられている方法[2]である．AV junction を ePTFE 糸で外周にかけ，内腔に目標とするサイザーを挿入しながら結紮することにより，目標の弁輪サイズに縮縮することが可能である（**1**　**2**）．

- 最も簡便であり，心拍動下でさらに調節することも可能であるが，弁輪部まで剥離することが困難な部位（右冠尖周囲）では弁輪上で縫縮されるという問題がある．

■ commissuroplasty 法（Cabrol 法）

- 1966年に Cabrol が提唱した方法[3]で，交連部をテフロンフェルト補強した水平マットレス縫合で縫縮する方法である（**3**）．交連部の低い位置で行うと弁輪縫縮効果が得られ，高い位置で行うと ST junction の縫縮効果が得られる．

- この方法は簡便であり，かつ弁尖の接合を増加させるには有効であるが，弁輪縫縮に伴うストレスを交連部のみで受ける結果，遠隔期でフェルトが交連部に沈み込み弁輪再拡大をきたすリスクが高い．とくに左右冠尖間は中隔心筋であり，縫縮そのものが難しく，これらのことから遠隔成績を低下させる要因になっている．

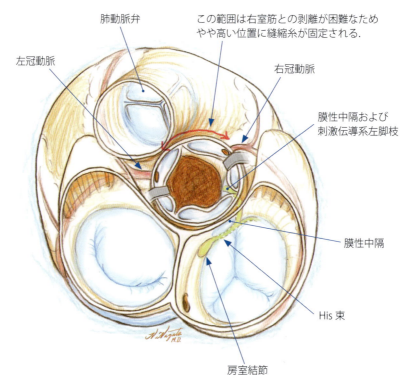

1 suture annuloplasty 法における注意すべき解剖学的ポイント

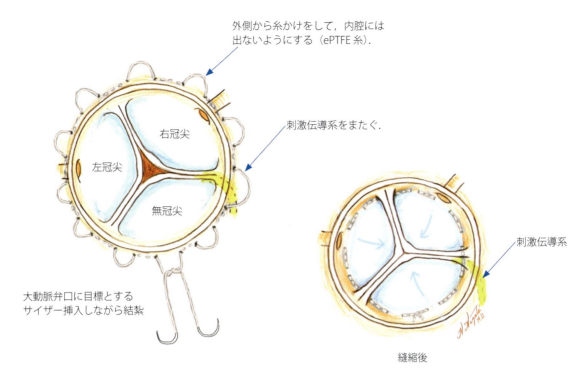

2 suture annuloplasty 法による弁輪固定
破線部分が組織を通っている部位である．右冠尖では右室筋との剥離が困難なため，やや高い位置に糸が固定される．無冠尖と右冠尖の交連部は，膜様部と刺激伝導系が存在するためスキップする．

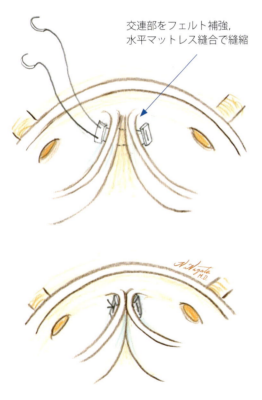

3 commissuroplasty 法（Cabrol 法）
Cabrol 法ともよぶ．交連部を縫縮することにより弁輪縫縮効果と接合増加効果が得られる．

■ subvalvular circular annuloplasty 法

- 1998 年に川副が考案した方法である[4]．Valsalva 洞側から左室流出路側にプレジェット付き針糸を U 字に通し，さらに左室流出路においた ePTFE strip に通し，これを結紮することにより弁輪を固定する．
- 長期成績が良好であることが報告されているが，ePTFE strip 自体の伸縮性や，縫合糸を結紮する際の縫縮効果など，期待される弁輪径に形成することが一般的には困難であった．われわれはこの点を解決するために，近年では ePTFE グラフトを輪状にカットし，グラフトを圧縮，内部に金属リングを挿入する方法を導入した．ePTFE グラフトは ePTFE シートと異なり，外層にフィルムを有しており，伸長を防止している．また金属リングを内挿することにより，縫合糸結紮時の縫縮効果を防止している．
- 術前計測値および術中計測値から，期待する弁輪径を決定する．人工血管と金属リングを **4** のように作成する*．
- スパゲッティ付き 4-0 polyester 糸を Valsalva 洞側から左室流出路側へかける．この際，刺出部は弁尖付着部から少なくとも 3 mm 以上離れていなければならない（ePTFE グラフトと弁尖の干渉を防ぐた

＊：穴あき金属リングの入手についてのお問い合わせは，聖路加国際病院心血管センター 阿部恒平（koabe@luke.ac.jp）まで．

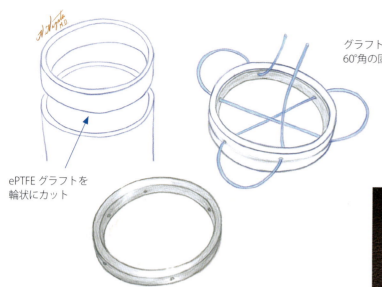

ePTFE グラフトを
輪状にカット

グラフト内部に金属リングを挿入し，
60°角の固定糸をかける．

穴あき金属リング

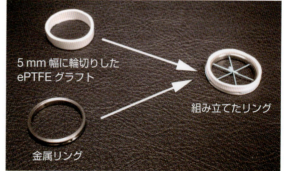

5 mm 幅に輪切りした
ePTFE グラフト

金属リング

組み立てたリング

❹ subvalvular circular annuloplasty 法に用いる人工血管とリング

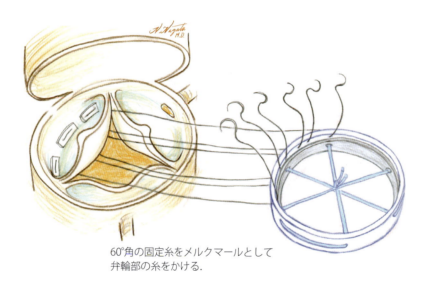

60°角の固定糸をメルクマールとして
弁輪部の糸をかける．

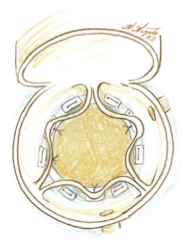

金属リングを抜き取った後に
ePTFE グラフトを弁下に配置

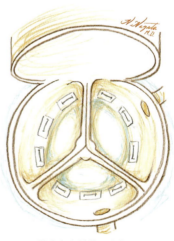

縫合糸を結紮した後，
弁の接合状態を確認

❺ subvalvular circular annuloplasty 法

め）．通常，各弁尖に3～4本を必要とする．
- 全周にわたりかけたところで，この糸をグラフトに通していく．グラフトを金属リングに固定している糸は60°ごとにかけられている．均等な弁の場合，120°ずつになるため，この糸が目安になる．交連部の間隔はやや詰めることにより交連部の縫縮をやや強くして，接合を深くするのがコツである．
- 全周にかけた時点でグラフトを左室流出路に誘導し，縫合糸を結紮する（**5**）．

▼ ポイント
- 十分な coaptation と各弁尖の effective height が十分なのにもかかわらず逆流が生じる理由の一つに，ST junction の拡大がある．
- 弁尖の外倒れを経食道心エコー接合部で認めた場合，Cabrol stich を交連部の上端でかけることにより ST junction の縫縮効果が得られ改善することがある．

弁尖形成法

■3尖弁の形成法 [Movie 症例1]
- Type I 病変は弁周囲構造の固定が形成術の主体であり，Type III 病変は弁組織の硬化・短縮により生じ，組織の補填が必要となるため，ここでは Type II 病変の形成について述べる．
- 通常は1弁尖の逸脱が主体であり，主に右冠尖に生じる．弁輪拡大を伴っていることがほとんどのため，前述した弁輪固定に続き，弁尖形成を行っていく．弁尖の形成法は以下の3つがある．

central plication 法
- 弁縁中央にある arantius 体付近で弁縁を短縮させるようにかける．交連部付近は弁尖のストレスが多く，形成後に laceration を生じる可能性がある．しかし arantius 体付近は組織が比較的豊かであり，形成しやすい．弁尖の立ち上がりを確認しながら，場合によっては数針かけて調整する．通常 6-0 polypropylene を用いて弁縁のやや肥厚している部分に大動脈側→左室側→左室側→大動脈側とかけ，結紮する．縫縮された弁縁は大動脈側に突出する形になる（**6**）．

leaflet suspension 法
- 弁縁を arantius だけでなく，全体で縫縮する方法．7-0 polypropylene 糸もしくは GORE-TEX® CV-7 を用いて，arantius 体にかけて固定し，ここから交連側に糸を horizontal mattress もしくは over and over でかけていき，交連部で適切な長さで結紮する（**7**）．
- 交連部に fenestration があるなど，弁尖組織が脆弱な場合はストレスを分散させるため有効な方法である[5]．

adjustable suspension 法
- leaflet suspension 法に調節性をもたせた方法[6]．arantius 体もしくは交連部から始め，7-0 polypropylene 糸の一端は結紮し，もう一端を交連部から大動脈外に出し，人工心肺離脱後に糸の長さを調整しながら最適な長さで結紮・固定する（**8**）．
- 弁尖を動的に観察しながら調整できる点は優れているが，糸の固定法や刺出点が深い場合，大動脈壁を沿わせてほかの縫合糸で結紮するため，将来的な大動脈壁の拡張による弁尖の引きつれなどを考慮して行う必要がある．

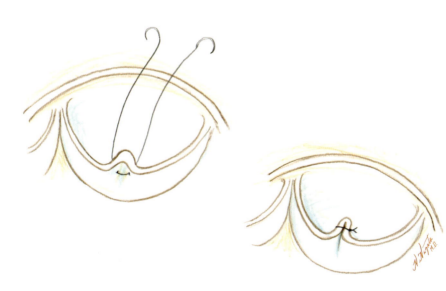

6 central plication 法
arantius 体付近の比較的厚い組織にかけることがコツである．大きく修正する場合は，何針かに分けて少しずつ寄せていきながら，effective height を確認して調節する．

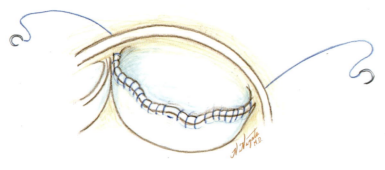

7 leaflet suspension 法
弁縁を補強しながら縫縮できる点が特徴である．

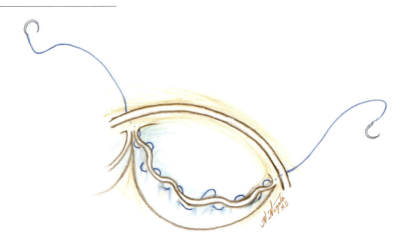

8 adjustable suspension 法
弁縁の比較的組織の厚いところに糸を通すのがコツである．各ピッチおよびバイトがあまり細かいと，大動脈遮断解除後の調節時に牽引した際に抵抗が強くなり，不均一な牽引となる可能性がある．このため，各バイトおよびピッチは3 mm 程度とする．

■2尖弁の形成法 ［Movie 症例2］

- 2尖弁は一般的に正常な2交連の高さが高く，弁尖長も長いことが多い．また弁輪も大きいため，弁尖の硬化変性が限局的であれば，弁輪を縫縮し，逸脱を補正することにより逆流を改善させることが可能である．
- 弁輪形成法は3尖弁の場合と同様である．弁尖形成法について述べる．

linearization 法

- 非癒合弁尖の長さに合わせて癒合弁尖に central plication や三角切除を行いながら接合面を直線化する方法（**9**）．Type 0 の2尖弁では2交連の位置関係が 180°となっているため，この方法が適応しやすいが，Type 1 の場合，非癒合弁尖の交連間角度は 120°に近くなっており，残り 240°の癒合弁尖を縫縮して直線化すると開口部が非常に小さくなり，狭窄症をきたす可能性が高い．また癒合弁尖を三角切除すると縫合線でのストレスが強くなり，離開するおそれがあるため，組織強度が十分ある部分同士を縫合する，縫合を多く用いるなど，施行に際しては十分注意が必要である．

tricuspidization 法

- この方法も川副が考案した手技である[7]．癒合弁尖の raphe 部を仮想交連に吊り上げることにより3尖弁に近い，広い開口部が得られるのが，この手技の最大の利点である．Type 1 で弁尖の退縮・硬化が軽度な症例は最適である．
- 弁輪形成後に，まず raphe 部を外側に折り畳むように GORE-TEX®CV-6 糸と ePTFE プレジェットで固定する．さらに GORE-TEX®を用いてこのプレジェットの弁縁近くにかけ，これをほかの2交連と同じ高さで，弁尖形態から最適と思われる位置で大動脈外に誘導する（**10**）．この糸は，通常，結紮せずに人工心肺を離脱し，経食道エコーで弁尖の形態と逆流を確認しながら，最適な位置で固定する．固定方法は adjustable suspension 法と同様に行う．
- この方法の課題は，やはり大動脈壁の経年変化である．2尖弁においては大動脈の拡大傾向が3尖弁症例よりも多く認めるため，大動脈径が 40 mm 以上の拡大をきたしている場合は基部置換を併用したほうがよい場合がある．

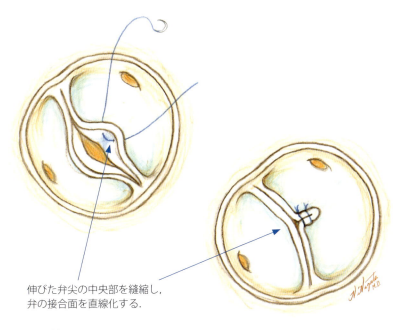

伸びた弁尖の中央部を縫縮し，
弁の接合面を直線化する．

9 linearization 法

通常は癒合弁尖が長く，逸脱していることが多いため，raphe 部分を central plication することにより，非癒合弁尖と弁延長を合わせて逸脱を矯正する．

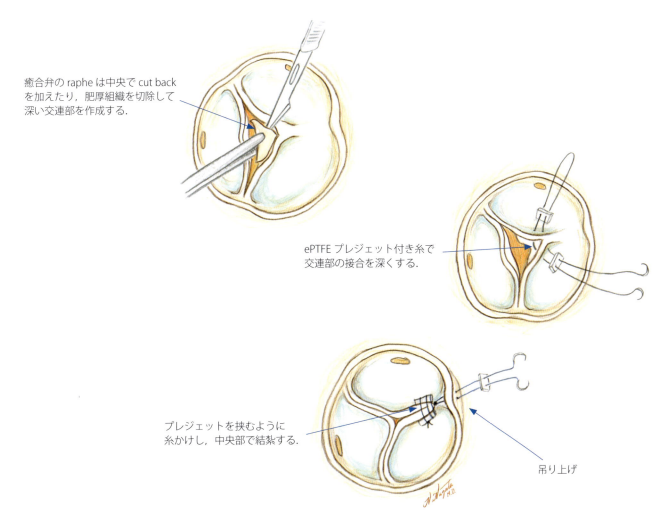

癒合弁の raphe は中央で cut back
を加えたり，肥厚組織を切除して
深い交連部を作成する．

ePTFE プレジェット付き糸で
交連部の接合を深くする．

プレジェットを挟むように
糸かけし，中央部で結紮する．

吊り上げ

10 tricuspidization 法

raphe 部分は，通常，接合面が開いているため，ePTFE プレジェット付き糸で接合を深くする．接合に影響するような raphe では，中央で cut back を加えたり，肥厚組織を切除して深い交連部を作成する．マットレス縫合した糸では牽引が片方のプレジェットに偏るため，新しい糸を用いてマットレス縫合に用いたプレジェットを挟むように over and over で糸かけし，なるべく中央で結紮することによりこの偏りを防ぐ．

引用文献

1) Taylor WJ, et al. The surgical correction of aortic insufficiency by circumclusion. J Thorac Surg 1958 ; 35 : 192-205.
2) Schneider U, et al. Suture annuloplasty in aortic valve repair. Ann Thorac Surg 2016 ; 101 : 783-5.
3) Cosgrove DM, et al. Valvuloplasty for aortic insufficiency. J Thorac Cardiovasc Surg 1991 ; 102 : 571-6.
4) Izumoto H, et al. Subvalvular circular annuloplasty as a component of aortic valve repair. J Heart Valve Dis 2002 ; 11 : 383-5.
5) Duran C, et al. Indications and limitations of aortic valve reconstruction. Ann Thorac Surg 1991 ; 52 : 447-53.
6) Yamasaki M, et al. Successful repair of bicuspid aortic valve with two raphe. Asian Cardiovasc Thorac Ann 2012 ; 20 : 452-4.
7) Kawazoe K, et al. Tricuspidization of incompetent bicuspid aortic valve. J Thorac Cardiovasc Surg 2003 ; 126 : 908-10.

1. 大動脈弁

弁輪部膿瘍に対する大動脈弁基部置換術

下川智樹（帝京大学）

活動期感染性心内膜炎に対する外科治療の基本は，①膿瘍腔のドレナージ，弁輪部の感染・壊死組織の積極的な除去（radical debridement），②破壊された弁輪部の再建，③大動脈弁置換術もしくは適切な導管を使用した大動脈基部再建である．このため感染の範囲を詳細に観察することが重要であり（❶），感染性心内膜炎（IE）の範囲と手術法との関係はRocchiccioliら[1]の分類に準じるほうが理解しやすい．

Ⅰ型では弁輪は健常であり，通常の大動脈弁置換術あるいは弁尖の破壊が限局的であれば弁形成術が可能である．Ⅱ型で弁輪破壊の範囲が小さいものでは自己心膜（あるいは異種心膜）パッチによる弁輪再建後に人工弁の縫着が可能である．筆者はⅡ型で弁輪破壊が広範囲の症例，Ⅲ型，Ⅳ型では積極的にcomposite graftを用いた大動脈基部置換術を行っている．

本項では手術の適応，時期，成績については成書に譲り，この手技について解説する．本術式では，感染した大動脈基部組織をすべて切除し，右心房，左心房あるいは中隔心筋の外側（右室）から弁輪の糸を刺入し，左室流出路心筋にcomposite graftを強固に縫着することが肝要である．その際，composite graftのスカートを長めにすることで，人工弁を左室流出路ではなく通常の弁輪に位置させることができ，生理的な再建が可能となる．

カニュレーション（❷）

- 上行大動脈送血，右心房2本脱血（筆者は上大静脈と右心房経由下大静脈としている）でいつでも右心房，左心房にアプローチできるよう準備しておく．経過の長い症例では上行大動脈に感染が波及していることがあり，注意が必要である．
- vegetationのある症例では，vent tubeは遮断後に挿入するか，左心房にとどめておく．

大動脈弁の観察（❸）

- 弁尖の感染は比較的容易に確認できるが，弁輪膿瘍はわからないこともある．活動期の感染性心内膜炎では経食道心エコー検査の所見を参考にし，積極的に疑って鑷子や鉗子で弁輪をつまむなどの操作を行う．弁輪膿瘍を認める場合，僧帽弁，左心房，右心房にも感染が波及していることが多いので，必ず肉眼で観察する．
- 術前に房室ブロックを呈する症例では，右冠尖と無冠尖の交連（膜性中隔）部での弁輪膿瘍を疑う．
- 人工弁（感染性）心内膜炎（PVE）ではすでに半周程度人工弁が離開していることがほとんどで，そのため摘出は容易であることが多いが，感染の及んでいない部位では慎重に剥離する．

膿瘍腔デブリードマン（❹）

- 感染組織は徹底的に切除する．すべての大動脈壁および大動脈弁輪組織を切除してもかまわない．
- 正常な組織になるまでデブリードマンを行うが，膿瘍が左室心筋内に入り込んでいることもあるため慎重に観察する．

僧帽弁リングの縫着 [Movie 2:00〜2:24]

- aortic-mitral continuityに膿瘍・破壊のある症例で，僧帽弁まで達する場合には2弁手術となることが多い．
- 膿瘍がcontinuityにとどまる場合，破壊があっても僧帽弁形成できる場合には，僧帽弁前尖に近い線維性組織に基部置換術の運針をおくことで，僧帽弁を温存した基部置換が可能となる．この場合，運針に

❶ 感染性心内膜炎の病型分類

	大動脈弁
Ⅰ型	感染または膿瘍が弁輪には及ばず弁尖にとどまっている．
Ⅱ型	炎症，浮腫などが弁輪に及んでいる．
Ⅲ型	感染が弁輪全周に及んでいる．
Ⅳ型	感染が弁輪から冠動脈口に達している．
	僧帽弁
Ⅰ型	感染が弁尖に限局し弁形成術あるいは弁置換術で対応できる．
Ⅱ型	感染巣が弁輪または切断された腱索にあり，弁輪は離開し腱索断端にはfungusの形成を認め，弁輪形成が必要である．

(Rocchiccioli C, et al. J Thorac Cardiovasc Surg 1986 ; 92 : 784-9[1])より）

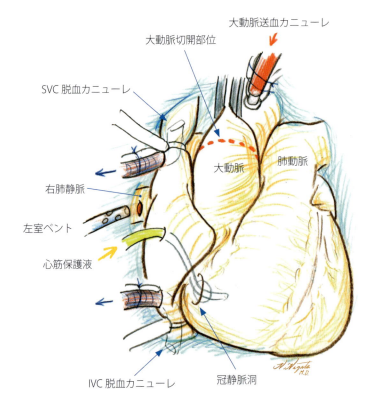

2 カニュレーション ［Movie 0:06〜0:15］

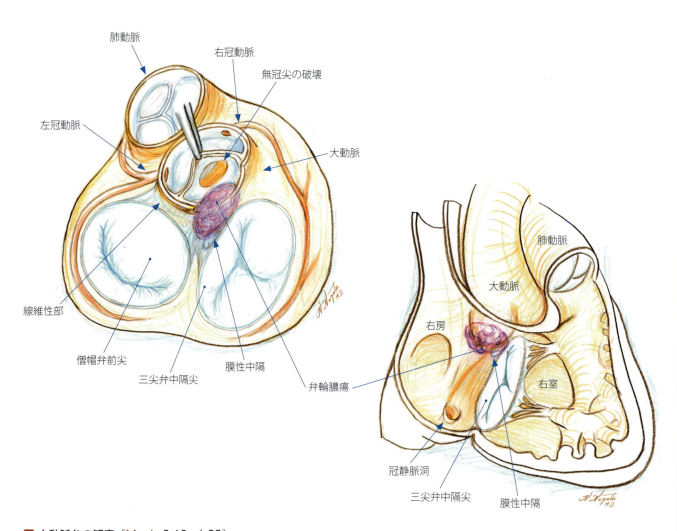

3 大動脈弁の観察 ［Movie 0:16〜1:08］

1．大動脈弁

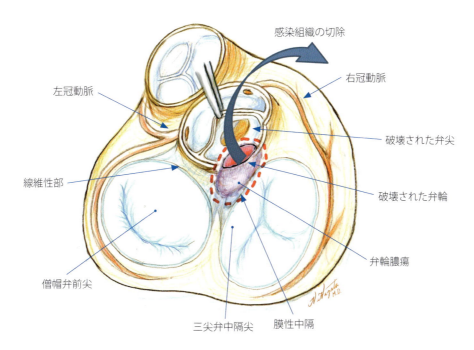

4 膿瘍腔デブリードマン［Movie 1:09～2:00］

より前尖弁輪の変形を生じる可能性があるため，積極的にリングを用いて弁輪形成（固定）を行う．

大動脈基部置換術の運針 ❺❻

- 筆者は，LR の交連から右冠尖，無冠尖，左冠尖の順に運針（僧帽弁用の 2-0 撚り糸，針 25 mm）を行っている．外側に自己心膜あるいは異種心膜のフェルトをおき，大動脈壁の残存にかかわらず，大動脈壁付着部のさらに外側から刺入し，basal ring の 1 cm 左室側に刺出する．通常の基部置換術も同様に行っているが，弁輪膿瘍のある症例では basal ring のさらに左室側に刺出している．
- 右冠尖に膿瘍を認める場合は，肺動脈，右室を切開し，そこから刺入することも可能であるが，感染した中隔筋肉を十分に切除した後に，肺動脈側（右冠尖の左冠尖側）は肺動脈を剥離授動し左室筋肉のみに，右室側は少し大きめの針で中隔心筋を全層とるよう運針している．刺出部は basal ring の 1 cm 左室側が目安である．
- 膜性中隔から無冠尖の筋性部に感染がある場合には，すでに房室ブロックを呈していることが多く，膜性中隔を郭清後，三尖弁中隔尖あるいは右房から運針を刺入する．刺出部は basal ring の 1 cm 左室側が目安である．経験上，弁輪拡大がなければ三尖弁の逆流は起きない．弁輪拡大がある症例では三尖弁輪形成術を追加する．
- 無冠尖から左冠尖にかけての線維部に膿瘍がある場合には，右房，左房から運針を刺入する．通常，線維性部と筋性部の移行部は無冠尖の右冠尖側 1/3 から左冠尖の無冠尖側 1/3 にある．この部位では僧帽弁前尖弁輪を用いて運針することが可能であるが，線維性部の破壊がある症例，僧帽弁の弁輪拡大がある症例では，積極的に僧帽弁輪形成術を行ってから前尖弁輪（リング）近くの線維性部に刺入する．移行部は刺入点が離れるため，刺出点がバランスよく配置されるよう注意する．また，おのおのの中隔と左房壁をまたぐように運針を行ってもよい．この線維性部は 10 mm 弱であり，縫合線はやや大動脈側となる．
- 左冠尖の線維性部は大動脈壁の外側から運針を行う．刺出部は basal ring の 1 cm 左室側が目安である．

composite graft への運針 ❼❽

- 人工弁の下に 10～15 mm のスカートを付ける．機械弁の場合は市販の弁付き人工血管の断端を用いて延長を行っている．生体弁の場合は Valsalva グラフトを用いて弁付き人工血管としている．スカートの長さは 10 mm である．
- 症例によって左室流出路の刺出線が異なるため，どのようになっているかを確認し，人工弁が basal ring と Valsalva 洞の中央部のあいだにくるように，人工血管のスカートに運針を行う．人工弁が左室流出路に垂直になるように心がける．
- 大動脈弁輪近傍の右室壁，右房壁，左房壁の再建が必要な場合には，人工血管の結紮の前に行う．
- 縫合糸の結紮は，残ったスカートが外反するような形で結紮を行うと縫合線の確認が容易である．ま

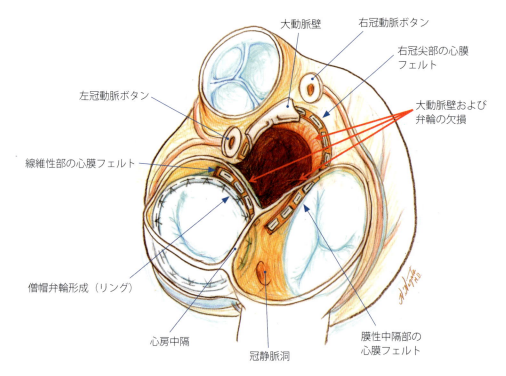

5 大動脈基部の心膜フェルト補強と運針 [Movie 2:25〜3:39]

▼ ポイント
- 基部置換術のための運針は，LRの交連から右冠尖，無冠尖，左冠尖の順に行う．

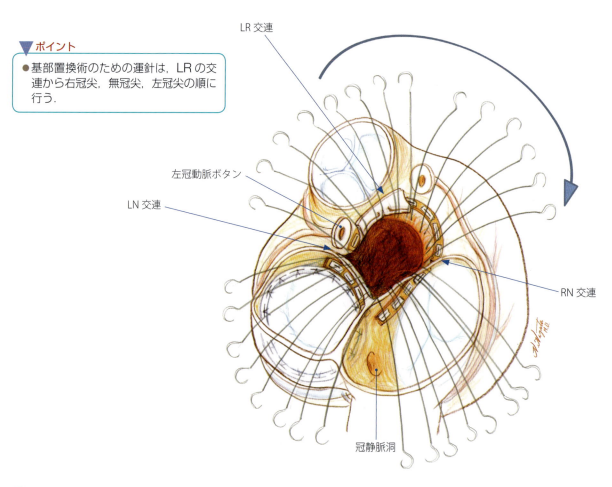

6 大動脈基部置換術の運針 [Movie 2:25〜3:39]

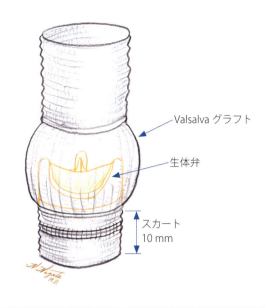

7 composite graft

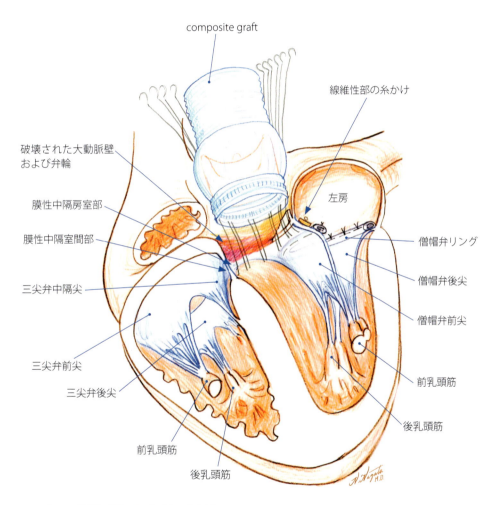

8 composite graftへの運針 ［Movie 3:41～4:11］

た，結紮に問題がないか右室，右房，左房からも確認する．

冠動脈再建（**9**）

- 感染が冠動脈口まで及んでいない症例では，通常の再建方法でよいが，必ず人工弁の位置を確認して吻合部位を決める．
- 感染が冠動脈口に及んでいる症例では，感染組織を切除したところで冠動脈を閉鎖し冠動脈バイパス（CABG）を行う．再手術症例では，冠動脈口に肥厚・石灰化あるいは強度の癒着があることがあり，

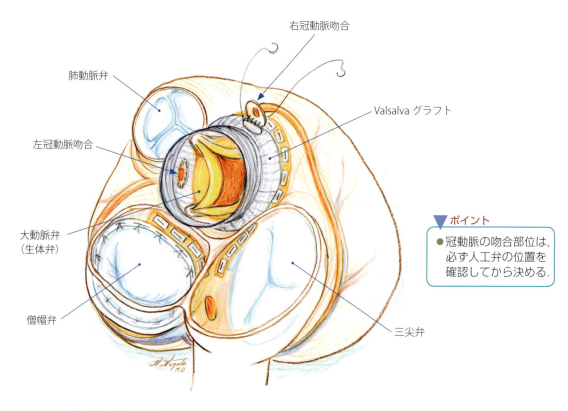

⑨ 冠動脈再建 [Movie 4:12〜4:41]

積極的に 8 mm の人工血管を用いて interpose して再建を行う．

上行大動脈遠位側吻合

- 自己心膜あるいは異種心膜フェルトを外側におき，4-0 PPP 糸を用いて吻合している．通常，筆者は，人工血管を内挿していて，フェルトが大動脈壁の刺出部の外側にあり，フェルトと人工血管のあいだに大動脈壁が全周にわたって確認できれば，バイトもピッチも大きくて（8〜10 mm）よいと考えている．

弁輪膿瘍を有する感染性心内膜炎の外科治療としては，① AVR[2]，② translocation 法による AVR[3]，③ allograft を用いた基部置換術[4]，④ autograft を用いた基部置換術（ross procedure）[5]，⑤ stentless tissue valve を用いた基部置換術[6]，⑥ composite graft を用いた基部置換術[7] が報告されている．いずれの報告においても積極的な弁輪郭清の必要性が強調されていて，再建は健常組織に行うことが重要である．

再建導管の選択について，allograft，autograft の感染に対する有用性は期待されるが，allograft においては日本での供給制限や遠隔期の石灰化，autograft では拡大手術になることや右室流出路再建導管の問題が残る．

本項で提示した生体弁，機械弁を用いた composite graft は使用制限がなく，allograft とのあいだに遠隔成績の差がなかったことも報告されている[4,7,8]．さらに，composite graft にスカートを付けて左室流出路に縫着することで，tension free repair が可能となる．

引用文献

1) Rocchiccioli C, et al. Prosthetic valve endocarditis. The case for prompt surgical management. J Thorac Cardiovasc Surg 1986 ; 92 : 784-9.
2) d'Udekem Y, et al. Long-term results of surgery for active infective endocarditis. Eur J Cardiothorac Surg 1997 ; 11 : 46-52.
3) Danielson GK, et al. Successful treatment of aortic valve endocarditis and aortic root abscesses by insertion of prosthetic valve in ascending aorta and placement of bypass grafts to coronary arteries. J Thorac Cardiovasc Surg 1974 ; 67 : 443-9.
4) Jassar AS, et al. Graft selection for aortic root replacement in complex active endocarditis : does it matter? Ann Thorac Surg 2012 ; 93 : 480-7.
5) Prat A, et al. Ross operation for active culture-positive aortic valve endocarditis with extensive paravalvular involvement. Ann Thorac Surg 2001 ; 72 : 1492-5.
6) Siniawski H, et al. Stentless aortic valves as an alternative to homografts for valve replacement in active infective endocarditis complicated by ring abscess. Ann Thorac Surg 2003 ; 75 : 803-8.
7) Leyh RG, et al. Replacement of the aortic root for acute prosthetic valve endocarditis : prosthetic composite versus aortic allograft root replacement. J Thorac Cardiovasc Surg 2004 ; 127 : 1416-20.
8) Kim JB, et al. Are homografts superior to conventional prosthetic valves in the setting of infective endocarditis involving aortic valve? J Thorac Cardiovasc Surg 2016 ; 151 : 1239-46, 1248.e1-2.

1. 大動脈弁

AVR+CABG のコツと落とし穴

岡林　均（三菱京都病院）

AVR+CABG 合併手術の適応の問題

- 高齢化に伴い，虚血性心疾患と大動脈弁疾患を合併する症例が増えてきている．高齢化に伴う大動脈弁疾患は主に大動脈弁狭窄である．ここで考えなければならないのは，AVR+CABG の適応である．大動脈弁狭窄症（AS）がどの程度あれば冠動脈バイパス術（CABG）と同時に大動脈弁置換術（AVR）を施行するのか，また手術する年齢も考慮しなければならない．高齢者の場合は当然 PCI+TAVI の選択肢も考えられる．冠動脈疾患に中等度の大動脈弁狭窄症を合併している場合は，年齢を考慮する必要がある．
- 手術の低侵襲化に伴い AVR+CABG の選択肢だけでなく，PCI+AVR，PCI+TAVI の選択肢もあり，適応は慎重に判断することが必要である．冠動脈疾患が PCI 不適病変である場合はしかたないが，冠動脈疾患が複雑でない場合で frailty が顕著であれば PCI+TAVI の選択肢もある．frailty が顕著でなければ，人工弁の durability も考慮し AVR+CABG や PCI+AVR の選択肢もある．

同時施行を選択する場合

- AVR と CABG の合併手術は適応の問題もあるが，同時に施行する場合にはいくつかの選択肢がある．
  ①心停止下に AVR と CABG を同時に施行する．
  ② on pump beating 下に CABG を施行し，心停止下に AVR を施行する．
  ③体外循環時間を短縮するために，最初に OPCAB をして，そのあとで AVR を施行する．
- 筆者らは，②の on pump beating 下に CABG を行い，心停止下で AVR を施行している．以下，その詳細について述べる．

on pump beating 下の CABG

- 胸骨正中切開にて心臓に到達する．
- まず，CABG に備えて両側内胸動脈や静脈グラフト採取を施行する．高齢者でも若年者と同様に積極的に両側内胸動脈を使用することにしている．上行大動脈を epiaortic echo で検索し，送血・遮断に問題がないことを確認する．確認したら，上行大動脈に送血管を挿入し，2 段脱血の脱血管を右心耳から挿入し，体外循環を開始する．
- 次にグラフトの preparation を行った後，deep pericardial stitch をかける（**1**）．deep pericardial stitch を牽引し，心臓を展開する．目的の冠動脈にスタビライザーを装着し，CABG を施行する．動脈グラフトは吻合した直後に流量計で流量を確認する．流量が少なければ，流量と flow pattern PI index の両方を考慮して吻合をやり直す．
- on pump beating の場合や OPCAB の場合，そのつど CABG の評価ができることが利点である．各種 heart positioner があるので使ってもよいが，心臓のどこの病変でも deep pericardial stitch で到達可能である（**2**）．

▼ ポイント

グラフト材料の選択
- 通常 AVR と CABG の合併の場合は，虚血性心疾患の重症度が高くない症例が多い．狭窄が高度な病変については内胸動脈の使用に問題はないが，狭窄が軽度ないし中等度の場合には流量の多い静脈グラフトのほうがよい．

AVR の操作

- 冠動脈吻合が終了したら，引き続き AVR の操作に移る．
- 大動脈弁逆流症（AR）がなければ上行大動脈を遮断し，心筋保護液を aortic root から注入する．AR があれば大動脈を切開した後に冠動脈に選択的に心筋保護液を注入する．この際，動脈グラフトはブルドック鉗子で遮断しておく．静脈グラフトを使用している場合は静脈グラフトからも注入する．
- 心筋保護液の注入法は，冠静脈洞から retrograde で注入する方法や，antegrade と retrograde の両方で投与する方法でもよい．

大動脈弁および弁輪の石灰化の切除

- AS の場合，弁輪の石灰化の操作はどこまで石灰化

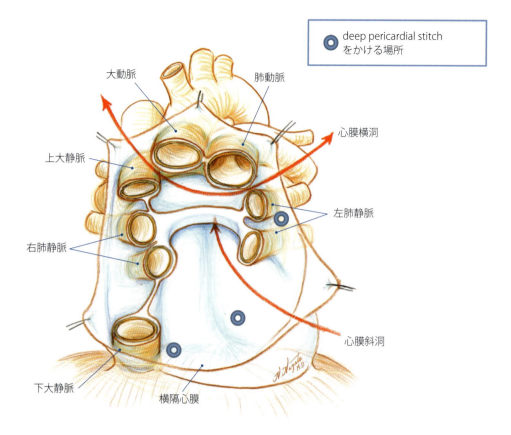

1 心嚢腔の解剖

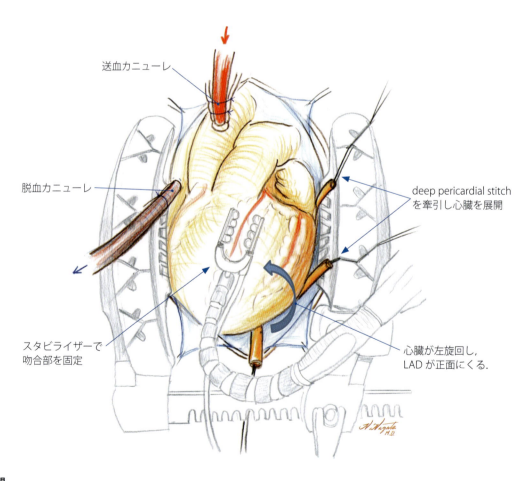

2 術野の展開

deep pericardial stitchを牽引し，心臓を展開してスタビライザーを装着，吻合を開始する．
[Movie 0:00〜0:44]

1．大動脈弁

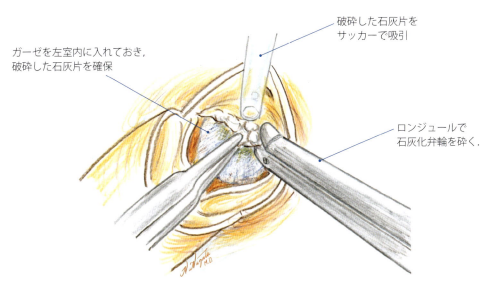

3 石灰化した大動脈弁輪の処置
大動脈弁輪の石灰化をロンジュールで砕き除去する.
[Movie 1:14〜1:40]

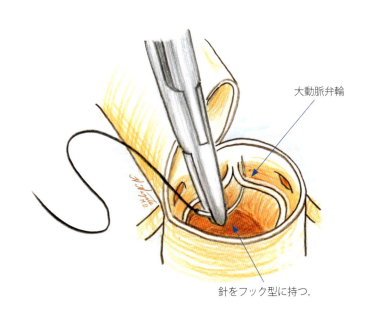

4 狭小弁輪時の針の持ち方
ワーキングスペースが狭い場合には,針をフック型に持てば狭い場所でも運針が容易となる.

を除去すればよいかが問題になる.初心者はそこで時間を要するが,決まった方法で石灰化を除去する方法をマスターすれば時間を短縮できる.
- まず弁を切除可能な部位で切除する.ガーゼを左室内に挿入し,弁輪の石灰化の除去操作に移る.筆者らはロンジュールを用いて,石灰化をつぶすように砕いて除去操作をしており,決してひきちぎるようなことはしないように気をつけている.この際,キュウサーを用いてもよいが,ロンジュールでも10〜15分くらいで除去が可能である(**3**).

▼ **ポイント**

除去が難しい石灰化
- どうしてもとれない石灰化は中隔側の心筋に延びた石灰化である.これは,ほかの弁輪部の石灰化を除去した後,心筋内の石灰化はそのままにしておいて,弁輪の糸を,石灰化を跨ぐようにかけることにより対処可能である.

- 石灰化を除去した後は左室内に挿入したガーゼを取り出し,水でよく洗浄する.

■ **人工弁の選択**
- 人工弁の選択は,通常,年齢で分けている.65〜70

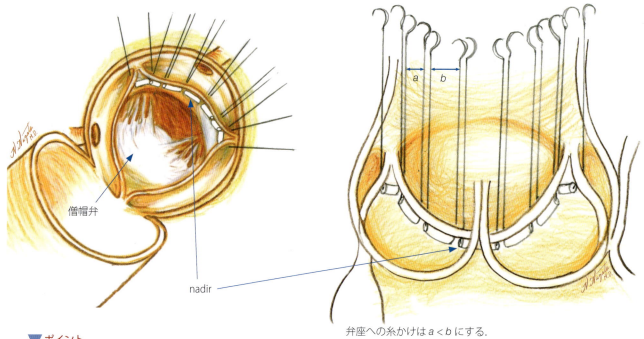

弁座への糸かけは $a<b$ にする．

> ▼ ポイント
> **ジャストサイズの弁を挿入するには**
> ● 弁輪は三次元構造なので nadir と交連部付近とでは運針の幅が違う．弁輪構造を上から投影してみるとよくわかる．プレジェットの幅が同じでも $a<b$ としなければ，ジャストサイズの弁は挿入できなくなる．

5 大動脈弁輪への糸かけ

大動脈弁輪は三次元構造なので，弁座への糸かけを同じ幅でかけると大きな人工弁は挿入できなくなる．

> ▼ ポイント
> ● nadir を先に，①②③の順で結紮する．

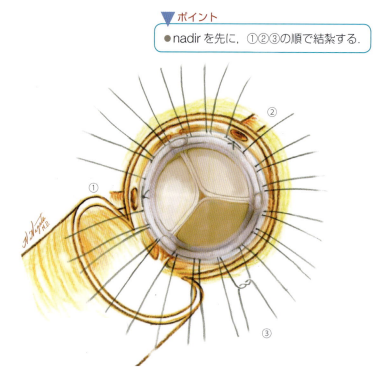

6 弁座の糸の結紮順序

ジャストサイズの人工弁を挿入するコツは，nadir を先に結紮することである．
[Movie 2:31〜2:43]

歳以上の場合は生体弁，65歳未満の若年者の場合は機械弁とするのが通常の人工弁の選択だが，挙児希望や抗凝固療法困難症例など，若年者でも生体弁を使用する場合がある．

■弁輪の糸かけ

- 左心室内をよく洗浄した後に，AVRの操作に移る．
- ワーキングスペースが十分にとれる場合は大動脈弁輪の糸かけは容易である．狭小大動脈弁輪の場合，ワーキングスペースが少なくて，とくにRCCの糸かけが難しくなる．そういう場合には，特殊な針の持ち方をするとやりやすくなる．持針器と平行にフック型に針をもっていくとワーキングスペースが小さくてもスムーズに運針が可能となる（**4**）．
- 弁輪の糸かけは単結節でかける方法と，everting mattressやsupravalvularに植え込む方法などがある．筆者らは，生体弁の場合はsupravalvularにかけ，機械弁の場合はeverting mattressにかけている．
- とくに生体弁の場合には，将来のことも考慮する必要がある．生体弁が壊れてきた場合，再手術を余儀なくされる．高齢者では再手術における危険性も高くなるが，将来，TAVIでvalve in valveが認可されることが予想される．その際のために，できるだけ大きなサイズの人工弁を挿入しないとvalve in valveの方法も使えなくなる．今のところ，最低21 mmの弁が挿入されていることが必要となる．
- ジャストサイズの人工弁を挿入するにはコツがある．弁輪は三次元構造なので均等に人工弁の弁座にかけると大きな弁は入らなくなる（**5**）．そのため，交連部に近づくにつれ運針を小さくする必要がある．

■人工弁の糸の結紮

- 人工弁の糸を結紮する前には，人工弁がしっかりと弁輪におりていることを確認しなければならない．また冠動脈の入口部を閉塞していないかを確認する．STJの狭い大動脈の場合で弁輪がSTJよりも広い場合は，人工弁のホルダーを外して挿入することも挿入する方法としてのコツである．ホルダーを外して人工弁を滑らすようにして挿入する．
- 人工弁にかけた糸の結紮方法にもコツがある．大動脈弁輪は三次元構造なので，nadirの部分を先に結紮する（**6**）．こうすれば必ず人工弁は挿入できる．
- 挿入した後は弁輪にしっかりと納まっているかどうか，冠動脈の閉塞はないか，人工弁の開閉の障害となるものはないかを確認する．

■大動脈の閉鎖

- 大動脈の壁が菲薄化した場合は5-0プロリーンを用いて二重に閉鎖する．それ以外は4-0プロリーンを用いて閉鎖する．
- 閉鎖が終了したらキシロカイン®を静注し，人工心肺の流量を下げて大動脈遮断を解除する．

参考文献

1) 中谷 敏．大動脈弁狭窄症．今日の心臓手術の適応と至適時期．文光堂；2011. p. 84-7.
2) Seiffert M, et al. Impact of patient-prosthesis mismatch after transcatheter aortic valve-in-valve implantation in degenerated bioprostheses. J Thoracic Cardiovasc Surg 2012 ; 143 : 617-24.

1. 大動脈弁

HCMに対する経大動脈アプローチ，経心尖アプローチ

内藤和寛（かずハートクリニック），高梨秀一郎（榊原記念病院）

全肥大型心筋症（HCM）の8～10%の症例で中流部閉塞を認める．中流部は腱索から乳頭筋根部までをさし，流出路よりも広い内腔をもつので，通常，流出路閉塞ほど圧較差は大きくない．しかし，症候性の中流部閉塞は，流出路閉塞と比較して，圧較差は低くても心筋肥厚の程度は強く，線維化が強いことが多い．さらに重症例では心尖部が高圧の空間となり，心室瘤をきたす．左室瘤の入り口では，生存心筋が内腔の高圧のため虚血に陥っており線維化が進行しつつあるので，心室性不整脈の起源となるため突然死リスクが高い[1]．中流部の肥厚により，駆出血流が僧帽弁下組織を横切り，僧帽弁や弁下組織を左室側から流出路に向かって押し出す抗力が発生することによる僧帽弁前方運動（systolic anterior motion : SAM）（**1**）を認めることがある[2]．

中流部閉塞の解除には広範囲心筋切除が必要で，経心尖アプローチが，視野の良さ，確実な圧較差の解除，そして安全性の点から有用である[3]．本項では，流出路閉塞に対する経大動脈弁的Morrow手術に加えて，中流部閉塞に対する経心尖アプローチによる拡大心筋切除術について述べる．

経大動脈弁的Morrow手術

■Morrow手術とextended myectomy

- 僧帽弁前尖を含む部分に圧較差があれば流出路閉塞（outflow-tract obstruction : OTO），それよりも心尖寄り（腱索・乳頭筋レベル）に圧較差があれば中流部閉塞（mid-ventricular obstruction : MVO）である．OTOに対する心筋切除はMorrow手術によって，MVOに対する心筋切除はextended myectomyによって行われる．
- Morrow手術は経大動脈弁的に行う．心筋切除範囲は，短軸方向に中隔の左1/2，長軸方向に大動脈弁下から僧帽弁前尖の対側までである（**2**）．拡大心筋切除術は，経大動脈弁的に加えて，経心尖的に行う．心尖に近づくに従って，切除幅を広げることができる．

■術前における心室切除の厚さの把握

- 心室切除の厚さを術前に把握する．切開の深さは，術前経食道心エコー（TEE）でLVOTの拡張末期中隔厚を測定し，そこから決定する．2D TEEであれば，長軸像で測定する．3D TEEで経胃的にfull volume画像を取得し（**3**-a），LVOTが最も厚い

1 僧帽弁前方運動（SAM）の発生メカニズム

左室流出路が狭いため，高い駆出圧が生じ，それによって僧帽弁後尖が前尖もろとも前方に押しやられる．その結果，前尖と後尖のcoaptationにずれが生じ，僧帽弁閉鎖不全症が発生する．
前尖が前方に押し出された結果，左室流出路はさらに狭くなり，Venturi効果によりさらに前尖が中隔に向かって前方に吸い込まれ，後尖とのあいだに隙間ができる．

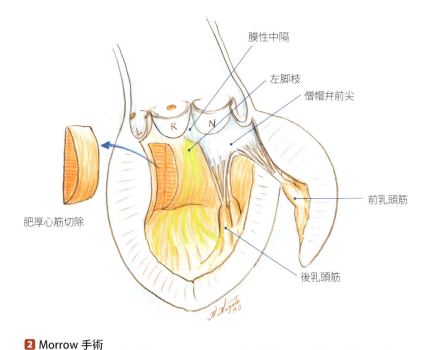

2 Morrow 手術

僧帽弁中央部から左室自由壁乳頭筋間を切除し，心臓を背側からみている．

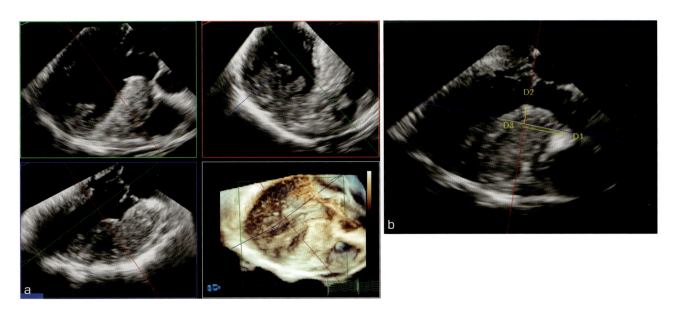

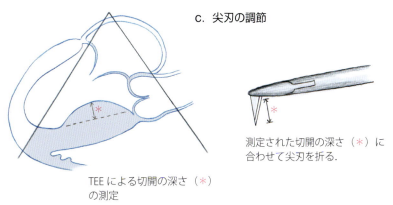

3 TEE による切開の深さの測定と尖刃の調節

a：3D TEE による full volume 画像．
b：LVOT が最も厚い画像を再構築する．D1：37.1 mm，D2：0.97 mm，D3：2.32 mm．

HCM に対する経大動脈アプローチ，経心尖アプローチ

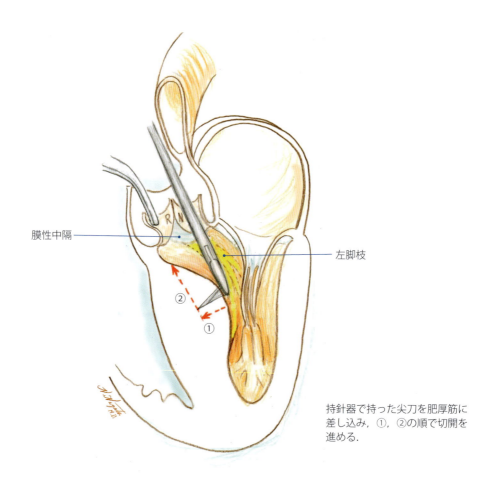

持針器で持った尖刀を肥厚筋に差し込み，①，②の順で切開を進める．

4 経大動脈弁アプローチによる肥厚心筋切除術

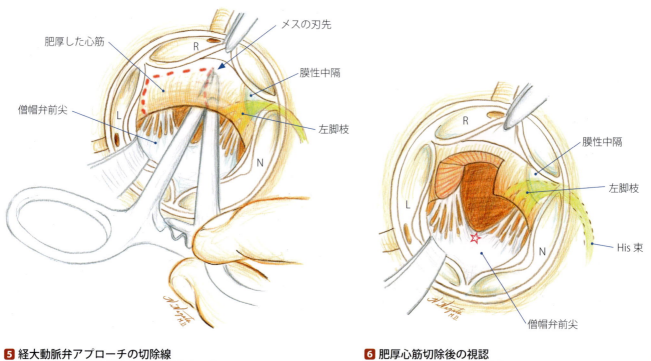

5 経大動脈弁アプローチの切除線

6 肥厚心筋切除後の視認

☆：僧帽弁前尖先端．

画像を再構築して測定するのが最も正確と考えられる（**3**-b）．切開後の中隔厚さが10 mm程度残るようにする．

> **▼ポイント**
> - 心室切除の深さは，術前TEEによりLVOTが最も厚い画像を再構築して測定する．

- 実際の心筋切除の直前に，測定されたこの切開の深さ+3 mmの長さで尖刃を折り（**3**-c），持針器に垂直に測定された切開の深さ分の刃先を出して把持して使用する［Movie 0:15］．

■経大動脈弁的心筋切除術

- 閉塞が流出路に限局している場合，経大動脈弁アプローチをとる．上行大動脈をSTJ上1 cmで切開し，経大動脈弁的に行う（**4**）．中隔が見えにくい場合は，大動脈を離断すると，より良い視野が得られることがある［Movie 0:15］．
- **3**-cで作成した尖刃で，中隔に2本の平行な縦切開を入れる．1本目は右冠動脈入口部直下に，2本目は右/左交連直下のやや左冠尖寄りに縦切開をおく（**5**）．したがって，切除心筋の幅は流出路筋性中隔の1/2である．No.11尖刃で，この2本の切開の底をつなげるように3本目の切開をおいて，心筋をブロックとして切除する［Movie 0:15〜1:49］．
- 肥大心筋は線維化が散在することもあり，刃先への抵抗が強い．最も深く心筋を切除すべき部位では，持針器を強く中隔に押し当てるような力をかけて，心筋に持針器をめり込ませながら，刃先を奥から手前に向かって切開を進める．大動脈弁nadirの5 mm下で，切開を止める（**4**）．HCMでも，大動脈弁直下の心筋は比較的薄く，直下までの切開は中隔穿孔（VSP）のリスクを高める．RCCのnadirよりも右側に心筋切除が及ぶと，完全房室ブロックのリスクが高まる［Movie 0:10〜0:32］．
- LVOTは僧帽弁尖と心室中隔に囲まれた領域であるから，僧帽弁前尖先端（☆）が完全に視認できることが，LVOT閉塞解除の目安となる（**6**）．

> **▼ポイント**
> - 一度に完全な切除を行うのではなく，最初の切除で心筋ブロックを切り出した後は，僧帽弁前尖先端が完全に視認できるまで，メスやハサミを用いて中隔心筋を細かく削っていく．

経心尖アプローチによる拡大心筋切除術

- まず，経大動脈弁的に流出路閉塞を解除する．その後，心尖部を脱転し，左前下行枝から左側に2 cmほど離して6 cmほど心尖部切開を加える．切開創の両側を吊り上げて，左室内腔を観察する．中流部心筋の肥大のため，大動脈弁・僧帽弁は見えない

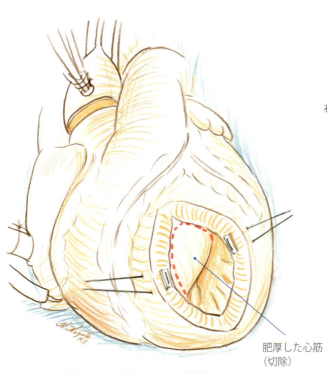

左前下行枝から左側に2 cmほど離して6 cmほど心尖部を切開する．肥厚心筋で僧帽弁は見えない．

肥厚した心筋（切除）

7 経心尖部アプローチによる拡大心筋切除術

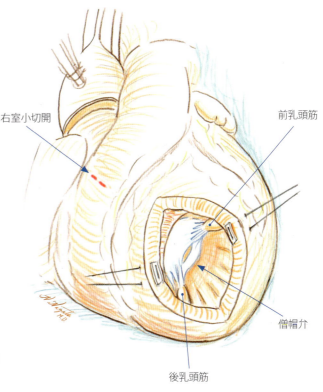

右室小切開／前乳頭筋／後乳頭筋／僧帽弁

肥厚心筋切除後，僧帽弁が確認されるようになる．

8 中隔心筋切除後

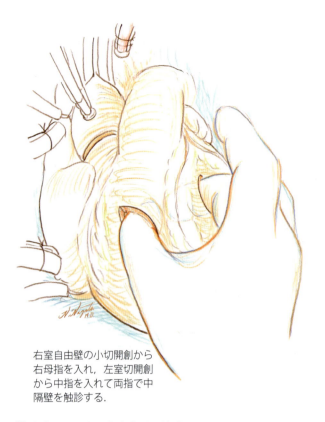

右室自由壁の小切開創から右母指を入れ，左室切開創から中指を入れて両指で中隔壁を触診する．

❾ 右室切開による心室中隔の触診

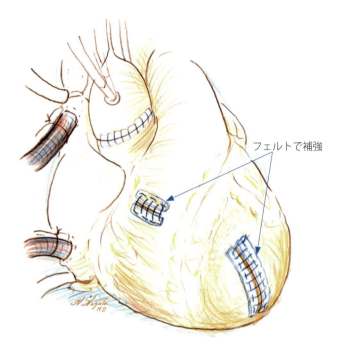

フェルトで補強

❿ 切開創の閉鎖

（❼）［Movie 1:03〜1:20］．

■ 中隔心筋切除
- 大動脈弁の外側半分および僧帽弁の先端が見えるまで，中隔心筋切除を行う（❽）．乳頭筋レベルより心尖寄りでは，前外側乳頭筋根部〜心室中隔全面の肥大心筋を切除することができる．また，術前TEEやMRIで中隔と心尖部を結ぶ異常筋束（apical-basal bundle）を認めるときは，これも切除する．大動脈弁の内側半分が見えるところまで切除してしまうと，完全房室ブロックのリスクを高めることになる．
- 経心尖アプローチでは，心尖部の壁運動低下を認める症例があるうえ，心筋切除を行いやすいため，過剰切除による左室駆出率の低下が懸念される．どの程度の切除が許容されうるかについての基準はまだない［Movie 1:20〜2:07］．

▼ ポイント
- 心筋切除は過剰切除に注意し，圧較差が残るのであれば，もう一度，心停止させて，追加切除する．

■ 右室切開による心室中隔の触診
- 右室自由壁に3 cm程度の小切開をおく（❽）．
- その小切開創に右母指を入れ，心尖部の創から右中指を入れて，心室中隔を両指で触診する（❾）．中隔全面について，切除不十分・切除過剰部位を特定する．これにより，心室中隔の菲薄化・穿孔，圧較差残存および過剰切除のリスクを減らすことができる［Movie 2:18〜2:33］．

■ 心室の縫合閉鎖（❿）
- 右室切開は，フェルト補強し，2層の4-0ポリプロピレン糸連続縫合で閉鎖する．
- 左室切開は，2-0や3-0の大きな針を使用して，同様に閉鎖する．心筋断面が表面側に露出すると，冠動脈の枝などから動脈性の出血を認めることがあるため，フェルトで断面を被覆すると止血が良好である［Movie 2:40〜2:50］．

▼ ポイント
- 心筋断面はフェルトで断面を被覆して止血する．

引用文献

1) Minami Y, et al. Clinical implications of midventricular obstruction in patients with hypertrophic cardiomyopathy. J Am Coll Cardiology 2011 ; 57 : 2346-55.
2) Sherrid MV, et al. An echocardiographic study of the fluid mechanics of obstruction in hypertrophic cardiomyopathy. J Am Coll Cardiol 1993 ; 22 : 816-25.
3) Schaff HV, et al. Apical myectomy : a new surgical technique for management of severely symptomatic patients with apical hypertrophic cardiomyopathy. J Thorac Cardiovasc Surg 2010 ; 139 : 634-40.

2

僧帽弁

2. 僧帽弁

MICS僧帽弁手術の適応

坂口太一（心臓病センター榊原病院）

Movie

　　MICS僧帽弁手術は美容上優れるのみならず，縦隔炎や出血が少なく術後回復が早いなど，利点の多い手術であるが，その一方で脳梗塞や大動脈解離，横隔神経麻痺などのリスクが胸骨正中切開と比べて高く，手術時間が長くなるなどの問題点も指摘されている．これらのminimally invasive cardiac surgery（MICS）の問題点は，制限された術野での手術操作に関する問題と，大腿動静脈アクセスによる体外循環に関する問題に大別される．またMICSのラーニングカーブは，僧帽弁形成完遂率や手術時間よりもむしろ，出血などの合併症に大きくかかわっていることが指摘されており，MICSを導入する際には，そのピットフォールを十分に理解することが重要である[1]．

　本項では，MICS僧帽弁手術の適応と，合併症を予防するための工夫などについて解説する．

MICS僧帽弁手術の適応

- 肋間開胸MICSの禁忌として，だいたいのコンセンサスが得られている条件として，次の項目があげられる．
  ①極度の肥満や胸郭変形（漏斗胸など）
  ②右胸腔内癒着（開胸の既往，胸膜炎の既往など）
  ③僧帽弁輪の高度石灰化
  ④著明な動脈硬化病変
  ⑤中等度以上の大動脈弁逆流（AR）
- それ以外の相対的禁忌としては，超高齢，低心機能，低肺機能，緊急，肺高血圧などのハイリスク症例や，活動性感染性心内膜炎など手術が予想外に複雑になりうるものがあげられるが，MICSの適応は一律に決定されるものではなく，患者条件と手術チームの経験度によって個別に検討すべきものと考えられる．
- MICSエキスパート20名に対するアンケート調査[2]によれば，MICSの適応条件は一様ではなく，その半数以上がMICSの禁忌とするのは，僧帽弁輪の高度石灰化，中等度以上の大動脈弁逆流（AR），弁輪膿瘍を伴う感染性心内膜炎であった．逆に，次の項目についてMICSの禁忌とならないと答えた外科医の割合は，複雑病変（75％），年齢（70％），大動脈石灰化（70％），EuroSCORE（60％），左室駆出率（55％），肥満（50％）であった．もっとも，この調査はhigh volume centerが対象であり，彼らの90％以上がMICSを習得するためには20例以上の経験が必要で，かつ85％がMICSのクオリティーを維持するためには週1例以上の症例数が必要であると答えている．

導入段階における評価事項

- MICS僧帽弁形成術の導入段階においては，前述の5項目をできるだけ除外して，低リスク症例を適応とすべきなのは言うまでもない．実際はそれだけでなく，次のようなことも懸念されるであろう．
  ①右小開胸で十分な視野を得ることができるか．
  ②深くて狭い術野で，複雑な手術手技が可能か．
  ③脱気は十分にできるのか．
  ④体外循環，心筋保護が安全に行えるか．
  ⑤手術時間（大動脈遮断時間，体外循環時間）がどれほど延長するか．
- 安全にMICSを導入するには，これらのことをふまえ，術者およびチームの習熟度を客観的に評価し，その適応を決定する必要がある．逆に，それらがクリアされれば，MICSは十分可能であると考える．各事項について，筆者らの方法や工夫について解説する．

右小開胸で十分な視野を得ることができるか

- アプローチの種類にかかわらず，僧帽弁形成術において最も重要なことは，十分な視野の確保である．とくにMICSにおいては，体位固定の仕方，開胸部位の決定，術中の牽引などの工夫によって，視野の良し悪しが大きく左右される．
- 体位は右上半身を30°ほど挙上させる．右上肢は①背側に固定するか，②挙上させて離被架に吊り上げ固定するが，いずれにしても右側胸部を広く露出させることが肝要である．①は簡便であるが，右肩の支持が不十分なまま上腕を背側に伸展させると，腕神経叢麻痺を生じる可能性がある．②は肋間が広く開き，腋窩線近くまで術野を出せるので，前腋窩線近くで側方切開を行う場合には有利であるが，これ

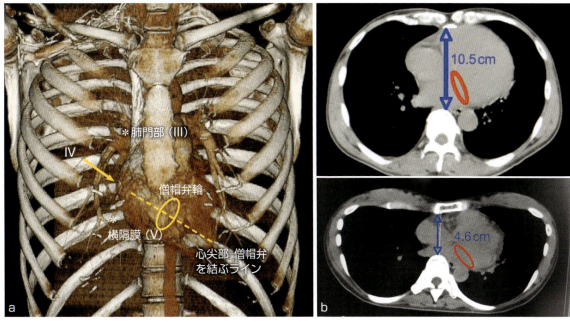

1 術前CTによる評価
a：術前3D-CTによる開胸部位決定．心尖部と僧帽弁を結ぶラインがどの肋間にくるかで開胸部位を決定する．この症例では第4肋間から開胸する．
b：術前CTによる胸骨・椎体間距離の計測．胸骨・椎体間距離が7cm未満の症例では，僧帽弁の視野が十分でない場合が多い．

- も吊り上げにより尺骨神経麻痺などをきたすことがあるので注意する．
- 開胸部位の決定には術前の3D-CTや胸部X線を参考にする（**1**-a）．ほとんどの症例は第4肋間開胸で行うが，第3肋間開胸のほうが良い視野が得られる場合もある．皮切は，男性なら通常は乳頭直下が第4肋間なので，乳頭外縁付近から外側におくことが多い．女性では，とくに美容面に留意してinframammary creaseに沿って切開する．ドレーピングの際に乳房を左肩方向に牽引すると，切開部位をより外側にすることができる［Movie 1］．
- まず2cmほど小さく開胸し，指を胸腔内に挿入して横隔膜との距離を確認する．横隔膜を直下に触れる場合は肋間が低すぎる可能性がある．開胸器が入る程度に切開を広げたら，右肺門部を確認する．通常，肺門部が1肋間程度頭側に見える．2肋間以上頭側に見える場合は，1肋間頭側で開胸し直すことを考慮する．
- 大腿動静脈による体外循環を確立したら，横隔神経から約3cm距離をあけて心膜を切開する．主創部の外側，同じ肋間と1肋間下に2か所5mm程度の孔をあけ，術者側の心膜吊り上げ糸をそこから体外に出して覆い布に固定する．この牽引によって心臓が創部に近づくので，後の心内操作が容易になる（**2**）［Movie 2］．同じ肋間の孔に5mmポートを挿入し，30°斜視の内視鏡を挿入する．もう一つの孔にはフレキシブルサッカーを挿入して心内ベントとする［Movie 3；1:53］．これらの孔は後にドレーン（右胸腔，心囊）を通す孔として利用する．
- 大動脈遮断後，右側左房を切開する．左房鈎を適切な方向に牽引して僧帽弁の視野を確保する．右側の左房後壁が峰のように張り出してP3付近の弁輪の視野が妨げられることがよくあるが，弁輪から約1～2cm外側の左房後壁に4-0モノフィラメント糸をマットレスにかけ，それを下大静脈の裏から創外に出して牽引すれば，視野が良好になる（**4**）［Movie 3；3:26］．最初は僧帽弁までの距離も遠く，弁全体が俯瞰できないことがよくあるが，弁輪の糸かけを行うと，僧帽弁全体の視野が確保できることがほとんどである（**5**）．左肺に10cmH$_2$O程度のPEEPをかけると，僧帽弁が創部に近づき，糸かけが容易になることがある．
- MICSは正中切開と異なり胸骨が開放されないため，僧帽弁天井方向への展開が制限される．このため，極端な肥満体型や漏斗胸のような扁平胸郭では，良好な視野を得ることは困難である．筆者らの経験では，術前CTにて胸骨・椎体間距離が7cm未満の症例では僧帽弁が上下につぶれたようになり，視野が不良になる可能性があるため，複雑病変については適応を慎重にしている（**1**-b）．

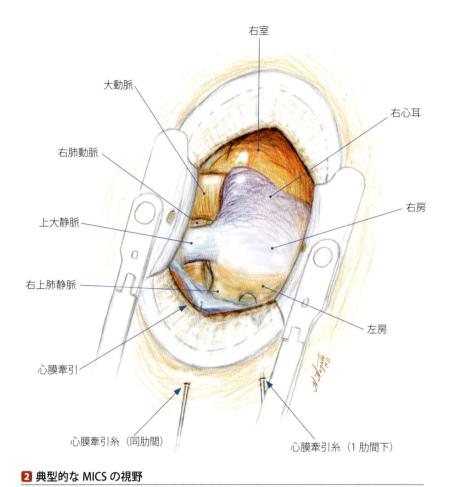

2 典型的な MICS の視野

> **▼ポイント**
>
> **大動脈遮断のコツ**
> ● 吸引管などを transverse sinus に入れ，血圧を下げて上方に大動脈を持ち上げ，奥にある肺動脈（PA）と左心耳（LAA）を確認し，それらをはさまないように遮断鉗子を入れる．

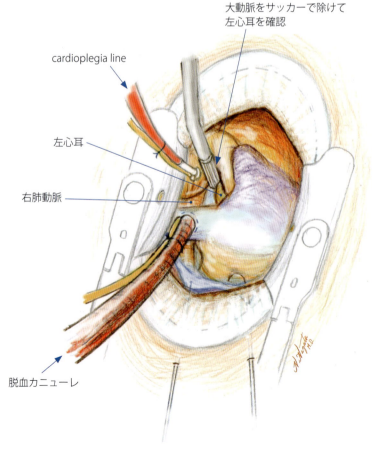

3 大動脈遮断前の左心耳の確認

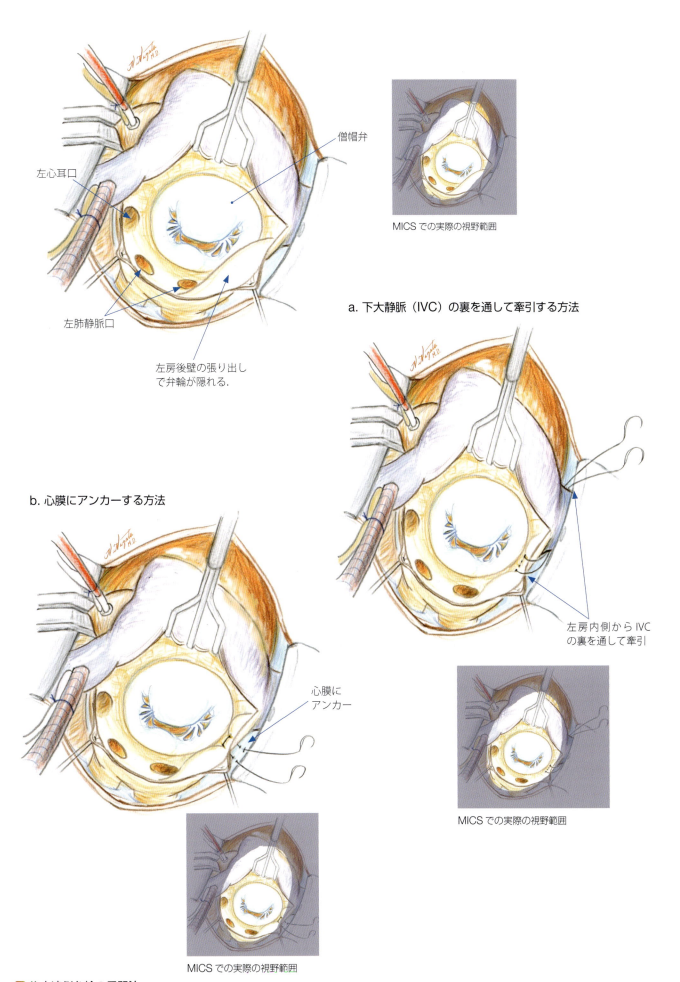

a. 下大静脈（IVC）の裏を通して牽引する方法

b. 心膜にアンカーする方法

MICSでの実際の視野範囲

僧帽弁
左心耳口
左肺静脈口
左房後壁の張り出しで弁輪が隠れる．
左房内側からIVCの裏を通して牽引
心膜にアンカー

4 後交連側弁輪の展開法

交連側弁輪が左房後壁に隠れて見えないときは，弁輪から1〜2 cm手前の左房後壁に4-0モノフィラメント糸を1針かけ，aあるいはbの方法で牽引する．

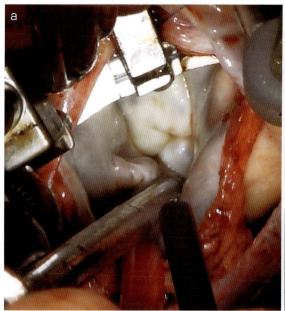 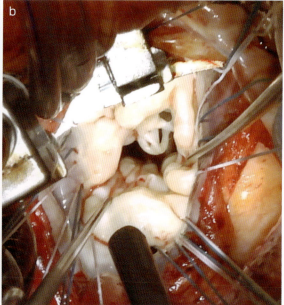

⑤ 弁輪の糸かけによる僧帽弁の展開（Barlow 病変：術者ヘッドカメラ）
a：糸かけ前，b：糸かけ後．

▼ポイント
- 経食道エコーを少し抜くと天地方向の視野が改善されることがある．
- 左房拡大症例は，正中切開では僧帽弁の良好な視野を得ることが可能であるが，右開胸 MICS では弁との距離が遠くなることにも留意する必要がある．
- 術中の工夫はもとより，術前の画像評価に基づいて適切な患者を選択することが重要である．

■ 深くて狭い術野で，複雑な手術手技が可能か

- 胸骨正中切開と比べて右開胸 MICS では僧帽弁を正面視できることが多いが，術野が深くて狭いのが問題点である．しかし 5 cm 以上の皮切長があれば，MICS 用の鑷子と持針器を用いれば同一創部からでも十分な運針操作は可能である．ただし，後尖弁輪の運針において，左室腔に向けて逆手で針を抜いて戻すような運針は難しいことが多い［Movie 3；3:00］．A1 や P1 付近の弁輪の糸かけも正中切開とは異なった入針角度になることが多いので，隣接する大動脈弁尖や冠動脈回旋枝を損傷しないように注意を要する．

- 後尖の切除に際しては，切除部位両側の free margin にかけた牽引糸を創部方向に引っ張ると，術者に向かって接線方向に弁尖が展開され，見にくい場合がある．牽引糸（5-0 モノフィラメント）をいったん前尖弁輪にかけてから牽引すると，後尖が前尖方向に展開されて全体が見やすくなる．また切除部位をペンでマーキングし，ハサミよりもメスで切開するほうが正確に切除できる（⑥）．

- MICS の形成手技に関しては，切除縫合よりも人工腱索置換のほうが容易であるといわれている．確かに右開胸アプローチは，切除には工夫が必要であるが，乳頭筋は見やすいことが多い．ただし，後乳頭筋は MICS アプローチでも直視下に観察するのは難しい場合が多く，内視鏡補助が必要になることもある．弁下組織の視野確保には，硬い紙などで作製したループや，人工弁のサイザーを弁輪部に入れると有効である[3]．

■ 脱気は十分にできるのか

- 左心系の脱気に関しては，左半側臥位，すなわち左室心尖部が最下部にあり，空気抜き時に血液が底（心尖部）からたまってくるので，心尖部に空気が滞留しにくいことや，半閉鎖空間の胸腔内で手術が完結するため，CO_2 送気の効果が高いことなどから，脱気に難渋することは MICS では少ない．しかし用手的に処理することは不可能なので，残留空気が気になるようであれば，筆者らは，頭低位を維持しながら，ルートベントを抜去せずに両肺換気状態で体外循環を終了し，気泡がほぼ消失したことを経食道エコーで確認してから体外循環を再開して，ルートベントを抜去するようにしている．

■ 体外循環，心筋保護が安全に行えるか

体外循環

- われわれの施設では，基本的には右大腿動脈送血，右大腿静脈および上大静脈脱血によって体外循環を確立している．上大静脈脱血は直接創部からカニューレを挿入するか［Movie 3；2:00］，内頚静脈に経皮的に細い大腿動脈送血カニューレを穿刺挿入して行うが，数か所にサイドホールをもつ脱血管を大腿静脈から挿入し，先端を上大静脈に留置すること

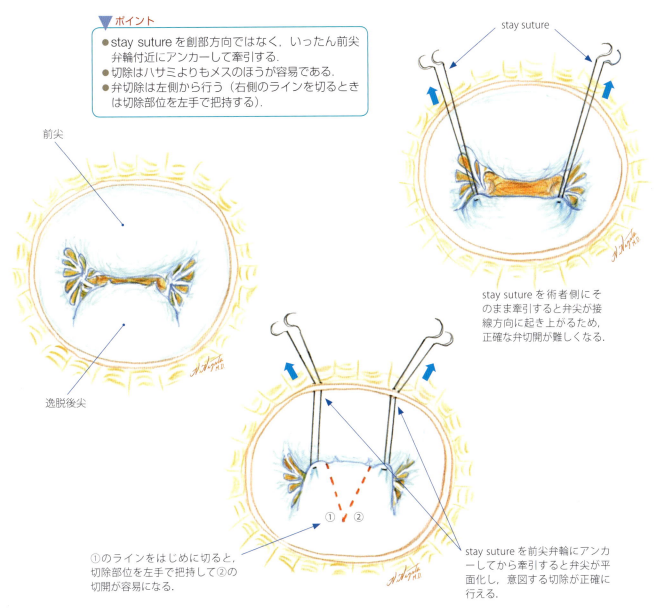

6 MICSにおける後尖切除のコツ

で，1本のみで完全脱血が可能な脱血システムもある．

- NIRSやINVOSを用いた下肢循環のモニターは，下肢虚血などの合併症予防に重要である．とくに若年者では動脈スパズムがよく起こるので注意する．カニューレ挿入の際は，経食道エコーでガイドワイヤーの位置をしっかり確認することが重要である．ガイドワイヤーやカニューレによる後腹膜血管損傷は致命的になる．われわれは術中透視を併用しているが，まれに大腿静脈からのガイドワイヤーが肝静脈や卵円孔経由で左房に迷入することもあるので，カニュレーションは慎重に行う．
- 大腿動脈が細い場合は，対側の大腿動脈送血を追加するか，人工血管を吻合して側枝送血する方法があるが，若年者はそれでもスパズムが起こり，送血困難になることがある．NIRSやINVOSの数値の推移に注意を払い，必要があれば送血ライン分枝からのdistal perfusionなどを積極的に考慮する．それでも問題が解決しない場合は，上行大動脈への直接送血を積極的に行っている．
- MICSの小切開創からの上行大動脈カニュレーションには若干の慣れが必要であるが，まず大腿動静脈アクセスによる部分体外循環を開始し，心臓がある程度decompressionされた状態であれば，少し切開創を広げれば上行大動脈へのアクセスは比較的容易になる．peripheral cannulationにこだわるよりは，central cannulationを追加するほうが安全と考えている．もちろん適切な送脱血システムが確立できないと判断した場合は，躊躇なく正中切開へのconversionを考慮すべきであり，体外循環技師との緊密な連携が重要である．
- 大動脈遮断鉗子は，経胸壁に挿入するChitwoodタイプと，創部から入れるフレキシブルタイプがある．Chitwoodタイプは術野の妨げにはならないが，鉗

子の幅が狭くて硬いので，鉗子先端による左心耳や肺動脈の損傷に十分注意する．致命的な大動脈損傷も報告されており，Mohrらは上行大動脈の直径が4cm以上の症例にはChitwoodクランプの使用は禁忌であると述べている[4]．遮断の際は大動脈裏面から左心耳をしっかり直視下に確認し，それを挟まないように十分留意して遮断する（3）［Movie 3；2:23］．

心筋保護

- 大動脈弁逆流がある症例については，とくに心筋保護に留意する必要がある．心筋保護液注入時に大動脈基部に十分な圧がかかっているか触診で確認することができないため，われわれは全例圧ライン付き心筋保護カニューレを使用している．順行性心筋保護だけでは不十分と思われる場合は，逆行性心筋保護を追加すべきである．
- 中等度以上の大動脈弁逆流症例は，前述のエキスパートアンケートでもMICSの除外適応とされていたが，軽度のARであっても，逆行性心筋保護カニューレの挿入が困難と考えるのであれば，MICSの除外適応とすべきである．

■ 手術時間（大動脈遮断時間，体外循環時間）がどれほど延長するか

- メタアナリシスでは，MICS僧帽弁手術は正中切開よりも手術時間で約50分（4.5 vs 3.7時間），体外循環時間で約30分（144 vs 112分），大動脈遮断時間で約20分（95 vs 74分）延長するとされている[5]．
- 筆者らは単独僧帽弁形成術の約8割をMICSで行っているが（複雑病変，TAP，mazeを含む），その平均手術時間は266±64分，体外循環時間は179±53分，心停止時間は119±38分であった．second pump runやMVRへのconversionになることを常に念頭におき，形成手技は2時間以内で終了できるように留意している．

MICSは，適切に行われれば患者の満足感も高く，メリットの大きな手術である．しかしMICSには明らかなラーニングカーブが存在し，いったんトラブルが起こるとリカバリーが困難な場合が多いので，ピットフォールを十分認識し，対策を事前に講じることが重要である．

安全なMICSを施行するためには，内視鏡などの種々の生体モニタリングによって，外科医だけでなく麻酔科医，看護師，人工心肺技師などの手術スタッフ全員が術野情報を共有し，円滑なコミュニケーションを保つことが何よりも重要である．

引用文献

1) Sakaguchi T. Minimally invasive mitral valve surgery through a right mini-thoracotomy. Gen Thorac Cardiovasc Surg 2016；64：699-706.
2) Misfeld M, et al. Cross-sectional survey on minimally invasive mitral valve surgery. Ann Cardiothorac Surg 2013；2：733-8.
3) Tabata M, et al. A simple, effective, and inexpensive technique for exposure of papillary muscle in minimally invasive mitral valve repair：Wakka technique. Ann Thorac Surg 2015；100：e59-61.
4) Vollroth M, et al. Conversion rate and contraindications for minimally invasive mitral valve surgery. Ann Cardiothorac Surg 2013；2：853-4.
5) Falk V, et al. Minimally invasive versus open mitral valve surgery：a consensus statement of the international society of minimally invasive coronary surgery (ISMICS) 2010. Innovations 2011；6：66-76.

2. 僧帽弁

MICS僧帽弁手術のアプローチ

江石清行, 三浦 崇（長崎大学病院）

　筆者らは胸骨を切らない右小開胸アプローチを選択しているので，これまでに経験して得られた知見を基に，そのアプローチを解説する[1]．

体位，皮膚切開，開胸部位

■体位
- 軽度左側臥位（**1**-a），もしくは右上肢挙上の軽度左側臥位（**1**-b）のいずれかを採用している．右上肢挙上位は，上腕動脈から送血する場合の体位であり，対象は下肢送血によって脳塞栓や逆行性解離が懸念される症例，もしくは75歳以上の症例である．

■皮膚切開
- 皮切は5cmで行っているが，切開の部位は男性と女性で変える（**2**）．
- 男性は，右乳頭の直下，もしくは1横指外側から前腋窩線に向かって切開する．三尖弁の手術を追加する症例では，右乳頭の直下から切開することが多い（**2**-a）．
- 女性は，術前に立位の状態で乳房下縁をマーキングしておき，麻酔導入後に右乳房を左耳方向へ持ち上げ，マーキング内で切開する部位を決める（**2**-b）．ドレーピングの際に右乳房をドレープで持ち上げておくと，皮切部位と第4肋間が近くなる．

■開胸
- 第4肋間で行う．開胸時，目の前に横隔膜がある場合は，第5肋間の可能性がある．心囊内を観察して，上行大動脈への操作（ルートカニューラ挿入や

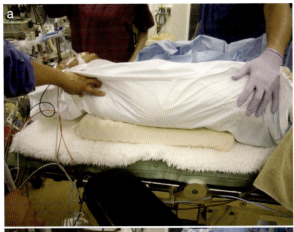
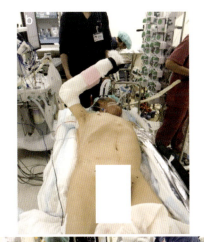
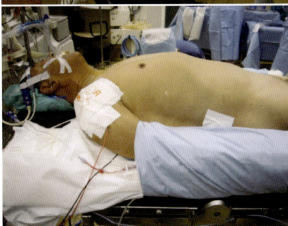
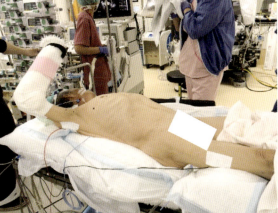

1 体位
a：軽度左側臥位．下肢送血のみの場合．
b：右上肢挙上の軽度左側臥位．大腿動脈と右上腕動脈，2か所送血の場合（**3**のプラン③）．

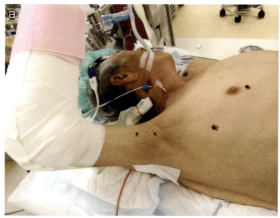
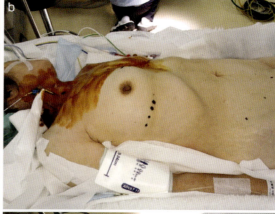
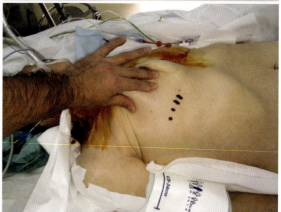

2 皮膚切開
a：男性．右乳頭直下，もしくは外側1横指から前腋窩線に向かって5 cm切開する．
b：女性．術前に立位で右乳房下縁をマーキング．術中は乳房を左耳方向へ持ち上げたうえで，ドレーピング．マーキングに沿って切開する．

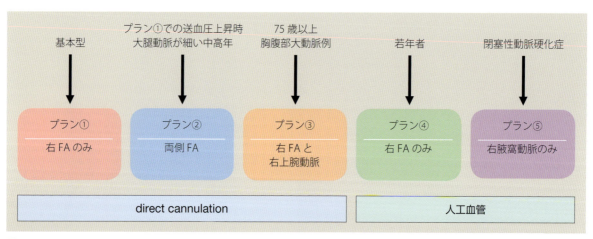

3 送血プラン
FA：大腿動脈．

遮断）が難しいと判断される場合は，1つ上の肋間で開け直す．

人工心肺の確立：経食道心エコーによるアシスト

■送血
基本送血のプラン
- 基本は，右大腿動脈からのdirect cannulationによる1本送血である（**3**のプラン①）．
- カニューラサイズは14〜20 Frを準備し，そのなかからtotal flowが得られるもので，かつ，大腿動脈内腔に楔入しないものを選択する．
- 右大腿動脈からの1本送血の問題点の一つは，送血圧の上昇である．
- 筆者らの経験では，CTで計測した大腿動脈外径が9 mm以下の症例で送血圧が高くなりやすい印象がある．9 mm以下の症例では，術中の大腿動脈径も参考にしたうえで，両側大腿動脈送血（プラン②），もしくは人工血管からの送血（プラン③）を行う．

基本送血以外のプラン
- **3**に送血プランの一覧を示した．

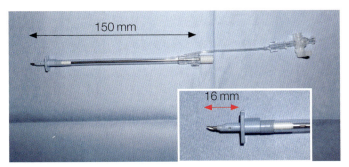

4 心筋保護カニューラの特徴

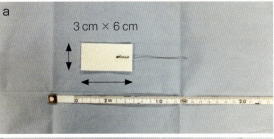

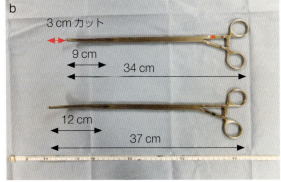

5 左心耳の保護のためのガーゼ（a）と大動脈遮断鉗子（b）［Movie 1:13〜1:37］

送血管挿入

- 大腿動脈への送血管挿入は Seldinger 法で行っている．ガイドワイヤーは，外径 0.035″（0.89 mm），長さ 180 cm のハーフスティックタイプ，アングル型（ラジフォーカス，テルモ社製）を使用している．動脈の枝への迷入を避けるため，経食道心エコーで下行大動脈内にワイヤーがあることを必ず確認し，カニューラを挿入する［Movie 0:03〜0:17］．透視は使用していない．
- 右上腕動脈へのカニューラ挿入はカットダウンにて行い，14 Fr を 3 cm 挿入する［Movie 0:18〜0:37］．

■脱血

- 右内頸静脈（16 Fr）と右大腿静脈からの 2 本脱血を基本とする．右大腿静脈から挿入した脱血管を SVC 内に上げることにより 1 本脱血でも手術は可能であるが，三尖弁手術を行うことに備えて，2 本脱血をルーチンとしている．右大腿静脈に挿入するカニューラのサイズは，18〜25 Fr までを取りそろえている．静脈内径に楔入しないものを選択し，23 Fr と 24 Fr の使用が多い．良好な脱血のために吸引脱血は必須である．
- 右内頸静脈からの脱血管挿入は，CV ライン挿入時に右内頸静脈に留置した 3 Fr シースを介して行う．ドレーピングを行った後，3 Fr シースからガイドワイヤーを右房内に進め，Seldinger 法で 16 Fr カニューラを 10 cm 留置する．ガイドワイヤーは 0.035″（0.89 mm），長さ 80 cm のアングル型（ラジフォーカス，テルモ社製）を使用する［Movie 0:37〜0:49］．カニューラは，送血用のものを用いているため，先端が静脈壁に接し脱血不良になることがある．その場合は，固定の位置を変えたり，数 cm 引き抜くなどして対応する．
- 右大腿静脈からの脱血管挿入も Seldinger 法で行う．経食道心エコーで SVC 内までガイドワイヤーが上がったことを必ず確認し，カニューラを留置する．カニューラの先端は右房内，とくに心房中隔に接しない高い場所（SVC 側）に留置する［Movie 0:50〜1:12］．

■体外循環開始時に注意していること：経食道心エコーによる下行大動脈の描出

- 下肢送血に起因する重篤な合併症の一つとして逆行性解離がある[2]．
- 筆者らは解離をいち早く察知するために，以下の方法をとっている．まず体外循環を開始する前に経食道心エコーで下行大動脈を描出する．下行大動脈を注視した状態で人工心肺をスタート．flow を 1 L からハーフフローまで上げたところで，下行大動脈に解離が生じていないかを確認する．解離がなければ total flow まで上げる．

心筋保護，ルートカニューラの挿入と抜去，そして CO_2

- 大動脈基部から順行性に cold blood cardioplegia を 30 分ごとに注入する．逆行性心筋保護は併用しない．
- 上行大動脈へのカニューラ挿入に際しては，カニューラ先端の針で大動脈後壁を刺さないように注意する．若年者のように上行大動脈が拡大していない症例ではとくに注意が必要である．**4**に筆者らが使用しているルートカニューラ（メドトロニック社製）を示した．正中切開で使用しているものと同じものである．ツバから針先までの距離は 16 mm である．
- 心筋保護カニューラの抜去は体外循環離脱前に行う．
- 心筋保護カニューラを抜去する際の工夫として，人工心肺の flow を一時的に 1 L まで下げる．こうする

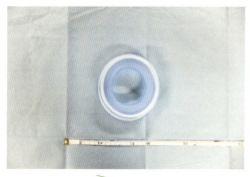
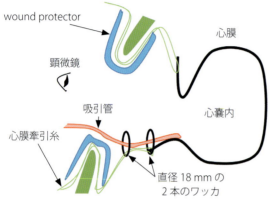

a. wound protectorと心膜牽引糸
wound protectorはラッププロテクター レギュラー 100 mmタイプ（八光）を使用している．心膜牽引糸をwound protectorの外側を通して，術者側に引っ張ることで，心臓の右側の視野は良好となる．

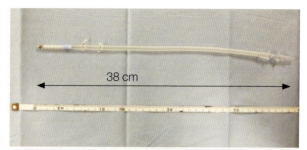
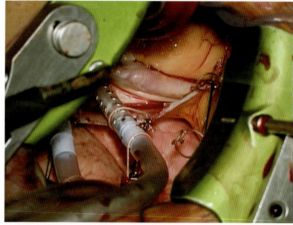

b. 2本の吸引管と直径11 mmのワッカ2つを使用
ワッカは2.5 mLの注射器に絹糸を巻いて作成している．

6 wound protectorとflexible suckersの工夫
[Movie 1:38〜1:44]

ことで大動脈の圧は低くなり，圧がかからない状態で結紮ができる．
- CO_2の流量は毎分3 Lである．

上行大動脈遮断の工夫：遮断鉗子による左心耳損傷回避

- 上行大動脈の遮断はチトウッドタイプの遮断鉗子を使用する．胸壁外から第3肋間経由で鉗子を挿入する．遮断時の注意点は，鉗子の先端で左心耳を損傷しないことである．筆者らはoblique sinusを通して，3 cm×6 cmのガーゼを左心耳前に留置し，遮断している（**5**-a）[Movie 1:13〜1:37]．
- 遮断鉗子は，市販されている37 cmのものを，日本人の体格を考慮して，3 cmカットしたうえで使用している．ヒンジから先の部分が9 cmとなり，ヒンジが楽に胸壁を越えることができる（**5**-b）．

無血視野の確保

- 質の高い形成術を行うためには，無血視野の確保が大切である（**6**）．筆者らの吸引管は，flexible typeのもので，2本使用している（**6**-b）．この吸引管を，心膜牽引糸に固定した直径18 mmのワッカ内を通したうえで，左右肺静脈内に留置する．これにより無血視野を安定して得ることができる［Movie 1:38〜1:44］．

僧帽弁形成術：Restoration法と手技の簡素化

- 筆者らは，弁尖の修復に先立ち，弁輪形成の糸をかける．これにより僧帽弁全体の観察が可能となり，逸脱部位を正しく評価できる．右小開胸アプローチはワーキングスペースが狭いという欠点があるが，僧帽弁の視野に関しては正中切開の右側左房アプローチよりも良好な印象がある．とくに前尖は観察しやすく，前尖弁輪の糸かけは容易である．
- 一方，後尖弁輪の糸かけに関しては多少工夫が必要である．刺入軸と刺出軸が異なることが問題で，弁輪に針を刺した後に針の角度を変えるテクニックや，指先で持針器をローリングする技術をマスターしておくとよい（**7**）[Movie 2:06〜3:13]．P3弁輪の糸かけは左房壁が被って見にくいことがあり，その場合はP2弁輪にかけた糸を軽くP1側へ引っ張ったうえで，持針器や鑷子で左房壁を押すと視野は得られる．
- 逸脱弁尖の修復はRestoration法を用いている

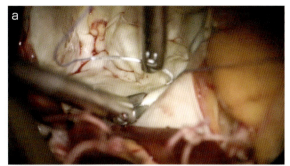
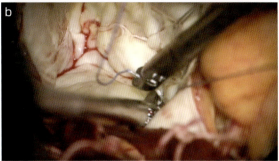
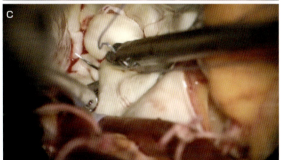

7 後尖 P2 弁輪への縫合と針の持ち替え
a：刺入，b：持ち替え，c：刺出．
[Movie 2:6〜3:13]

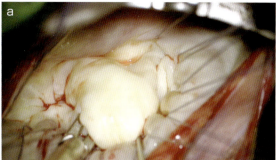
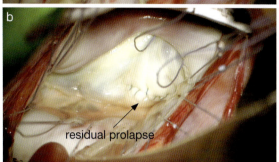
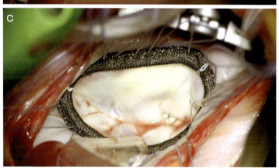

8 Restoration 法
a：過分弁尖と billowing を伴う A2 と A3 の逸脱．
b：三角切除による弁尖面積の修復→遺残逸脱に対して人工腱索再建．
c：人工腱索による接合ラインの修復．
[Movie 3:14〜4:54，5:10〜5:32]

（**8**）[3, 4]．過分弁尖は rough zone を中心に三角切除し，逸脱が遺残する場合は人工腱索の再建を追加する［Movie 3:14〜4:54，5:10〜5:32］．過分弁尖がないか，その程度が軽い症例では，人工腱索のみで修復している．交連部逸脱は edge to edge で修復を図る［Movie 5:40〜6:25］．（実際の形成手技に関しては，「Barlow 病変に対する手術」の項〈p. 98〉で詳しく解説しているので参照していただきたい．）

- 大動脈遮断時間の短縮には手技の簡素化が大切である．弁尖切除部位の縫合は連続縫合（MICS を始める前は単結節縫合）で行い，人工腱索は乳頭筋へ U 字で通すだけで使用する．

疼痛管理

- 右小開胸アプローチは疼痛が強く，とくに術後 2，3 日の痛みは早期回復を阻害する因子である[5]．筆者

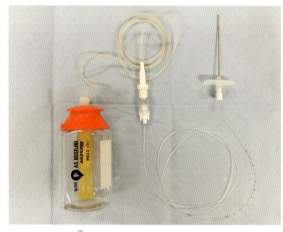

9 アナペイン®の持続注入に使用する器具（Baxter 社製）

▼ポイント

アナペイン持続注入療法
①硬膜外チューブを利用して第 4 肋間へ留置．
②腹側と背側の 2 か所に留意．
③ 0.2% のアナペイン® 4 mL/時（2 本で合計 8 mL/時），200 mL/日）
④ 3 日間投与．

MICS 僧帽弁手術のアプローチ

らは以下に示す4つの方法で鎮痛を行う．

1) 術中：1％アナペイン® 20 mLによる肋間神経ブロック
2) 術後：①0.2％アナペイン®の持続注入
　　　　②ロキソニン®内服
　　　　③リリカ®内服（①と②で鎮痛不十分な場合）

このうち，アナペイン®の持続注入療法（ **9** ）を開始して以降，疼痛の訴えが少なくなった［Movie 6:25～6:43］．

手術用顕微鏡と情報共有：チーム医療への貢献

- 筆者らは，3.5～20倍まで拡大が可能で，焦点深度が200～500 mmまで変えられる手術用顕微鏡を用いてMICSを行っている．手術用顕微鏡を通して得られた画像は，助手，看護師，体外循環技師，麻酔科医，経食道心エコー専門医といったハートチームでリアルタイムに共有し，円滑に手術を進めている．

引用文献

1) Miura T, et al. A right thoracotomy approach for mitral and tricuspid valve surgery in patients with previous standard sternotomy : comparison with a re-sternotomy approach. Gen Thorac Cardiovasc Surg 2016 ; 64 : 315-24.
2) Murzi M, et al. Antegrade and retrograde arterial perfusion strategy in minimally invasive mitral-valve surgery : a propensity score analysis on 1280 patients. Eur J Cardiothorac Surg 2013 ; 43 : e167-72.
3) Miura T, et al. Technical aspects of mitral valve repair in Barlow's valve with prolapse of both leaflets : triangular resection for excess tissue, sophisticated chordal replacement, and their combination (the restoration technique). Gen Thorac Cardiovasc Surg 2015 ; 63 : 61-70.
4) Eishi K, et al. Keypoints in reconstruction using artificial chordae tendineae in mitral valvoplasty. Kyobu Geka 2014 ; 67 : 890-1.
5) Walther T, et al. Pain and quality of life after minimally invasive versus conventional cardiac surgery. Ann Thorac Surg 1999 ; 67 : 1643-7.

2. 僧帽弁

高い後尖部病変に対する弁形成術

田端 実（東京ベイ・浦安市川医療センター）

　Carpentier分類2型の僧帽弁閉鎖不全症に対する僧帽弁形成術においては，①逸脱の修復，②十分な接合面の確保，③systolic anterior motion（SAM）の予防，④十分な弁口面積の確保を同時に達成する必要がある．とくに後尖部病変が高い（弁輪から弁尖先端までの距離が長い）場合は形成後のSAMが生じやすく，その予防のために後尖の高さを形態的または機能的に小さくすること（height reduction）が必要である．筆者は後尖の高さが15〜20 mm以上の場合になんらかのheight reductionを行っている．

　大まかには弁尖を切除して行う方法と，弁尖を温存して行う方法に分けられ，本項では，それぞれの方法の利点，欠点，テクニックの詳細について解説する．

　弁尖を折り込むfolding plastyまたはfoldoplastyという名称は実際さまざまなテクニックに用いられており，ここではどのように折り込むのかわかりやすいように，適宜，原著と異なる術式名を使用している．

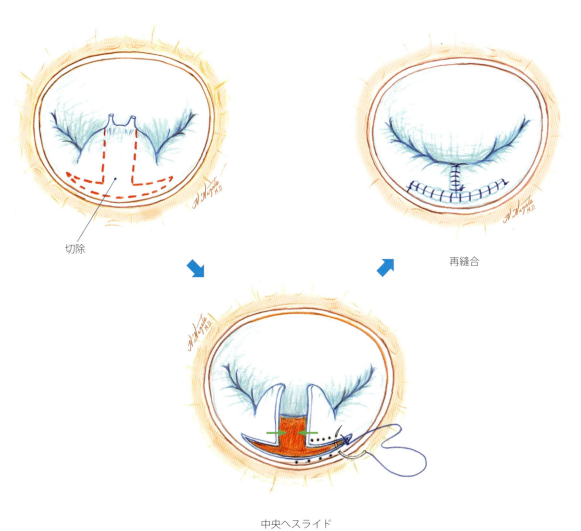

1 スライディング法

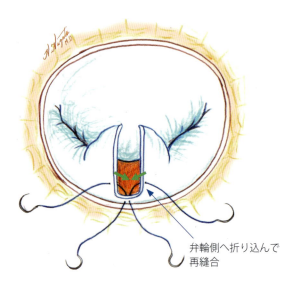
弁輪側へ折り込んで再縫合

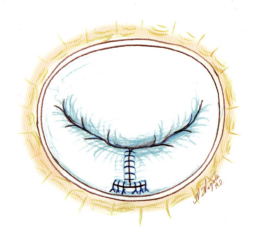

2 矩形切除＋弁輪への弁尖折り込み法

弁尖を切除する height reduction

▼ポイント

弁尖を切除する利点
- いずれも形態的な height reduction であり，確実に後尖の高さを小さくできる．
- 変性部位を取り除くことができる．

弁尖を切除する欠点
- 切除後はやり直しが利かない．
- 後尖が小さくなりすぎることがある．
- 後尖の可動性が低下する．

■スライディング法（sliding leaflet technique）[1]

- Alan Carpentier が開発した方法で，SAM 予防のための height reduction を目的とした最初の形成法である．
- 逸脱部の矩形切除を行ったのち，残った後尖の基部を弁輪に沿って切開（または一部切除）して，切開部を縫合する．これによって縫合分または切除分の高さが減少する（**1**）．

■矩形切除＋弁輪への弁尖折り込み法[2]

- スライディング法の簡易化を目的に開発された方法である．矩形切除ののち弁輪縫縮を行わず，残存弁尖の中腹を弁輪に縫着して弁尖縫合することで弁尖高を小さくする方法である（**2**）．

■バタフライ法[3]

- 三角切除を 2 つ組み合わせた形状で弁尖を切除することで，逸脱の修復と height reduction を同時に行うことができる（**3**）．
- 前記の矩形切除＋弁輪への弁尖折り込み法とコンセプトは類似しているが，本法のほうがより弁尖を自然な形で形成できる．コンセプトとしては，三角切除とスライディング法を組み合わせた方法ともいえる．

■三角切除＋弁尖折り込み法[4]

- 三角切除後の弁尖縫合の際に，弁尖の先端を左室側に折り込んで縫合することで，逸脱の修復と折り込んだ分の高さを減らすことができる（**4**）．

■基部切除縫合法[5]

- 人工腱索などで逸脱を修復したうえで，弁尖基部を弁輪に平行に切開または切除して縫合することで，弁尖高を小さくする方法である（**5**）．

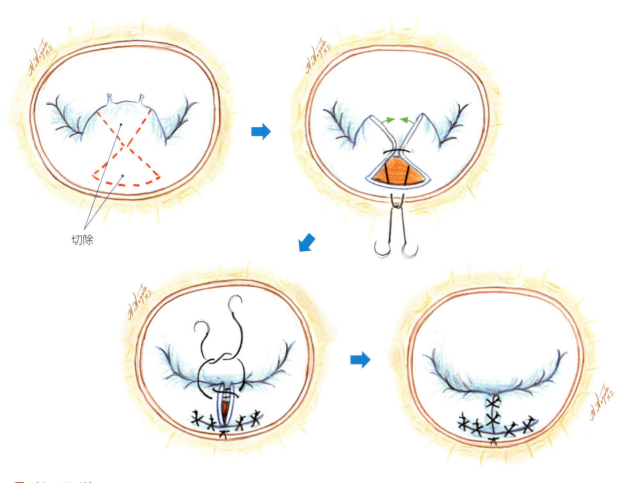

3 バタフライ法

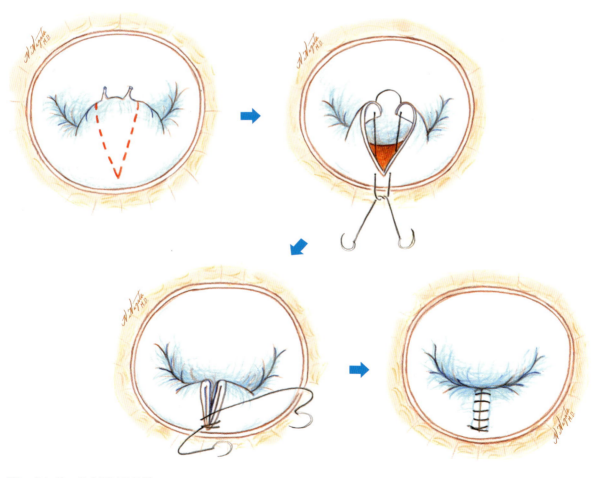

4 三角切除＋弁尖折り込み法

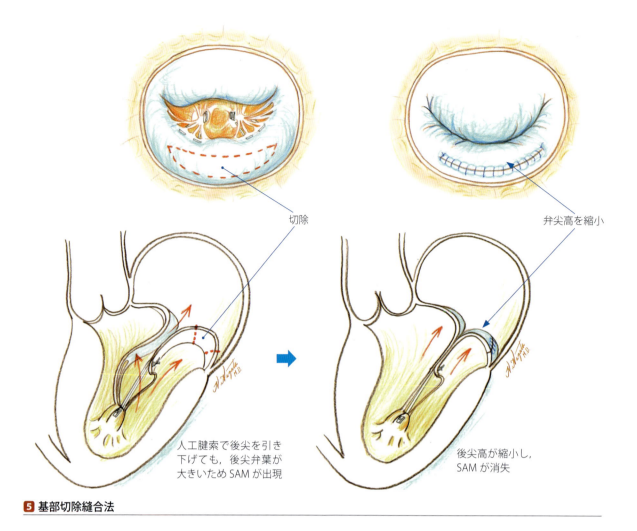

⑤ 基部切除縫合法

弁尖を切除しない height reduction

▼ポイント

弁尖を切除しない利点
- いずれの方法もやり直しが利く．

弁尖を切除しない欠点
- 変性部位が残る．
- 機能的な height reduction の場合は，人工腱索の長さなどの不確定要素がある．
  *後尖の可動性や接合の深さは各テクニックによって異なる．

■人工腱索による機能的弁尖折り込み法（chordal foldoplasty）[6)] [Movie 1]

- 弁尖先端に縫着した人工腱索を非常に短くすることで後尖が前方に飛び出すことを抑えることは可能であるが，弁尖高が非常に大きい場合は抑えきれない．人工腱索を弁尖の先端ではなく中腹に縫着することで，機能的に弁尖高を小さくする方法である（⑥）．
- 弁尖の先端は自然な形で後壁側に収納され，人工腱索によって前に飛び出す（SAMを引き起こす）のがブロックされる．
- 弁尖上の人工腱索縫着位置（通常は弁輪から15〜20 mmの部分に縫着する）と人工腱索の長さによって，後尖の機能的高さが決定される．
- 後尖の可動性が保たれ，かつ深い接合を得ることができる．

■水平方向の弁尖折り込み法[7)]

- 弁尖先端を左室側に折り込んで，弁輪や弁尖基部に4-0 polypropylene 糸などを用いてマットレス縫合で縫着する．逸脱部位を弁輪や弁尖基部に固定することで逸脱を修復し，弁尖高は最大50％（弁尖先端を弁輪に縫着した場合）減る（⑦）．
- 後尖は可動性を失い，僧帽弁は一尖弁化される．

■垂直方向の弁尖折り込み法

- 三角切除と同様の範囲で逸脱部位を縦方向に折り込む形成法は，1960年にMcGoonによって発表された最古の僧帽弁形成法[8)] といえる．この方法は逸脱の修復方法として多用されている．本法単独だと弁尖高はほぼ変わらないが，人工腱索との組み合わせや弁尖を左室後壁に糸で固定することで機能的に弁尖高を小さくする方法は，SAM予防に有用である[9)]（⑧）．
- 弁尖を左室に折り込むように indentation（scallop 間のギャップ）縫合をおく方法は単独でSAM予防に有用である（⑨）．弁尖高の大きな弁尖を隣接す

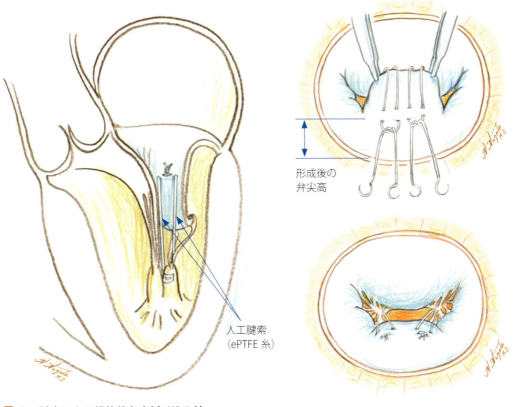

6 人工腱索による機能的弁尖折り込み法

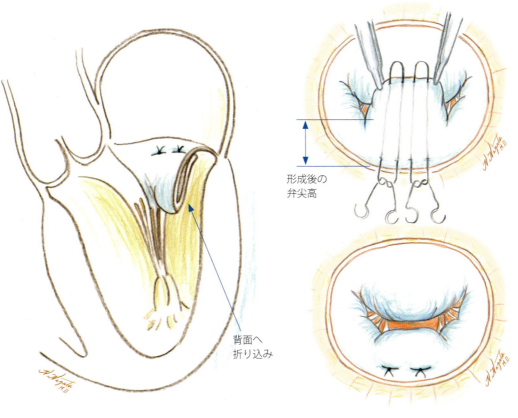

7 水平方向の弁尖折り込み法

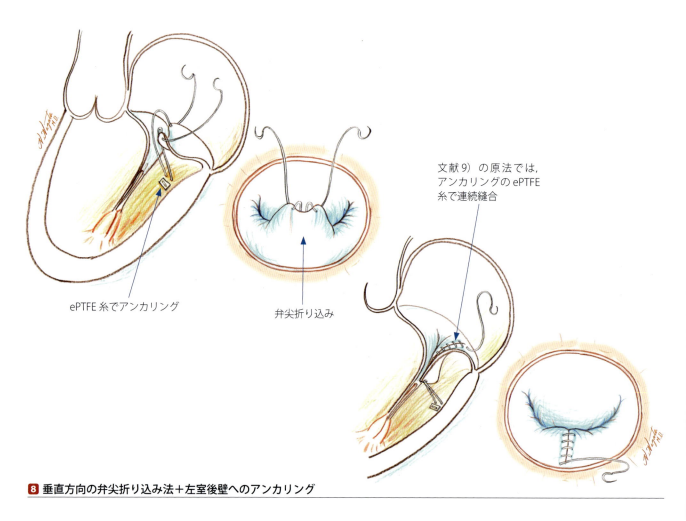

8 垂直方向の弁尖折り込み法＋左室後壁へのアンカリング

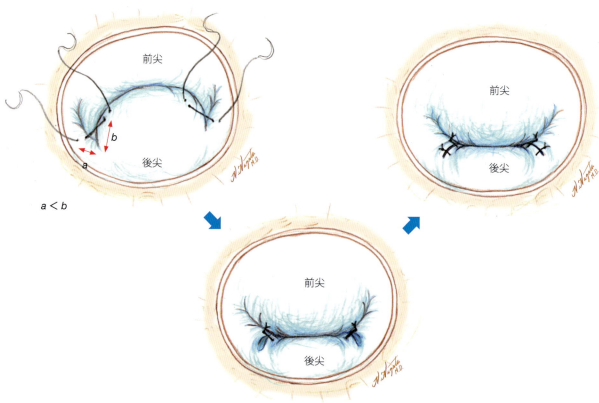

9 後尖間隙閉鎖法

余剰弁尖側を indentation から距離をとって縫合することで，余剰組織を左室側に折り込むように健常弁尖に固定できる．

図のように P2 が余剰で P1 が正常組織の場合，P2 側を大きくとる（a＜b）ことで余剰組織を左室側に折り込むことができる．P1 も余剰の場合は P1 側も大きくとる．

る正常弁尖に固定することで前方に飛び出すのを防ぐことができる．後尖の可動性を低下させることで機能的 height reduction の役割もある．余剰弁尖側を indentation から距離をとって縫合することで，余剰組織を左室側に収納できる．

術中エコーで SAM がみられた場合の外科的対処

- 形成後に術中エコーで SAM がみられたら，まずカテコラミンの中止と心腔内ボリュームの増加を試みる．それでも SAM が改善しない場合は，再度，心停止下で外科的対処が必要となる．その際に有用な追加形成テクニックの例を以下に紹介する．再形成する場合は術中エコーで SAM の詳細（前尖のどの部分が前方移動しているか）を十分把握してから行うことが重要である．

①人工腱索の短縮：後尖に人工腱索を用いた場合は，人工腱索を短縮することで後尖高を機能的に小さくすることができ，SAM を解決する最もシンプルな方法の一つである．

②弁尖折り込み法の追加：弁尖高が大きい部分を水平方向に折り込んで縫合することで弁尖高を小さくすることができる．また，余剰弁尖を左室側に折り込むように indentation 縫合をする方法も有用である．

③基部切除縫合法：基部に沿って余剰弁尖を切除縫合する方法は，SAM を認めた後の追加処置としても有用である．

④edge-to-edge 縫合法：前方移動している部分の前尖と対面の後尖を縫合する．先端だけ小さく縫合しても両尖がともに前方移動することがあるため，弁尖端から 5〜10 mm ほどバイトをとって縫合する．弁口面積が小さくなるため，小さいリングを使用している際には行うべきでない．

⑤リングのサイズアップ：上記の 4 つの方法よりも手間とコストがかかるが，大きいサイズのリングに交換することで後尖全体を後壁方向にひき下げることができる．

　高い後尖病変を伴う僧帽弁閉鎖不全症では，SAM 予防のため後尖の形態的または機能的な height reduction が必須である．

　height reduction の方法は多様であり，弁尖の形態や性状，アプローチや術者の慣れ・不慣れを考慮して，最適な方法を選択する．

　SAM 時のリカバリー方法に習熟しておくことは，不要な人工弁置換を回避するために必須である．

引用文献

1) Jebara VA, et al. Left ventricular outflow tract obstruction after mitral valve repair. Results of the sliding leaflettechnique. Circulation 1993 ; 88（5 Pt 2）: II30-4.
2) Grossi EA, et al. Early results of posterior leaflet folding plasty for mitral valve reconstruction. Ann Thorac Surg 1998 ; 65 : 1057-9.
3) Asai T, et al. A novel design of posterior leaflet butterfly resection for mitral valve repair. Innovation (Phila) 2011 ; 6 : 54-6.
4) Suri RM, et al. A novel method of leaflet reconstruction after triangular resection for posterior mitral valve prolapse. Ann Thorac Surg 2010 ; 89 : e53-6.
5) Shibata T, et al. Mitral valve repair with loop technique via median sternotomy in 180 patients. Eur J Cardiothorac Surg 2015 ; 47 : 491-6.
6) Tabata M, et al. A simple nonresectional technique for degenerative mitral regurgitation with a very large posterior leaflet : chordal foldoplasty. Ann Thorac Surg 2016 ; 101 : e179-81.
7) Tabata M, et al. Early and midterm outcomes of folding valvuloplasty without leaflet resection for myxomatous mitral valve disease. Ann Thorac Surg 2008 ; 86 : 1388-90.
8) McGoon DC. Repair of mitral insufficiency due to ruptured chordae tendinae. J Thorac Cardiovasc Surg 1960 ; 39 : 357.
9) Woo YJ, et al. Posterior ventricular anchoring neochordal repair of degenerative mitral regurgitation efficiently remodels and repositions posterior leaflet prolapse. Eur J Cardiothorac Surg 2013 ; 44 : 485-9.

2. 僧帽弁

Loop techniqueによる人工腱索再建術

柴田利彦（大阪市立大学）

僧帽弁は弁輪，弁尖，腱索，乳頭筋，左室心筋から成る複合体（mitral complex）として機能している．本項では，腱索の延長・断裂によって生じる僧帽弁逸脱に対する手術について述べる．

本術式は前尖・後尖・両尖逸脱のいかなる逸脱にも対応できるのみならず，胸骨正中切開・右小開胸手術（MICS）のいずれのアプローチにおいても同様に行うことができる．

僧帽弁形成術の3要素

- 僧帽弁形成術は，①弁尖の修復，②腱索の修復，③弁輪の形成という3つの手技の組み合わせで行われる．後尖逸脱には余剰弁尖を切除するresection & suture法が，前尖逸脱に対しては人工腱索による再建方法が有用な方法として利用されている．近年，後尖逸脱に対しても人工腱索再建を行うことがPerierやLawrieらにより提唱されている[1,2]．
- 人工腱索再建による形成術の最も重要なところは，人工腱索の長さの調整である．通常，人工腱索としてePTFE糸（GORE-TEX® Suture）を利用するが，たいへん滑りやすい糸であり，糸を結紮する際に糸がすべって短くなりすぎることも経験する．また，多数の人工腱索を立てる場合には，操作が煩雑になる．この欠点を克服する術式として，ライプチヒのMohrらは人工腱索loop techniqueを提唱した[3]．

人工腱索ループテクニックのステップ

①腱索長の測定
②ループセットの作成
③ループセットを乳頭筋に固定
④ループを弁尖に固定
⑤リング縫着および微調整

乳頭筋と腱索および弁尖との関係

- 僧帽弁は左房側からみた右半分（postero-medial side）は後乳頭筋からの腱索が支えており，左半分（antero-lateral side）では前乳頭筋からの腱索が支えている．たまに後尖中央部（P2）のみを支える別の乳頭筋を見かけることがある．この腱索支配を念頭に入れて人工腱索再建を行うことが鉄則である．すなわち，左側の逸脱に対してこの中央ラインを越えて右側から腱索を立ててはいけない（Don't cross the midline）（**1**）．これを無視すると術後の逆流が

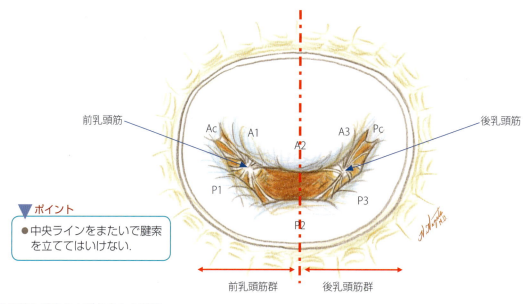

▼ポイント
- 中央ラインをまたいで腱索を立ててはいけない．

1 乳頭筋と腱索および弁尖との関係
逸脱弁尖・腱索・乳頭筋の位置関係をよく観察すること．

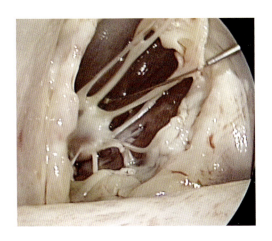
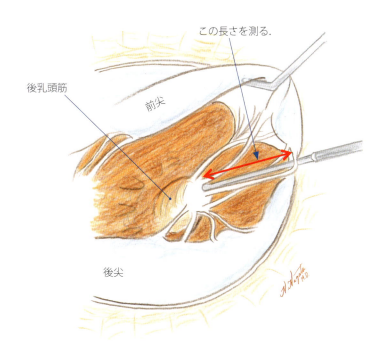

2 reference 腱索の長さの測定
隣接した健常な腱索の長さを参考にする．乳頭筋頭から弁尖までの長さを測定する．
[Movie 0:16〜0:20]

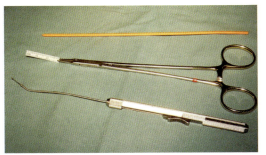

3 腱索長さ測定に用いる器具
上段からネラトンチューブ，紙メジャー，Shibata コルダーゲージ®（アルバテック）．

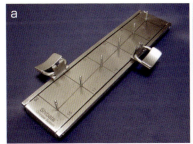

4 ループセット作成器
a：ループセット作成器，b：ループ作成の実際．
プレジットを取り付けて ePTFE 糸で所定の長さのループを作成する．1 mm 単位での長さ選択が可能であり，逸脱範囲に応じて必要なループ数を作成する．約3分で3ループのループセット作成が可能．
[Movie 0:21〜0:40]

生じることになる．

■reference となる腱索の決定と測定

- 延長・断裂した腱索に隣接している正常の腱索の長さをループセット作成時の長さとしている．乳頭筋から腱索は扇状に出ており，隣接する腱索の長さはほとんど同じであることがその原理となる．
- 乳頭筋トップから弁尖までの距離を測定する（**2**）．実際にループセットを固定する位置は，乳頭筋トップより数 mm 奥になるが，逸脱弁尖は余剰であることがほとんどであり，これを左室側に引き込むことにより十分な弁接合を得ることができる．筆者らは現在まで，この測定・作成方法で 380 例を超えるループテクニックによる弁形成を行っている．しかしながら，ループ長に問題を生じることもあるため，後述の手技を追加することがある．

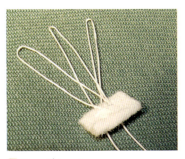

5 ループセット
3ループのループセット．GORE-TEX® Suture（CV-4）を用いている．

- 腱索長の測定は，どのような器具を利用してもよい．紙メジャーでも測定可能であるが，筆者は独自に開発したゲージを使用している（**3**）．

■ループセットの作成

- 欧米では既製品としてループセットが販売されてい

> **ポイント**
> ● ほかの腱索と交錯・干渉しないように，ループセット縫着する向きをよく考えることが肝要．

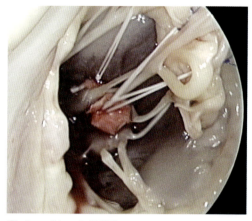

7 ループセット縫着後
結紮後にも針が付いたePTFE糸は切離せずに最後までおいておくと，追加人工腱索としての利用が可能である．

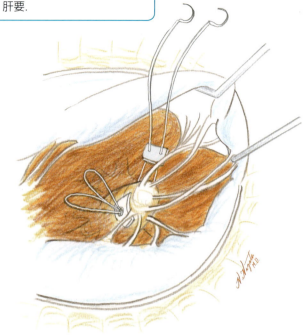

6 乳頭筋へのループセット縫着
乳頭筋頭から数mm奥にループセットを固定する．対側にもプレジットを使用する．
[Movie 0:41〜1:13]

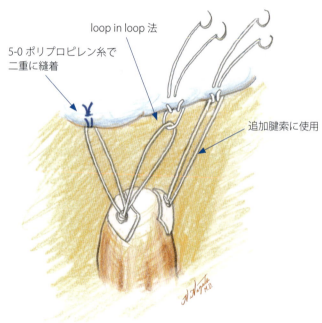

8 ループの弁尖への縫着と追加手技
ループは弁尖縁に5-0ポリプロピレン糸で二重に縫着する[Movie 1:15〜2:00]．ループが予想より短いときには別のePTFE糸を利用し「輪つなぎ」のようにして延長する（loop in loop法）．追加腱索が必要な場合には針端のePTFE糸で人工腱索を立てることができる．

るが，日本では使用できないため自作する必要がある．筆者は，ePTFE糸はGORE-TEX® Suture糸（CV-4）を使用している．
● ループセット作成にはいろいろな器具が利用されているが，筆者自身が開発したループ作成器（Shibata Chorda System®：Geister）を使用して作成しており，この作成器では1mmごとの長さが調整可能である[4]．逸脱範囲に応じて2〜3ループを作成する（**4 5**）．

■ **ループセットの乳頭筋への縫着**
● 乳頭筋にループセットを縫着する位置は，乳頭筋頭より数mm奥になる（**6**）．ループセットをつける向きが大切であり，既存の腱索とループとが交錯しないようにしなければならない．
● 乳頭筋を通したePTFE糸は対側のプレジットを通してから結紮するが，結紮後にこの糸を切離せずにおいておく（**7**）．この糸は必要時には追加の人工腱索として利用できる[5]．
● 乳頭筋への縫合や結紮は奥深い位置での作業になるため，MICS用の長い手術器械を使用している．乳頭筋への縫合結紮にはKnot pusherを用いている．

■ **ループの弁尖への縫着**
● 通常，弁尖縁にループを5-0ポリプロピレン糸（Prolene®）で固定する．その際には，糸針をループと弁尖に2回通してから結紮することにより弁尖のcuttingが生じないようにしている．弁尖には左室側から左房側に運針するようにすると，ループは弁尖の左室側に位置し接合面に出てこない．別のePTFE糸で弁尖とループとの固定を行うと文献[3]に記載されているが，上記方法で問題は生じていない．むしろ，ポリプロピレン糸で固定したほうが結

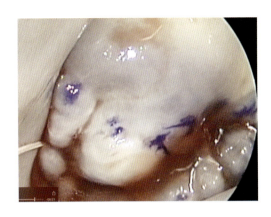
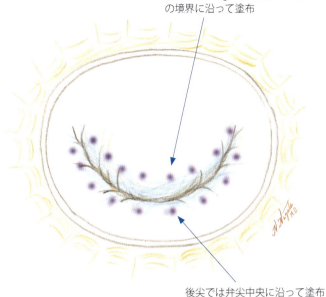

前尖では rough zone と clear zone の境界に沿って塗布

後尖では弁尖中央に沿って塗布

9 ink dot marking

前尖では rough zone と clear zone との境界に，後尖では弁尖中央にメチレンブルーでマーキングする［Movie 2:20〜2:45］．dot の見え方を参考に，接合面の深さを推定することができる．リング縫着前には dot がまだ見えている．

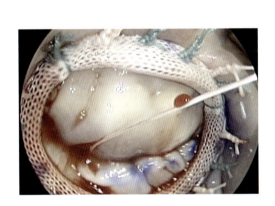
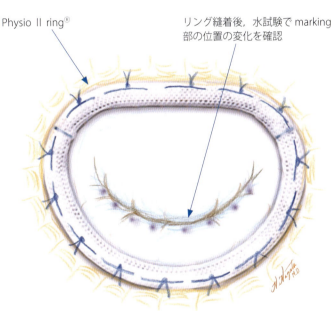

Physio II ring®

リング縫着後，水試験で marking 部の位置の変化を確認

10 リング縫着

先ほどつけた前尖の ink dot は見えなくなっている．十分な弁接合があることがわかる．最終水試験で逆流がないことを確認してから，残しておいた針が付いた ePTFE 糸は切離する．
［Movie 3:00〜3:15］

節は小さくすむし，青色を呈しているため ePTFE 糸との見分けがつきやすく，ループの位置変更のため固定糸を外す際に見分けるのが容易である．

■交連の edge to edge

- 交連部逸脱病変にも loop を立てるが，交連のいちばん端に対しては縫い潰しても圧較差の増大を起こさないので，人工腱索再建にこだわる必要はない．ただし，交連部を挟む A3，P3 の逸脱病変には，A3，P3 にそれぞれループを立てていちばん端の交連部のみを edge to edge repair で縫い潰す．ループを立てておくことにより，縫い潰す範囲が小さくすむからである．

■追加手技

- 作成したループの長さが短いときには，別の ePTFE 糸を用いて延長することができる（loop in loop 法）．また，もう 1 本腱索が欲しいときには，残しておいた針端の ePTFE 糸を用いて人工腱索を追加することができる（**8**）．

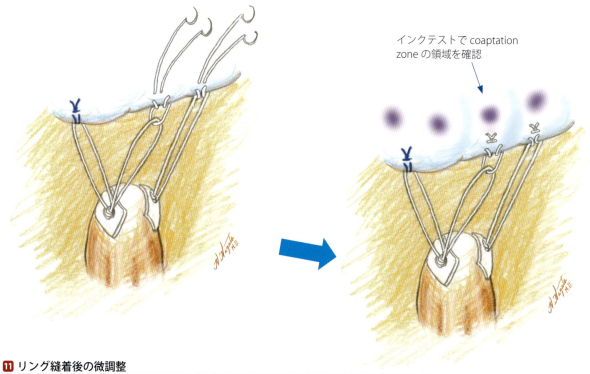

11 リング縫着後の微調整

リング縫着後に水試験を参考に腱索の長さを調整する．リング縫着後は乳頭筋へのアクセスが難しいため，弁尖付近でこのような調整ができることが術者にとって便利である．

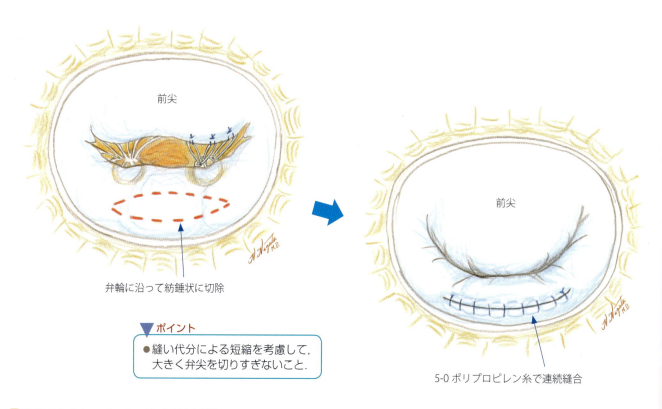

▼ ポイント
● 縫い代分による短縮を考慮して，大きく弁尖を切りすぎないこと．

12 後尖の height reduction 法（SAM 対策）

後尖が巨大な場合に応用する．必要に応じて P1，P3 まで切開を延長する．

- 長すぎるループへの対処は難しいが，弁尖への固定部位を弁腹にずらすことにより対応可能な場合がある．あまりに長すぎる場合には，短いループセットに変更すべきである．

■水試験

- 左室に心筋保護液を注入して水試験を行っている．大動脈ルートのエアベントを開放にしておき，左室に入った空気を除去して冠動脈への空気塞栓対策としている．この際に接合度合いをみるのに，

Lawrieら[2]が行っている ink dot markingが有用である（❾）．

■ **リング縫着**

- リングの選択は術者の好みによって違うが，筆者は全例に semi-rigid type total ring（Physio II ring®）を使用している．
- リング縫着により弁尖の接合が深くなるが，水試験をしてみると geometryの変化によりリング縫着前と縫着後では様相が異なる（❿）．最終的にはリング縫着後に微調整を行う（⓫）．
- 水試験での漏れ具合を参考に，漏れの原因を診断し的確な対処方法を検討する．前述にようにループの延長も可能であるが，弁尖にループを固定する位置を左右方向に変更することもある．

SAM対策

- 後尖が大きすぎる症例（forme fruste, Barlow）では，後尖の高さを減じる処置を行う（height reduction法）（⓬）．後尖の高さが 25 mm以上であれば必須であるが，使用する人工弁輪が 28 mmサイズ程度の比較的小さな場合には，後尖の高さが 20 mm強の場合にも height reductionが必要となることもある．人工弁輪と後尖の大きさの相対的な問題である．
- 後尖を弁輪に平行に紡錘状に小さく切除して，その間を 5-0 ポリプロピレン糸で連続縫合する[5]．これにより後尖は小さくなり SAMの発生を予防できる．この方法はリング縫着後にも可能であり，SAM発生時の second arrest時にも利用できる．

引用文献

1) Perier P. A new paradigm for the repair of posterior leaflet prolapse : respect rather than resect. Operat Tech Thorac Cardiovasc Surg 2005 ; 10 : 180-93.
2) Lawrie GM, et al. Feasibility and intermediate term outcome of repair of prolapsing anterior mitral leaflets with artificial choral replacement in 152 patients. Ann Thorac Surg 2006 ; 81 : 849-56.
3) Opell UO, et al. Chordal replacement for both minimally invasive and conventional mitral valve surgery using premeasured Gore-Tex loops. Ann Thorac Surg 2000 ; 70 : 2166-8.
4) Shibata T, et al. A workbench to make artificial chordal loops for mitral valve repair. J Thorac Cardiovasc Surg 2009 ; 138 : 506-7.
5) Shibata T, et al. Mitral valve repair with loop technique via median sternotomy in 180 patients. Eur J Cardiothorac Surg 2015 ; 47 : 491-6.

2. 僧帽弁

Posterior leaflet resection

下川智樹（帝京大学）

　後尖逸脱に対する弁尖切除を用いた僧帽弁形成術の遠隔成績についてはすでに良好なことが報告[1, 2)]されており，心臓外科医が習得すべき基本手技の一つである．

アプローチと僧帽弁の視野展開 (❶)

- 筆者は，正中切開では，左房の大きさにかかわらず僧帽弁との距離が近く，良好な視野が得られるsuperior septal approachを用いている．左房天井を10～15 mm，心房中隔は卵円窩の下縁まで，右房は右心耳までを切開することで，十分に視野展開できる．三尖弁手術を行う場合は，右房切開を房室間溝から15 mmのところで平行に延長する．
- MICSなどの右開胸では右側左房切開を少し下方に

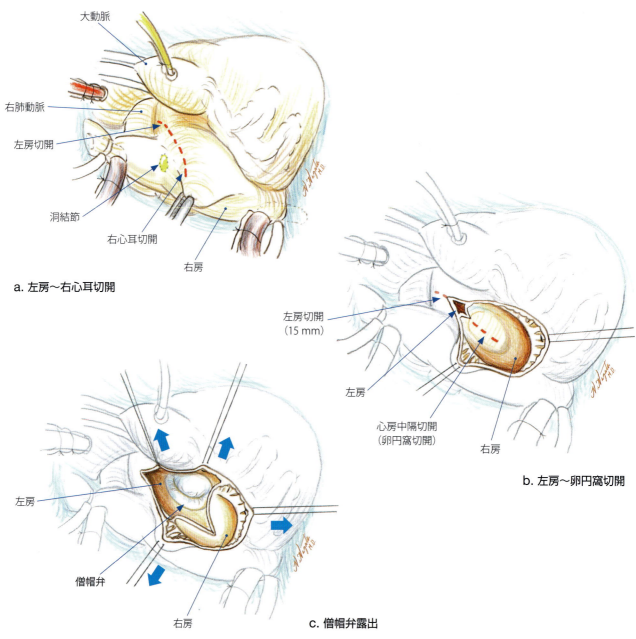

a. 左房〜右心耳切開

b. 左房〜卵円窩切開

c. 僧帽弁露出

❶ 僧帽弁の視野展開

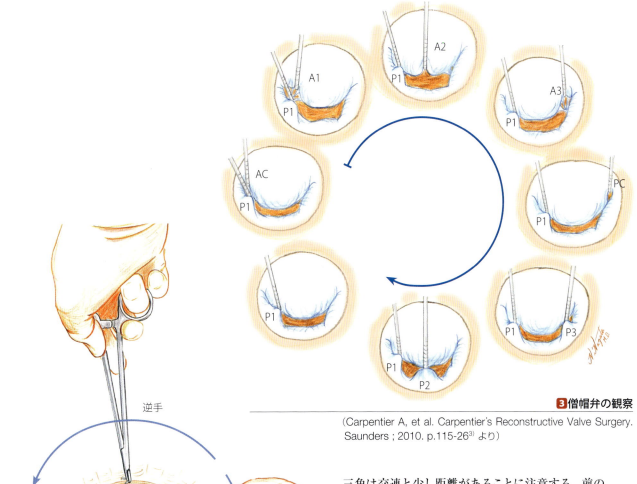

3 僧帽弁の観察

(Carpentier A, et al. Carpentier's Reconstructive Valve Surgery. Saunders ; 2010. p.115-26[3] より)

2 弁輪の運針 [Movie 症例2；0:00〜0:36]

延長して行っている．右側左房切開は心房間溝を少し左側に剥離して行うと視野展開が良くなり止血が行いやすくなる．
- 僧帽弁を観察する前に，弁輪の糸かけを行うとさらに視野が良くなる．

弁輪の運針 (**2**)

- 後尖弁輪の中央付近から始めて，後交連側，前交連側と順次糸かけを行う．最初にかけた糸を引きながら視野を展開し，交連を越えて左右の線維三角まで行う．この場合，左線維三角は交連と近いが右線維三角は交連と少し距離があることに注意する．前の糸とのあいだは2 mm 程度離れたところから刺入する．
- 弁輪の2 mm 外側の左房から刺入し左室に2〜3 mm 程度抜いたあと，弁輪より2 mm 外側の左房側に出す．間隔は8〜10 mm 程度である．
- 症例によっては前尖弁輪がわかりにくいことがあり，その場合には水試験を行って前尖を張らせた状態でしわができないように運針を行う．前尖弁輪の運針も後尖弁輪と同様に，2 mm 外側から左室に抜いて同じ2 mm 外側に刺出する．進み幅は8〜10 mm である．

僧帽弁の観察とリングサイジング (**3**)

- Carpentier の教科書[3]に描かれているように，P1 をリファレンスとして AC, A1, A2, A3, PC, P3, P2 の順に弁の逸脱を確認する．わかりにくい場合は弁輪の位置も参考にするとよい．
- リングのサイジングは総合的に判断する．具体的には①交連間距離（trigone 間距離）と前尖の高さ（つまりは前尖の面積），②病因（FED 26〜30 mm, FED + 28〜32 mm, forme furste 32〜36 mm, Barlow 病 36〜40 mm）[4]，③術前経食道心エコー検査 3D 解析での弁輪周囲長を参考にサイズを決定す

Posterior leaflet resection

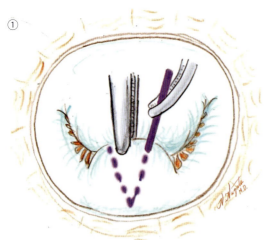

① 三角切除ラインのマーキング

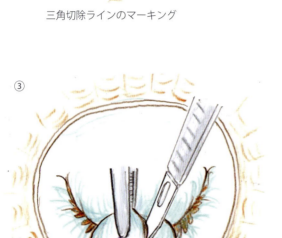

② 弁尖高測定
（縫合後に弁尖高が 15 mm になるよう設定）

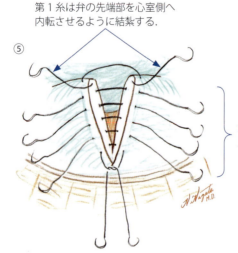

③ P3 側はスピッツメスを用いて切開

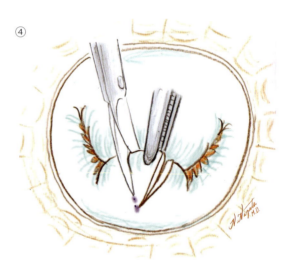

④ P1 側はメッツェンを用いて切除

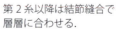

第 1 糸は弁の先端部を心室側へ内転させるように結紮する．

⑤

第 2 糸以降は結節縫合で層層に合わせる．

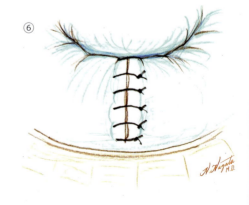

⑥

4 切除範囲の決定と弁切除（症例 1）[Movie 症例 1；0:05〜1:47]

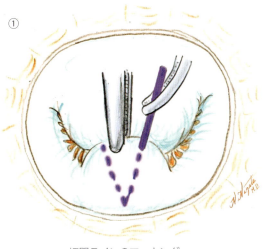

切開ラインのマーキング

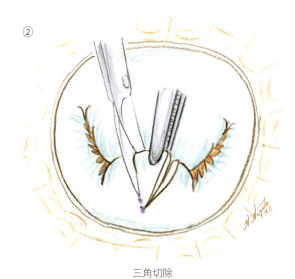

三角切除

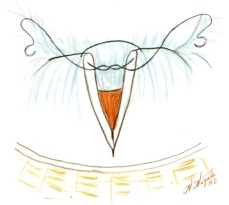

内側で結紮し，そのまま
連続縫合に移行する．

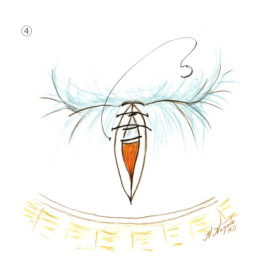

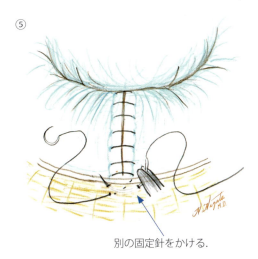

別の固定針をかける．

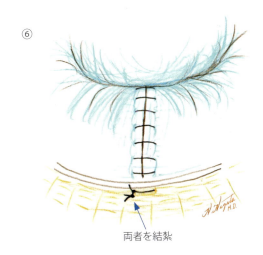

両者を結紮

5 切除範囲の決定と弁切除（症例2）［Movie 症例2；0:36〜2:20］

Posterior leaflet resection

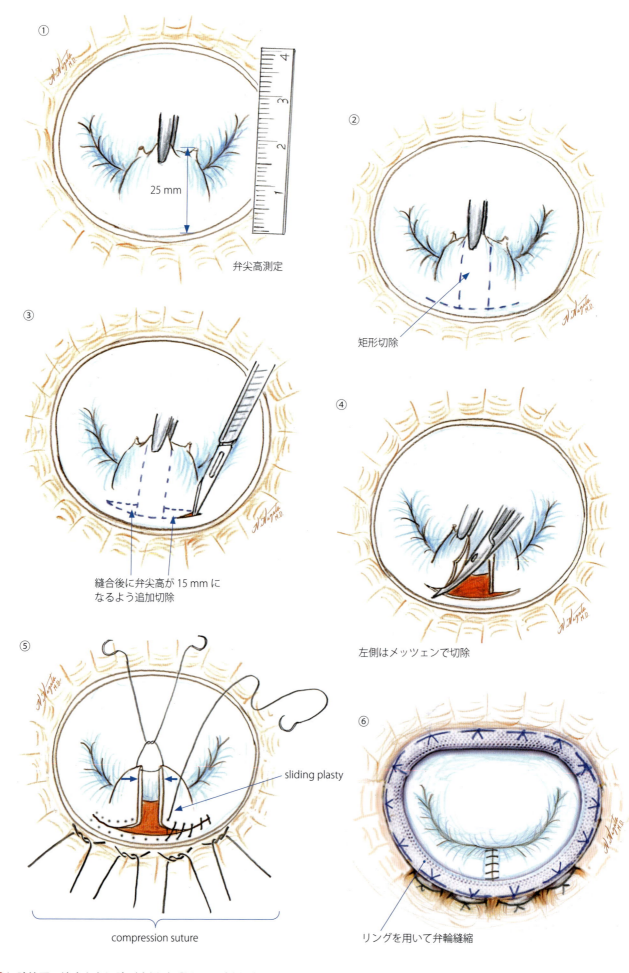

6 切除範囲の決定と弁切除（症例3）[Movie 症例3]

2. 僧帽弁

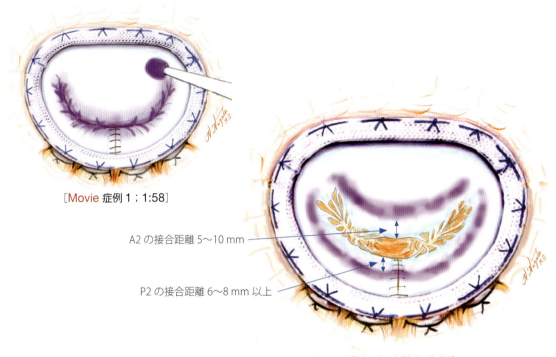

[Movie 症例 1 ; 1:58]

A2 の接合距離 5〜10 mm

P2 の接合距離 6〜8 mm 以上

[Movie 症例 1 ; 2:21]

7 水試験とインクテスト

る．迷う場合には，後尖の高さと後述する弁輪形成前の水試験の僧帽弁形態を加味して判断する．

切除範囲の決定と弁切除（4 5 6）

- 後尖逸脱の場合，基本的には①三角切除術が基本となる．切除範囲が広い場合には②矩形切除術となるが，弁輪側が小さく弁尖側が大きい矩形となることに注意する．P2 逸脱で弁尖の高さが 20 mm 以上ある場合には，③矩形切除術＋sliding plasty を行って高さが 15 mm 前後となるようにする．
- 切除範囲の同定には，あらかじめ切除する部位を左室側にして切除縫合した状態をつくるとわかりやすい．2 本の鑷子あるいは 5-0 PPP 糸で仮固定をおく．基本的には，
  ①断裂あるいは延長した腱索と正常な腱索とのあいだで切開を行う．
  ②少し肥厚した弁尖が縫合線として残るようにする．
  ③縫合線が弁輪に対して垂直となる．
  ④三角切除の場合は自由縁側が底辺となる逆三角形になるよう，矩形切除の場合は自由縁側が大きく弁輪側が小さい矩形となるようイメージする．
  ⑤ sliding plasty を行う場合には，残った左右の弁尖の高さが異なることがあるので，縫合後に高さが 15 mm 前後になるようにイメージする．
  これらのことを考慮して切除範囲を決定する．
- 縫合は単結節，連続縫合を使い分ける．すなわち，

①切除した後の弁尖の高さが 18 mm 以下であれば単結節縫合とし，その中央部分が接合部となる．② 18 mm 以上の場合には 8 割程度の長さに短縮されることを考慮して連続縫合とする．ただし，短縮する分，縫合線が固くなるので，全層をとるのではなく左房側のみを縫合して層層縫合としている．このほうが弁尖の柔らかさが残る．弁尖が薄い症例では全層縫合で行い，症例によっては rough zone を結節縫合，clear zone を連続縫合とする場合もある．縫合後の弁尖の高さとしなやかさを考慮して縫合を行うことが重要である．

弁輪形成（7）

- 弁尖縫合が終わったら，ホルダーにかけた後尖弁輪の糸を牽引し水試験を行う．後尖弁輪の糸を引くことでリングを縫着したのと同じ弁輪形態をつくることができる．全体のバランスやひずみがないことを確かめる．
- 弁輪形成は交連と後尖の中央部の糸を同定し，おのおのリングの同じ位置になるようにする．形成手技を行うことにより弁輪形態が変化するので，この時点の水試験で，僧帽弁を受動的拡張による弁閉鎖状態としてその位置を確認する．

水試験とインクテスト[5]（7）

- 僧帽弁の形態を確認するため，一手技を行うごとに水試験を行うことが望ましい．
- 手技がすべて終了したら，十分に左室を拡張させて水試験を行う．水試験は心拍動下収縮期の弁閉鎖状態とは異なるため，水が漏れるかではなく，①弁尖接合線が後尖弁輪に平行であること，②前尖にしわがないこと，③リングのマーカー（両交連と後尖弁輪中央部）がおのおの一致していることを確認する．
- インクテストでは，①P2の接合距離が6〜8 mm以上であること，②A2の接合距離が10 mm以下（5〜10 mm）であることを確認する．この際，接合線から弁尖先端までの距離を弁尖全体で確認し，不均一なところがないことも確認しておく．

経食道心エコー検査

- 弁形成術の最終評価は人工心肺離脱時の経食道心エコー検査である．収縮期血圧を100〜120 mmHg前後の負荷をかけて評価する．この際，残存逆流の部位と機序を把握することが重要である．筆者は，最大逆流jet面積<2.0 cm^2，最大逆流jet距離<1.5 cmを手術終了の目安としているが，残存逆流の部位と機序が予想できる場合には積極的に再形成を行うべきである．

▼ポイント

- 本術式の遠隔成績は良好であるが，近年，早期手術が増加するにつれて弁尖の余剰組織がまったくない症例がまれにあり，このような症例では人工腱索を用いたほうが容易である．最初に弁切除が可能な弁尖であるか（余剰組織があるか）ということを確認すべきである．
- 本項では，その手技がわかりやすくなるよう具体的な数字を提示して解説したが，常に形成後のしなやかな弁尖をイメージして，そのような弁尖ができるように意識しながら切除と縫合を行うことが重要である．

引用文献

1) Braunberger E, et al. Very long-term results (more than 20 years) of valve repair with carpentier's techniques in nonrheumatic mitral valve insufficiency. Circulation 2001 ; 104 (12 Suppl 1) : I8-11.
2) Shimokawa T, et al. Mechanisms of recurrent regurgitation after valve repair for prolapsed mitral valve disease. Ann Thorac Surg 2011 ; 91 : 1433-9.
3) Carpentier A, et al. 11. Techniques in type II posterior leaflet prolapse. In : Carpentier's Reconstructive Valve Surgery. Saunders ; 2010. p.115-26.
4) Adams DH, et al. Degenerative mitral valve regurgitation : Best practice revolution. Eur Heart J 2010 ; 31 : 1958-66.
5) Anyanwu AC, Adams DH. The intraoperative "ink test" : A novel assessment tool in mitral valve repair. J Thorac Cardiovasc Surg 2007 ; 133 : 1635-6.

2. 僧帽弁

交連部周辺病変に対する形成術

加瀬川　均（榊原記念病院）

　僧帽弁形成術は，①視野の展開，②病変と病態の正確な把握，③正常への回復を目指した修復手技，④評価，という4つのプロセスから構成される．

　弁形成計画は術前エコーの詳細な検討によって立てられるが，術中弁評価によって修復手技の追加が必要になることもある．交連部周辺病変であれば，主病変の観察だけでなくすべての部分の観察，とくに隣接部分はMR jetによって二次的な変化を生じていることが少なくないので十分な観察が必要である．

正常解剖の理解

- 筆者は僧帽弁形成術を正常への回復と考えている．「正常」が困難であれば，少しでも正常に近いものを目指す．とにかく逆流だけ止めようと，たとえば交連部に大きく針糸をかけて交連部をなくしてしまうような，正常とかけ離れた形態に形成してしまうと，非生理的であることを原因としてさまざまな病態が生じることになるであろう．
- 正常僧帽弁の解剖を❶に示す．
- 正常僧帽弁に理由があって存在する「交連部」は，消失させずに温存あるいは新たな交連部をつくる気持ちで形成することが望ましい．
- ❷の写真のように交連部弁尖（commissure leaflet）がないこともあるが，前尖（A3）と後尖（P3）のあいだが交連部であり，その両方に繋がる腱索が交連部腱索（commissure chordae）である．交連部腱索がA3とP3に多数の腱索を供給し，開閉に重要な役割を果たしていることがわかる．

▼ポイント
- 交連部周辺病変は，交連部を消失させずに新しい交連をつくるような形成が，機能的にもまた長期耐久性という観点からも望ましい．

病変と病態の正確な把握

- 僧帽弁前尖を左右前後に十分伸展させるunfurlという操作を行う（❸）[Movie 0:07〜0:14]．前尖に逸脱や肥厚短縮などの病変はなくとも，その形

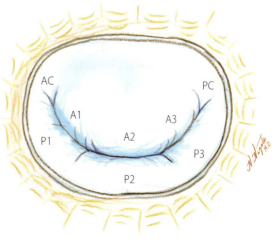

AC：前交連，PC：後交連，A1〜A3：前尖，P1〜P3：後尖

❶ 僧帽弁の解剖
交連部のこのような構造によって，弁が開いたとき十分な血液が通過し，閉じたとき漏れにくくなっている．前尖と後尖の移行部に何もないと血液が漏れやすい．

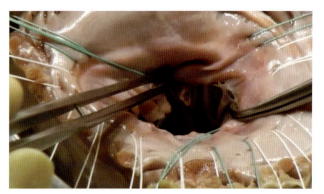

② 正常ブタの僧帽弁の交連部

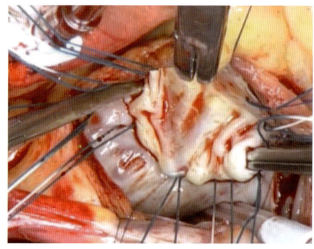

③ unfurl 操作［Movie 0:07〜0:14］

態，縦横比はさまざまである．後尖病変，交連部周辺に限局した病変であっても，前尖の形態と二次的な変化を正確にとらえることが大切である．この操作によって前尖の大きさ，縦横比を計測するだけでなく，とくに接合面の性状を十分に観察する．

- 弁形成全体の組み立てにこの操作が直接役立つのは人工リングのサイズ選択に際してであるが，筆者はフレキシブルリングの使用に際しても，縦横比3：4のリジッドリングのオブチュレータを unfurl された前尖に当ててサイズを決定している．

▼ ポイント
- 交連部周辺に限局した病変であっても，弁全体をよく観察する．

正常への回復を目指した修復手技

- 交連部病変は A3，PC，P3 または A1，AC，P1 にわたる病変と認識すべきである．たとえば，PC の外傷性断裂を原因とした急性 MR に対する手術においては，隣接する A3，P3 の jet lesion がほとんどないので，PC に人工腱索を立てるだけで正常への回復が達成できるが，多くの場合，PC が主病変であっても A3，P3 に影響が及んでいる．
- ビデオ症例は P3-PC-A3 が炎症性に癒合しており，（腱索断裂を伴う）同部を矩形に切除縫合したが［Movie 0:30〜1:25］，交連部周辺の腱索の支えが少ないため隣接する A3，P3 に一対ずつ人工腱索を立てた［Movie 3:16〜3:20］．

適切な切除範囲の決定

- 切除範囲が大きすぎると，弁尖縫合部に緊張がかかり平坦になって接合不全を生じやすい．少なすぎると，逸脱-逆流の残存を生じる．適切な切除範囲を決定するためには，「切る部分」でなく「残す部分」に注目することが大切である［Movie 0:54〜1:10］．
- 正常に近い部分を残しながら正常に近い形をつくるには，常に残す部分によってできる「出来上がりの形」を予想しながら進める必要がある．このためには reference point が大事であり，筆者は病変部と隣接する正常腱索（残す腱索）に支持糸をかけるようにしている（④）．

compression suture（⑤）

- sliding plasty において用いられる重要な手技である．局所的な弁輪サイズの縮小手技であるが，筆者はこの手技を縫合部の緊張を減らし縫合部離開のリスクを減らす重要な手技と考えており，sliding plasty だけでなく，矩形切除（quadrangular resection）の場合にも用いている．
- 5 mm 前後の幅の水平マットレス縫合を，左室弁輪直下の線維組織を利用し弁輪から左房に針を貫いて結紮する．線維組織を貫かないと弁輪縮小効果が少なく，針孔の拡大や筋組織の断裂を生じうる．通常の矩形切除であれば，2ないし3針の compression suture をおくことによって左右の弁尖が近づき連続縫合が容易になる．この手技は弁尖切除部弁輪にかかる強いストレスを分散すると同時に，弁尖縫合部に正常に近いなだらかな膨らみのある形態をもたせ，縫合部にかかる緊張を和らげる効果がある［Movie 1:30〜2:30］．

弁尖縫合

- まず，逸脱部を切除した後の2つの弁尖断端先端の rough zone に針糸を通して結紮し，そこから連続縫合を始める．leaflet が対側の前尖と十分な接合面を

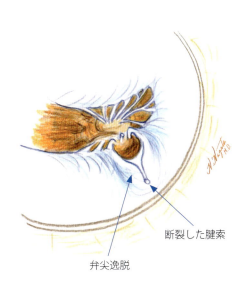
弁尖逸脱
断裂した腱索

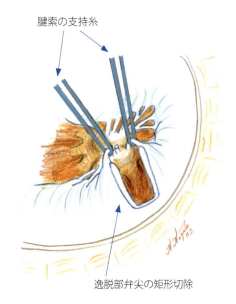
腱索の支持糸
逸脱部弁尖の矩形切除

> ▼ ポイント
> ● 弁尖の切除範囲は残すほうをよく見ながら決定する．切除後の残存弁尖が縫合後に自然な弁の形態を保てるように考えながら切除すべきである．

4 逸脱部弁尖切除［Movie 0:54～1:10］

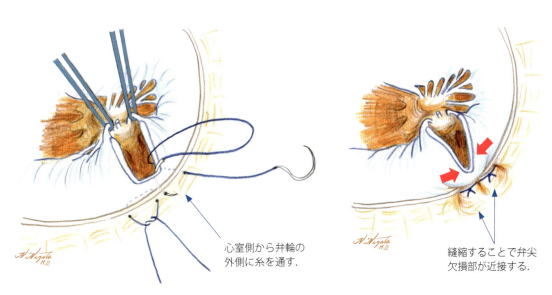
心室側から弁輪の外側に糸を通す．
縫縮することで弁尖欠損部が近接する．

> ▼ ポイント
> ● 弁尖切除後は，切除部弁輪のストレスを減らすために，なんらかの局所的弁輪縫縮手技を加えるべきである．compression sutureを用いる場合は，マットレス縫合の針糸を必ず弁輪直下の線維組織に貫通させるようにする．

5 compression suture［Movie 1:30～2:30］

もつためには，"おじぎ"をするような恰好になっていることが必要である．そのため筆者は連続縫合の最初の数針は，弁輪方向に進まずに左室側に戻るようにしている．coaptation zone（接合面）の作成である（**6**）．
● leaflet sutureは針糸を全層貫いていったん左室側に出す方法が一般的に行われているが，筆者は**6**のように全層貫かず，層の半分のところで針を出し，対側の同じ高さのところに刺入するようにしている（層層縫合）．これによって縫合部に過大な緊張がかからず層層縫合による自然な治癒が進行すると考えられ，また縫合部表面がより滑らかで自然に近いも

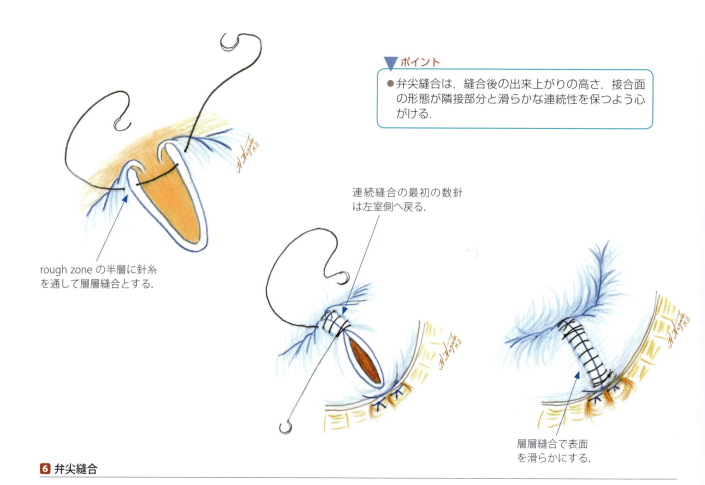

rough zone の半層に針糸を通して層層縫合とする．

連続縫合の最初の数針は左室側へ戻る．

層層縫合で表面を滑らかにする．

> ▼ ポイント
> ● 弁尖縫合は，縫合後の出来上がりの高さ，接合面の形態が隣接部分と滑らかな連続性を保つよう心がける．

6 弁尖縫合

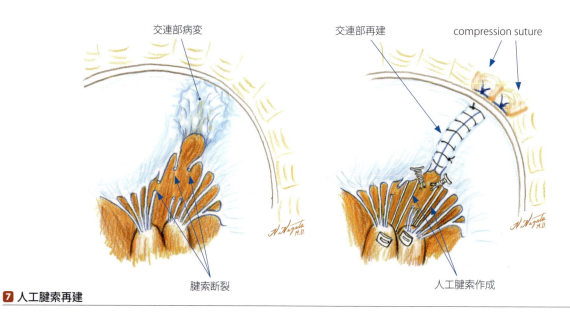

交連部病変

腱索断裂

交連部再建

compression suture

人工腱索作成

7 人工腱索再建

のになる．結節縫合でなく連続縫合を選択する理由は，やはり縫合部表面をより滑らかにしたいからで，これも正常への回復というコンセプトに一致する．

■ **人工腱索再建（7）**

● 交連部腱索が断裂しているだけで弁尖に病変がほとんどなければ，人工腱索を再建するだけでほぼ正常の形態と機能を取り戻すことができる．しかし，そのような症例はまれであり，結果的に病変部弁尖を切除することになることが多い．逸脱範囲が狭く弁

尖の硬化変形がなく正常形態に近ければ，弁尖を温存することが望ましい．なぜなら，弁尖切除縫合手技により，そこに縫合後の治癒瘢痕という新たな病変が生じるからである．

● また，弁尖切除縫合部分の支持腱索が少ない場合や隣接する前尖に病変が及んでいる場合も，筆者は補助的人工腱索再建の適応と考えている．

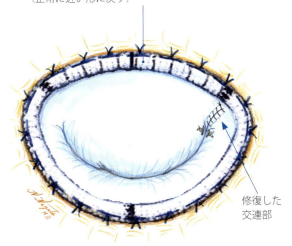

前尖の形態と一致する大きさの人工弁輪を選択
（正常に近い形に戻す）

修復した交連部

⑧ 弁輪形成（フレキシブルリング使用）

▼ ポイント
- 弁尖切除縫合部分の支持腱索が少ない場合や隣接する前尖に病変が及んでいる場合も，補助的人工腱索再建の適応と考える．

■ 弁輪形成（⑧）

- 人工弁輪のマイナス効果をできるだけ少なくし，正常に近い弁にもどるという観点から，筆者は近年，全例にフレキシブルリングを使用している．さらにMRを制御できる予測性が高い症例では，バンド状の弁輪形成を行うようにしている．交連部周辺病変の限局病変はもともと左右不対称な病変であり，また弁輪拡大も軽度であることが多いので，人工弁輪要素が少ないほうが修復しやすく，機能的にも良い結果に繋がると考えている．
- 筆者は前尖の形態と一致する大きさの人工弁輪が理想的と考えている．

■ 評価と判断

- 実は，評価は各修復手技の時点で始まっている．すべてが終わってはじめて水試験を行い逆流を認めたとき，その原因を確定することは困難である．

- リングに通す1つのマットレスの位置が不適切であったための歪みが原因であれば，そこを修正するだけで解決する．1つの手技を行うごとに評価を繰り返す．筆者は生理食塩水でなく心筋保護液で軽く左室を充満させ，弁の閉鎖形態を観察するようにしている．

■ 長期成績

- 榊原記念病院で1992〜2012年のあいだに施行した単独交連部周辺病変に対する僧帽弁形成術は122例であるが，用いた手技は弁尖切除111例（91.0%），人工腱索再建94例（77.0%），人工弁輪使用121例（99.2%）であった．後尖単独逸脱例と比べると人工腱索使用率が高いのは，前尖に病変が及んで両尖逸脱になっていたり，炎症性病変による腱索の断裂消失例が多く含まれることを反映している．
- 退院時の心エコー評価でmild MRの残存を認めたのは7例（5.7%）のみであり，moderate以上のMR残存はなかった．術後15年におけるmoderate以上のMR回避率は87.4%，再手術回避率は93.0%と良好であった．

交連部周辺病変は，病変の範囲からみると狭く，逆流をコントロールしやすいと考えられがちであるが，軽度の逆流残存が増強しやすいので，より完璧な形成を心がけるべきである．とくに後交連は生理的な弁輪運動が大きくストレスがかかる部位でもあるので，術前エコー診断で逸脱範囲が狭いとされた場合でも，隣接するA3，P3を十分に観察して形成を行うべきである．

参考文献

1) Shimizu A, et al. Long-term outcomes of mitral valve repair for isolated commissural prolapse : up to 17-year experience. Ann Thorac Surg 2015 ; 99 : 43-7.
2) Perier P, et al. Prolapse of the posterior leaflet : resect or respect. Ann Cardiothorac Surg 2015 ; 4 : 273-7.
3) Kasegawa H, et al. Long-term echocardiography results of mitral valve repair for mitral valve prolapse. J Heart Valve Dis 2008 ; 17 : 162-7.

2. 僧帽弁

前尖部病変に対するresection repair

橋本和弘（東京慈恵会医科大学）

僧帽弁への到達法と展開

- 僧帽弁へのアプローチ法は原則として右側左房切開で入る．しかしながら，左房が例外的に小さく，右側左房切開法では十分な視野が得られない症例がごくまれに認められ，その際には(superior) trans-septal approachに切り替えている[1]．開胸器はCosgrove式を用いて術野を展開している．
- とくに前尖の評価においては，鉤が深く入ると弁全体の形態が変化し，正しく評価できない場合があるので注意を要する．(superior) trans-septal approachの場合は中隔を鉤で牽引することが難しく，まずは弁輪形成リング縫着用の糸をかけて，見合った適切な方向にそれぞれを牽引し展開すると，正しい弁形態（とくに前尖部）を保ったうえでの評価が可能となる．

弁尖の評価

- 前尖の評価においては，僧帽弁鉤を腱索にかけて引き上げた際，前尖は左房側に思った以上に引き出すことができ，異常な逸脱と勘違いする可能性があるので注意を要する．したがって，腱索断裂，腱索延長を確認した後に水試験を行い，前尖と後尖の閉鎖状況をみて正常な閉鎖位置と見比べて真の逸脱であることを再確認することが重要である．
- この際，さらに筆者らは，弁輪拡大の著明な後尖部分にかけたリング用糸（3針程度）を，前尖側にリング挿入後のイメージをもって前方向に引き上げて水試験を行っている．これによって，前尖の誤った逸脱判断を下すことはなくなる．

逸脱前尖の各種形成手技法と切除法の理念

- 逸脱した前尖の形成には，次のようなさまざまなテクニックが用いられている．①逸脱部の三角切除（triangular resection）[2-5]，②chorda transposition[3]，flip-over法[6]，③chorda or papillary muscle shortening[3]，④人工腱索単独の手術法[7,8]（前尖切除を行わない）などがあげられる．それぞれは術者の好み，または状況によって選択されるテクニックであり，一つですべての状況に対応できるわけではない．
- 筆者らは，逸脱が広汎に及ばない限局的な場合には，逸脱部の切除法を主に用いている．病変はあくまで切除し，残さないことを方針に行ってきた．そのうえで切除縫合後に，その部分の支えが十分でない場合に人工腱索を追加している．
- 最近の傾向として，多くの施設で取り入れているrespect rather than resectionという概念をもとにした，切除せずに人工腱索のみで修復する方法とは異なり，まさに僧帽弁の形態正常化に向けた再建にこだわっている[9]．このテクニックをマスターすることで，過剰弁尖がきわめて多いBarlow病，弁の感染・破壊により切除せざるをえない感染性心内膜炎への形成術（p. 103）への応用が可能となる．

前尖の三角切除（triangular resection）[2-5]

- 逸脱部の両側端に存在する腱索にプロリーン糸を通して両脇に牽引する．目安の5-0プロリーン糸をかけて軽く牽引し（引きすぎは弁尖亀裂となるので注意），メスで余剰な弁尖を左右対称の長さで二等辺三角形に切除する．

▼ポイント
- 慣れるまでは，ペンにて切除ラインを描き，切除せずに余剰の逸脱部を左室側に畳み込んでしまうmagic sutureをおいて，水試験を行って結果を予測するとよい．

- 切除部位には通常，腱索が存在しないか，かなり断裂・延長した腱索が含まれている．幅の切りすぎは禁物で，あくまでも余剰部分を切除するつもりで，切除の深さは弁尖高の1/3以内，幅も1.5 cm以内の範囲を目安としている．このとき，切除後の再縫合の縫い代分（あくまで逸脱部の残存部分）を残しておき，その残存部分を利用して5-0プロリーン糸単結紮にてしっかりと再縫合する（❶）．逸脱部のすべての部分を切除すると過剰切除となる．万が一，小さく切りすぎてしまったと思われる場合は，大きく再縫合することで問題を解消できる．

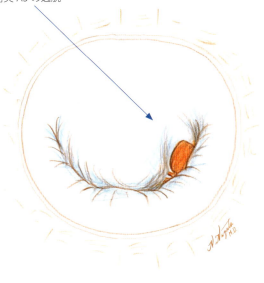
前尖 A3 の逸脱

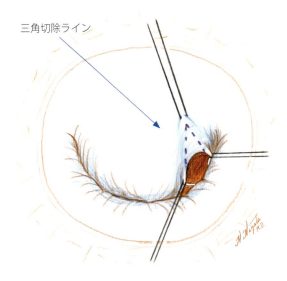
三角切除ライン

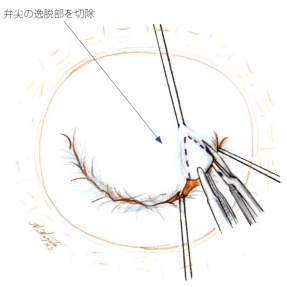
弁尖の逸脱部を切除

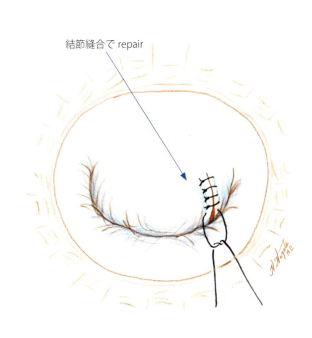
結節縫合で repair

1 三角切除（triangular resection）[Movie 1]

- また，もう一つの注意点として，切除範囲を決める際に，切除予定部位の左右側に存在する腱索を確認し，再縫合後にこれらの腱索が一塊とならずにある程度離れて弁尖を保持できているという結果をイメージすることも重要である．そうすることで，切除範囲が大きすぎてしまうことは生じない．結紮は左房側としている．
- 筆者らの施設では積極的にこの方法を用いており，人工腱索使用率の低い施設の一つと思われる．

前尖の triangular resection と自己腱索を用いた逸脱対応法（WPSC）[10]

- 筆者らの施設で行ってきた wrapping & shortening chordoplasty（WPSC）は，前尖の triangular resection 後に併せて行われる腱索短縮法の一つである．前尖の面積を過剰に小さくすることを避ける目的で，際立った逸脱部を限局的に切除し，切除部近くに存在する延長はあるもののしっかりとした腱索を温存し，修復後の支持を期待する方法である．
- 温存する予定の腱索を弁切除部の縫合時に縫合線に縫い込みながら長さを調節する．周りの腱索と同じ長さになったところで巻き込みを終了する．したが

前尖部病変に対する resection repair

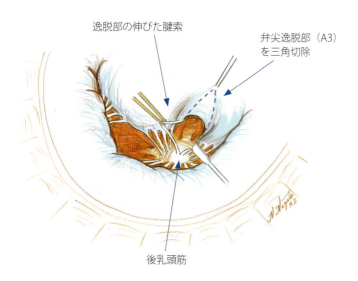

逸脱部の伸びた腱索

弁尖逸脱部（A3）を三角切除

後乳頭筋

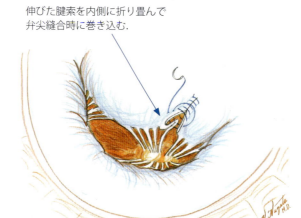

伸びた腱索を内側に折り畳んで弁尖縫合時に巻き込む．

> ▼ポイント
> ● 温存する腱索の巻き込みは，周りの腱索と同じ長さになったら終了する．温存腱索が弁先端まで達しないこともある．

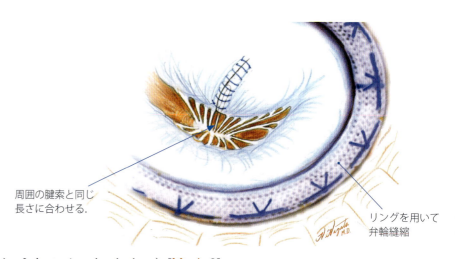

周囲の腱索と同じ長さに合わせる．

リングを用いて弁輪縫縮

❷ 自己腱索を用いた逸脱対応法（wrapping & shortening chordoplasty）[Movie 2]

って，必ずしも腱索が弁先端までは達しないこともある[10]（❷）．

ring annuloplasty における前尖部への配慮

● 前尖のみの逸脱例においても，他病変と同様に一貫して full ring（以前は Classic，現在は Physio ring II）を使用している．後尖高が高く，術後に SAM が生じやすいと思われる症例においてのみ Cosgrove band を使用し，左室流出路のスペースを確保しやすい状況をつくっている．

● 弁形成終了後，左右 trigone 間の距離，前尖の大きさから，サイザーを用いて決定する．実際 30～32 mm の使用が最も頻度として高い．サイザーの後尖側の弯曲部分がリング縫着後の弁接合ラインになるので，このときに後尖がそのラインまで持ち上が

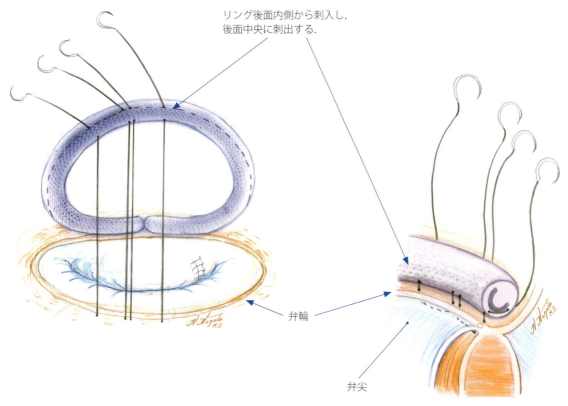

リング後面内側から刺入し，後面中央に刺出する．

弁輪

弁尖

3 リングの縫着

ると仮定し，終了後の閉鎖形態を想像する．

- リング固定用の糸（2-0テフデック）は，両側trigoneにかけたsutureから後尖側には8針前後をかけるが，前尖側にはClassic ringの場合は左右に1針のみ小さくかけ，あまり前尖の動きを抑えないように配慮している．間違っても前尖自体に糸が入らないように注意する．
- 前尖部分のリングは，リングの切れている部分（Classicの場合）以外にも固定用糸がかかっていないところが多少存在する形としている．Physio ring Ⅱの場合は前尖部分が3針となる．これらのリング固定用縫合糸をリングに通す際には，リング側面に糸を通すのではなく，リング後面内側から刺入し後面中央に刺出するようにかける（3）．これによってリングが固定されたとき，弁輪をリングが押し上げ，弁尖のcoaptationをさらに増すことを期待するのと，リング自体が弁尖の上に覆いかぶさり，弁尖の動きを抑制しないようにするためである．
- また，弁輪にかけたリング固定糸が僧帽弁輪の変形をきたさないように，リングに対応する箇所に針入れする注意が必要である[11]．弁の変形が生じることによって逆流が発生する可能性があるからである．
- 最後の水試験にて万が一，前尖の動きが制限され閉鎖部位まで上がってこない状況の場合は，リング固定用の糸が弁尖に入り込んでいるか，リングが前尖の弁輪部の動きを抑制している可能性があり，前尖

部位を固定しているリング用糸をあえて外すことも必要である．この場合は再度の前尖部への固定糸はかけないで終わることが多い．

引用文献

1) Smith CR. Septal-superior exposure of the mitral valve. J Thorac Cardiovasc Surg 1992 ; 103 : 623-8.
2) McGoon DC. Repair of mitral insufficiency due to ruptured chordae tendineae. J Thorac Cardiovasc Surg 1960 ; 39 : 357-62.
3) Carpentier A. Cardiac valve surgery-the "French correction". J Thorac Cardiovasc Surg 1983 ; 86 : 323-37.
4) Saunder PC, et al. Anterior leaflet resection of the mitral valve. Semm Thoracic Cardiovasc Surg 2004 ; 16 : 188-93.
5) Suri RM, Orszulak TA. Triangular resection for repair of mitral regurgitation due to degenerative disease. Operative Techniques in Cardiac and Cardiovascular Surgery 2005 ; 10 : 194-9.
6) Duran CG. Repair of anterior mitral leaflet chordal rupture or elongation (the flip-over technique). J Card Surg 1986 ; 1 : 161-6.
7) David TE, et al. Mitral valve repair by replacement of chordae tendineae with polytetrafluoroethylene sutures. J Thorac Cardiovasc Surg 1991 ; 101 : 495-501.
8) Kawazoe K, et al. Clinical experience of mitral valve reconstruction with artificial chordae implantation. Eur J Cardiothorac Surg 1992 ; 6 : 297-301.
9) Sakamoto Y, et al. Long-term assessment of mitral valve reconstruction with resection of the leaflets : triangular and quadrangular resection. Ann Thorac Surg 2005 ; 79 : 475-9.
10) 中野雅道ほか．病変の局在からみた僧帽弁形成術の手技の工夫と適応の拡大．日胸外会誌 1995 ; 69 : 1617-24.
11) 橋本和弘．まい・てくにっく 僧帽弁形成術におけるリングの縫着法．胸部外科 2003 ; 56 : 753.

2. 僧帽弁

Barlow 病変に対する手術

江石清行，三浦 崇（長崎大学病院）

　Barlow 症候群は著明な billowing と過分弁尖，多領域の逸脱，弁輪拡大を特徴とし，形成手技や遠隔成績に議論の多い疾患である．筆者らは Barlow 症候群の billowing の主体が rough zone にあることに注目し，弁尖構造，面積，および接合形態，接合ラインの適正化を主眼とし，rough zone を中心とした過分弁尖の切除と，接合ラインの左房側に rough zone を残さない人工腱索再建を中心とした Restoration 法を行っている（**1**）[1,2]．

　2008年10月から2016年8月までに16例の両尖逸脱 Barlow's valve に対して Restoration 法を行った．同時期に変性の type II MR 236 例に対して形成術を行っており，その 6.8% に該当した．術後 4.1 ± 2.6 年（最長 7.6 年）での MR grade は，none or trace が 11 例（68.8%），mild が 4 例（25.0%），mild to moderate が 1 例（6.3%，最大逆流面積 5.4 cm^2）であり，再手術症例はない．

　このように正常構造を respect するが由に過分弁尖を resect し，本来の closing line で接合を回復させることは合理的で遠隔成績の改善が期待される．

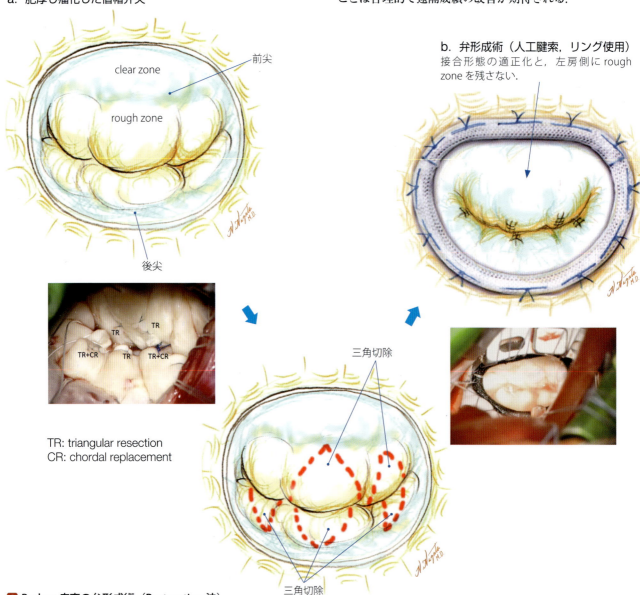

1 Barlow 病変の弁形成術（Restoration 法）

a. 正常な僧帽弁

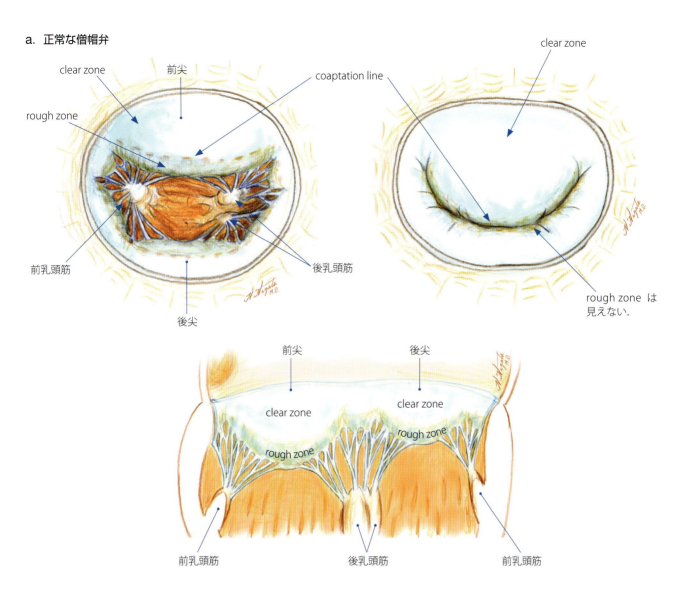

b. Barlow 病変の僧帽弁

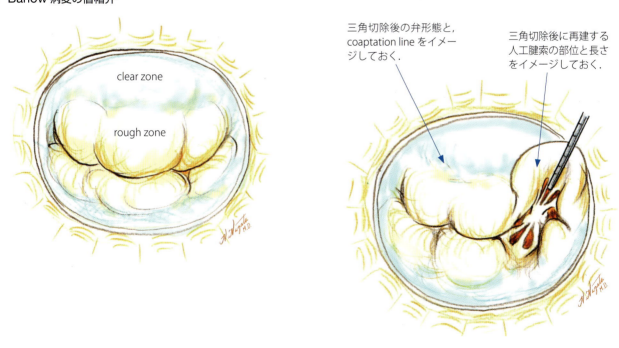

2 正常な僧帽弁と Barlow 病変の僧帽弁

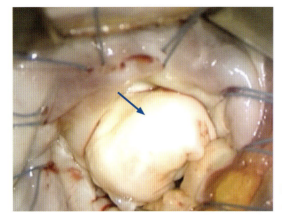

❸ billowing mitral leaflet（BML）
→：囊状瘤に近い形態となった前尖．

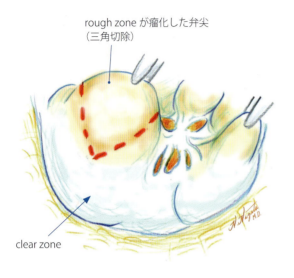
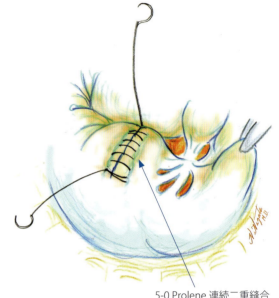

5-0 Prolene 連続二重縫合

❹ 三角切除と弁尖縫合［Movie 1:15〜4:34］

本項では Restoration 法の概要を説明する．

clear zone と rough zone

▼ポイント
- 術中に clear zone と rough zone を区別して認識しよう．

- 正常な僧帽弁尖は，rough zone 同士が密着し逆流をコントロールしているわけであるが，形成術の際にもこの状態に形を整える必要がある（❷-a）．
- 術中の弁評価の際に clear zone と rough zone を区別して認識し，その間に coaptation line をイメージできると人工腱索の長さの調節が容易となる（❷-b）．
- 結果として適切な接合が確保でき，遠隔期の耐久性も良くなることが期待できる．

三角切除

▼ポイント
- 三角切除は rough zone を中心に，縫い代を考慮して切除する．

- Barlow 症候群の本態である billowing mitral leaflet（BML）の組織学的変化は，rough zone を中心に始まることが多く，頻繁に腱索方向に延長し，時に clear zone まで進展することもある．そして，BML では高さが延長するだけではなく，横にも延長し，あたかも囊状瘤（＝過分弁尖）に近い形態をとることが多い（❸）［Movie 0:07〜1:14］．
- そこで，筆者らは，BML に対する最初のステップとして，rough zone を中心とした過分弁尖の三角切除を行っている．この主眼は弁尖面積の適正化である（❹）［Movie 1:15〜4:34］．
- 三角切除の範囲は，縫い代を考慮して行う．過剰な

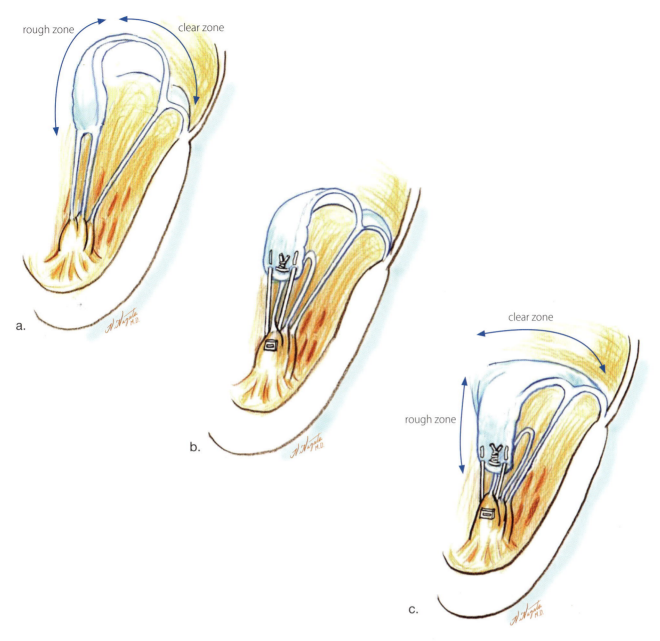

5 精緻な人工腱索再建 [Movie 4:40～5:33]
rough zone を左房側へ残さない.

切除は，coaptation zone の縮小につながることがある．三角切除に慣れるまでは，小さく切除するほうが失敗は少ない．

- 切除部位の閉鎖は，5-0 Prolene C-1 による連続 2 重縫合で行っている．連続縫合は弁尖を縫縮する効果があるので，過縫縮が懸念される場合（弁尖を切除しすぎた印象がある場合）は，単結節縫合で閉鎖するのがよい．

人工腱索再建

▼ポイント

- 精緻な人工腱索再建，rough zone を左房側へ残さない．

- BML は rough zone が広いため，長めの（不十分な）人工腱索再建でも見かけ上，逆流は制御される場合が多いが，coaptation line 同士が接合するためには，正常腱索よりもさらに引きおろす必要がある（**5**）．
- BML は fibro-elastic deficiency と異なり，正常腱索と同じ長さに人工腱索の長さを規定してしまうと，一時的に逆流は制御できるものの，逸脱を残存させ

Barlow 病変に対する手術

る危険性が高い．そのため，時として逸脱弁尖を乳頭筋の近くまで引き戻す必要がある（**5**-c）[Movie 4:40〜5:33]．

- 実際には，乳頭筋にU字でかけた1対のCV-5の片端を，最も引き下げたい弁尖先端の左室側から左房側へ通し，さらにrough zoneとclear zoneの境界から1 mmほど，rough zone寄りの部分に針を刺入し，弁尖先端に向かって抜く．残りの片端も同様に運針した後，大まかに人工腱索の長さを整える．
- 水試験で僧帽弁を張らせ，本来のcoaptation lineで接合するように微調整する．人工腱索の結紮は10回行い，固定する．
- CV-5の2本の糸の間隔は，矯正する逸脱範囲を3分割した中央2か所を目安とする．

リング選択

- 術後のsystolic anterior motion（SAM）を予防するという観点からpartial ringsを用いるという考え方もあるが，筆者らは，拡大した弁輪を十分矯正し，かつ，弁尖の接合を深くするためにcomplete ringsを用いている[1, 3, 4]．
- リングサイズは，交連間距離とbody surface area（BSA）を参考に，前尖と後尖のclear zoneを足した長さとリングの前後径が一致するリングを選択している．これまでの16例の経験では，32 mm以上が8例，30 mm以下が8例であった．前尖に対する三角切除，そして，後尖のrough zoneを乳頭筋近くまで引き下ろす工夫によって，SAMは1例もない．
- リングの移植は，リングと実際の交連部がずれないように配慮し，交連部を縫縮する形で取り付けている（**1**-b）．僧帽弁輪の形を歪ませないようにすることが大切である [Movie 5:34〜5:42]．

引用文献

1) Miura T, et al. Technical aspects of mitral valve repair in Barlow's valve with prolapse of both leaflets : triangular resection for excess tissue, sophisticated chordal replacement, and their combination (the restoration technique). Gen Thorac Cardiovasc Surg 2015 ; 63 : 61-70.
2) Eishi K, et al. Keypoints in reconstruction using artificial chordae tendineae in mitral valvoplasty. Kyobu Geka 2014 ; 67 : 890-1.
3) Flameng W, et al. Durability of mitral valve repair in Barlow disease versus fibroelastic deficiency. J Thorac Cardiovasc Surg 2008 ; 135 : 274-82.
4) Kunzelman KS, et al. Annular dilatation increases stress in the mitral valve and delays coaptation : a finite element computer model. Cardiovasc Surg 1997 ; 5 : 427-34.

2. 僧帽弁

僧帽弁位感染性心内膜炎に伴う MR に対する僧帽弁形成術

橋本和弘（東京慈恵会医科大学）

Movie

　急性期感染性心内膜炎（AIE）による僧帽弁破壊と閉鎖不全発生に対する治療は，弁置換術（MVR）の時代から弁形成術（MVP）を試みる時代に突入している．AIE に対する形成術が弁置換術よりも遠隔生存率が良いとする報告もみられ[1,2]，可能な限り試みるべきである．もちろん，背景には手術手技の向上や新たな抗菌薬の開発はあるものの，MVP 達成率の向上には早期手術の介入も一つの要因であると筆者は考えている．とくに，耐性菌が原因菌であることも少なくない今日においては，早期の病巣の切除が弁病変の進展を防ぎ，治癒率にも大きく影響する．

　変性疾患である僧帽弁形成術の達成率は欧米と並んで 70〜80％ に達している現在，日本における感染性心内膜炎に起因する閉鎖不全での達成率は不明である．欧米からの散見される報告では，35〜85％ の達成率であったと幅広く報告されており，年代，術者間に差があるように思われる[3-5]．

　変性疾患においては respect rather than resection というコンセプトが広まり，病変を切除せずに人工腱索を用いて修復する心臓外科医が多い近年，病変の resection という手技に慣れていないことが報告例の少ない原因ではないかと考えられる．しかし，逸脱病変とは異なり，病変切除部は過剰組織ではないこともあり（逸脱部に菌が付着して破壊・疣贅を形成していることがどちらかというと多いが），欠損部の補填，支持組織の作成が必要となり，それぞれの手技を活用したテクニックが必要となる．

　破壊弁では reconstruction を容易にするためにできるだけ従来の形態を残したい，しかし残したがために再発をきたしてしまうことは避けたいというジレンマが生じる．そのような葛藤のなか，筆者らの過去 10 年余りの経験から，基本的なルール，手技を守れば満足できる結果が得られると考えている．

適応

- ガイドラインに沿って抗菌薬の投与を開始し，起炎菌判明後は感受性の高い抗菌薬へ変更する．
- 手術適応と判断される病態，疣贅のサイズ 10 mm 以上，形態（可動性），薬物治療困難な心不全の合併，脳梗塞合併・画像所見の存在，などを認めれば早期に手術介入を行う．この際，抗菌薬が効いているという手ごたえ（つまり解熱傾向がみられる）があれば形成術での治癒の可能性が高いと判断している．明らかな感染部（切除域）と正常域の境界部の温存が後述する基本手技の方法で可能となることが理由である．脳浮腫・意識障害をきたしていない限り，脳梗塞の発症は手術の延期の理由とはしていない．かえって 2 回目の発症を防ぐことが重要であると筆者らは考えている．
- 筆者らは，基本的に全症例に形成術を試みるという方針で手術に臨んでいる．大動脈弁に病変があり，大動脈弁置換術を行う症例であっても僧帽弁位は弁形成を考える．弁形成を試みることなく弁置換を行った症例もあるが，その症例は病変の進展度ではなく，治療（切除，縫合，パッチ形成，人工腱索など）すべき病変部が 3 か所以上の場合であった．つまり，できあがりのイメージが自身で描けないほど多箇所に病変がある場合であった．しかし，経験を重ねるに従い，さまざまな病変を修復できる可能性は高まっている．

AIE における弁形成術の基本手技 （❶❷）

- 僧帽弁への到達法は，前尖逸脱による僧帽弁閉鎖不全症に対する前尖切除術の項を参照（p.94）．
- 通常であればまず，人工弁輪を縫着するための糸をかけて僧帽弁の視野展開を良くする作業を行うが，感染性心内膜炎の場合は疣贅の郭清，感染部の切除・洗浄から始める．

疣贅の切除，弁・弁輪破壊部の rubbing 法による郭清，洗浄と弁の triangular または rectangular resection

- まず，疣贅を弁尖からそぎ落とす．続いて病変部をケリー鉗子の先に付けたツッペルを用いて郭清する．同時に水を十分にかけながら洗浄・吸引する．この操作を十分に行うことで感染病変の程度・進行度がより明らかになる．つまり，正常部，残存不能病巣，その境界部がより鮮明となる．弁尖を支持する腱索・乳頭筋にも病変が及んでいることが多いので，

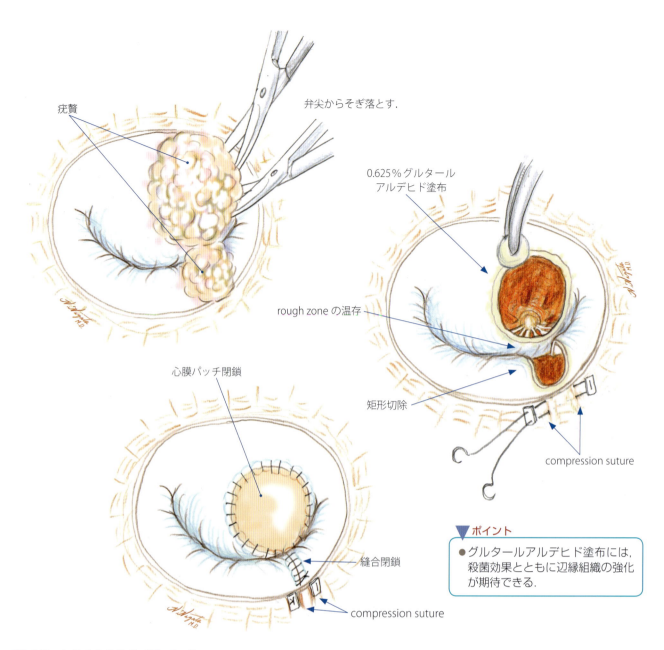

1 疣贅の切除と弁修復① [Movie 1]

腱索・乳頭筋（場合によっては左室壁に及んでいることもある）も十分に郭清・洗浄する．
- 続いて病変弁尖・腱索の切除を行うが，後尖では triangular または rectangular resection，前尖では triangular resection を腱索切除とともに行う．前尖の clear zone に限局した病変の場合は rough zone を残して円形に病変切除を行う．できるだけ rough zone を温存することで人工腱索が不要となり，修復はより容易となる．
- どの部分で切除するかということが最も難しく配慮が必要であるが，筆者らは，正常部とはいえないまでも，まずは大丈夫かと判断できる境界部分は残すようにしている．次に示すグルタールアルデヒド塗布処理にて脆弱部を強化できるという経験からであるが，術前に抗菌薬が効いているという実感をもっていれば，さらに自信をもって残せる．一般に疣贅付着部はもともと変性病変であったことが多く，切除後に補填なく直接縫合できる可能性もこの処理で高まる．

■**0.625％グルタールアルデヒド塗布による殺菌，組織強化**
- 病変部位切除後にその端・辺縁をツッペルに浸し込ませた0.625％グルタールアルデヒドで約1分間浸す．これは，殺菌効果とコラーゲンの架橋構造を強めることを期待しての作業である．この操作を行うことで病変辺縁の組織は縫合に耐えられるだけ十分に強くなる．
- triangular resection 後の病変は直接閉鎖する．rectangular resection 後で補填が必要なしと判断した場合は従来から行われている方法で，弁輪部に

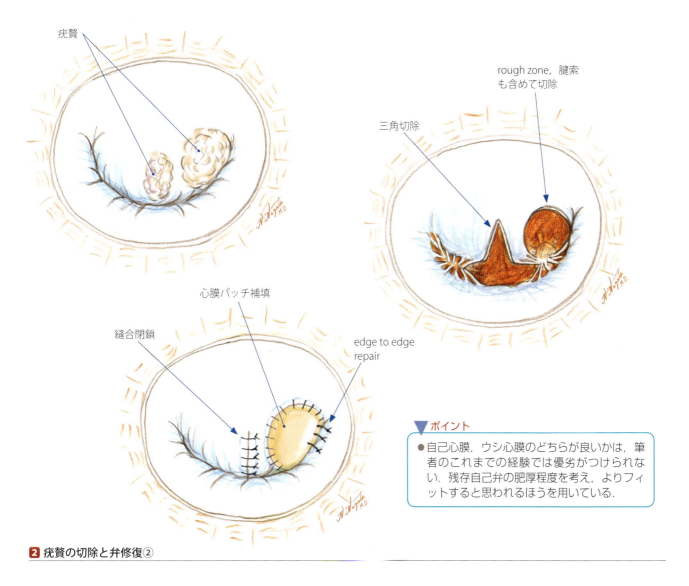

2 疣贅の切除と弁修復②

compression suture をおき，局所的に弁輪縫縮を行った後に直接縫合する．

■自己心膜あるいはウシ心膜によるpatch repair
- 切除後に補塡が必要と判断した場合には市販のウシ心膜，あるいは0.625％グルタールアルデヒドに1分間浸した自己心膜を用いて欠損部を埋める．
- 心膜は縫合部分を考慮し，さらに実際の欠損部よりも十分に大きく補塡することが重要であり（帆状に膨らむように），かつ実際のrough zoneよりも長く左室側に索状に残しておき，coaptationが深く得られるようにすることが重要である．結局，遠隔期に縮むことも考慮し，比較的大きいパッチとなっている．
- 弁尖から弁輪まで破壊されている例では，心膜で弁尖部分を補塡後，弁輪を避けて弁輪を被覆するように正常の左房壁に心膜が縫合されることになる（**3**）．

■人工腱索による支持
- 補塡部のパッチを支持するためにGORE-TEX®人工腱索を作成する．われわれは小さいloopを作成し，そこをアンカーとして人工腱索を複数立てるloop in loop法を用いている．作成法に特別なことはなく，これまでの報告[6]に倣っている．

■交連部病変の場合の edge to edge repair
- 交連部の病変に対しては，病変切除後にpatch repairを行い，さらに人工腱索を立てるという手法もある．しかし，郭清・清掃，洗浄後に範囲が限られていると判断した場合は，切除後に辺縁を0.625％グルタールアルデヒド塗布にて殺菌，組織強化して，edge to edge repair法を用いて新しい交連を作成することで人工腱索なしで修復することができる．ただし，この方法で弁口面積が小さくなることが予想される場合には，patch repair＋人工腱索を選択する．

■弁輪形成，ring annuloplasty（**3**）
- 感染性心内膜炎による僧帽弁閉鎖不全症では弁輪拡大を伴っていないという報告も多いが，筆者の経験からは，以前から逸脱病変があってその部分に菌が付いたと考えられる場合が多く，弁輪縫縮は一般的に必要である．

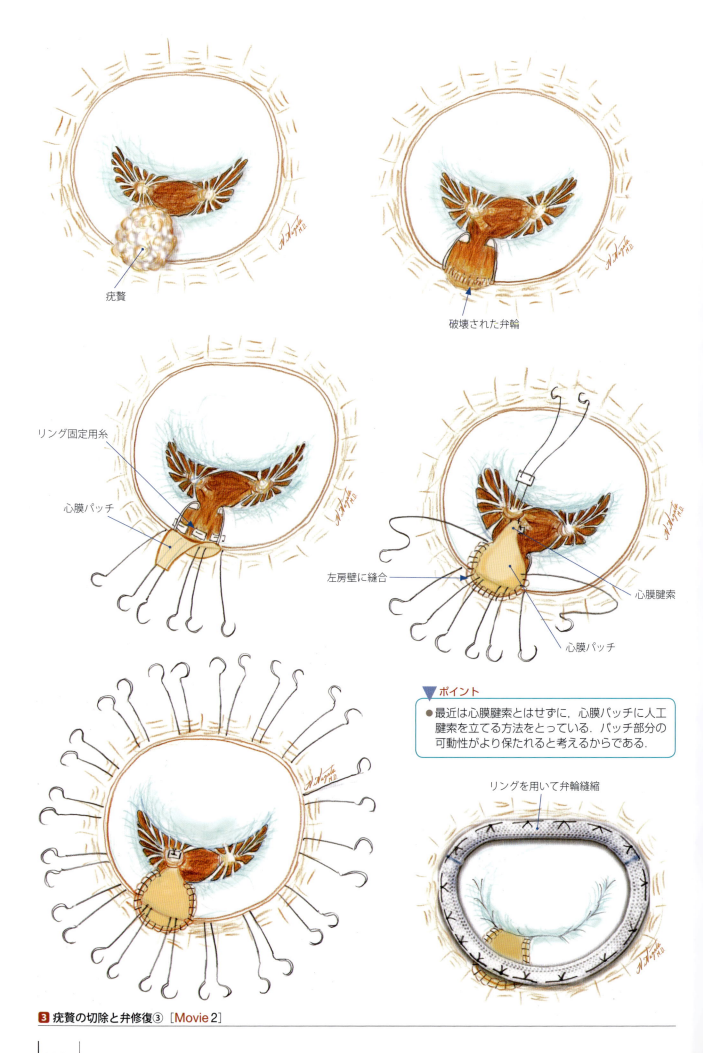

❸ 疣贅の切除と弁修復③ [Movie 2]

2. 僧帽弁

- また，感染病変に人工物は避けるべきという主張から，自己心膜のバンドを用いる方法もあるが，筆者の経験も含めて遠隔成績（逆流再発）は良くない．十分に病変部を郭清することで通常用いるリングを全例に用いているが，問題となった例はない．
- 弁輪部まで破壊されている例では，補填部の心膜が弁輪ではなく左房壁に縫着されているので，心膜を利用して弁輪部対応部にリング固定糸をかけることができる．脆弱かと思い，プレジェット付きテフデック糸にて左房壁から針入れし弁輪部に対応する心膜に糸を針出しした時期もあるが，心膜に直接かけても大丈夫と最近は考えている．

成績

- 積極的にMVPに取り組んだ2004年から2015年8月では，手術症例数が35例（男性21例，女性14例，平均年齢58.8歳）であり，病変部位は前尖22か所，後尖29か所，両弁尖18例，弁輪部まで病変が及ぶものが10例であった．MVRとなった症例は5例，うち，はじめからMVP困難と判断した症例が早期に3例あり，広範囲な弁破壊例，MACを伴う弁輪破壊症例であった．
- MVP達成率は85.7％であった．遠隔期のフォローは最長11年半，最短1か月で形成後の逆流はnone 4例，trivia 4例，mild 16例，moderate 5例，severeの1例（心膜パッチと連続した心膜腱索を使用）であり，このsevere例の1例のみが2か月後に弁置換術が必要となった．
- 感染性心内膜炎の再発はなかった．

引用文献

1) Ruttmann E, et al. Mitral valve repair provides improved outcome over replacement in active infective endocarditis. J Thorac Cardiovasc Surg 2005 ; 130 : 765-71.
2) Jokinen J, et al. Mitral valve replacement versus repair : propensity-adjusted survival and quality-of-life analysis. Ann Thorac Surg 2007 ; 84 : 451-8.
3) Iung B, et al. Contemporary results of mitral valve repair for infective endocarditis. J Am Coll Cardiol 2004 ; 43 : 386-92.
4) de Kerchove L, et al. Reconstructive surgery in active mitral valve endocarditis : feasibility, safety and durability. Eur J Cardiothorac Surg 2007 ; 31 : 592-9.
5) Sternik L, et al. The advantage of repair of mitral valve in acute endocarditis. J Heart Valve Dis 2002 ; 11 : 91-7 ; discussion 97-8.
6) Oppell UOV, Mohr FW. Chordal replacement for both minimally invasive and conventional mitral valve surgery using premeasured Gore-Tex loops. Ann Thorac Surg 2000 ; 70 : 2166-8.

2. 僧帽弁

機能性僧帽弁逆流に対する手術選択のコツ

夜久　均（京都府立医科大学）

　機能性僧帽弁逆流（functional mitral regurgitation：FMR）とは弁尖に異常がないのに起こる僧帽弁逆流であり，拡張型心筋症，虚血性心筋症，心房細動に起因する．

　❶にCarpentier機能不全分類を示す．FMRはCarpentier機能不全分類のⅠ型とⅢb型であり，僧帽弁のtetheringが少ないⅠ型は基本的にはtrue sizeの人工リングによる弁輪のリモデリングを行い，Ⅲb型ではtetheringが軽度の場合はdown sizeの人工リングによるリモデリング，高度の場合は弁輪のリモデリングとともに弁尖レベル，腱索レベル，乳頭筋レベルでの付加手術を加える必要がある．

❷ 人工リングだけの形成では逆流の再発を起こすとされる危険因子

報告者	危険因子
Calafiore AM, et al（2001）	coaptation depth > 10 mm
Magne J, et al（2007）	posterior leaflet angle ≧ 45°（4-chamber view）
Kongsaerepong V, et al（2006）	mitral annulus ≧ 3.7 cm（4-chamber view） tethering area ≧ 1.6 cm^2（long-axis view） MR ≧ 3.5
Braun J, et al（2008）	LVDd > 65 mm LVDs > 50 mm

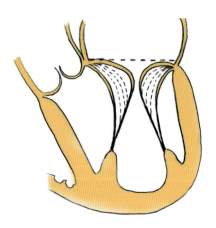

Ⅰ型：normal leaflet motion

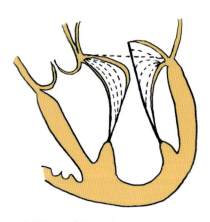

Ⅱ型：leaflet prolapse（excess leaflet motion）

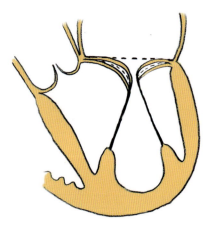

Ⅲa型：restricted leaflet motion（diastolic）

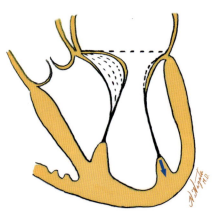

Ⅲb型：restricted leaflet motion（systolic）

❶ Carpentier機能不全分類

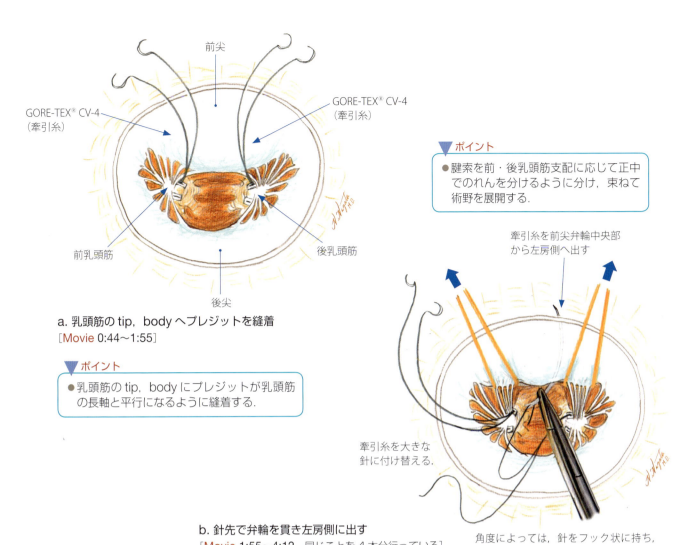

a. 乳頭筋の tip, body へプレジットを縫着
[Movie 0:44～1:55]

▼ポイント
- 乳頭筋の tip, body にプレジットが乳頭筋の長軸と平行になるように縫着する.

▼ポイント
- 腱索を前・後乳頭筋支配に応じて正中でのれんを分けるように分け, 束ねて術野を展開する.

b. 針先で弁輪を貫き左房側に出す
[Movie 1:55～4:12. 同じことを4本分行っている]

角度によっては, 針をフック状に持ち, 前方に押し出すように進める.

3 papillary muscle relocation

付加手術の適応

- 付加手術をどのような症例で行うのか. 人工リングによる弁輪のリモデリングのみで7～8割のFMRは再発なしに治療可能である[1]. しかしながらFMRの再発は予後を損なうため, その危険因子（**2**）を含む症例に対しては付加手術を行うか, 前・後弁尖を温存した弁置換術を行う[2].
- FMR再発の危険因子に関しては多くの研究がなされているが, 筆者の経験から, tethering heightが5 mm以上で, とくに後尖の角度が45°以上で, 弁尖のvolumeが小さく弁接合に関与していない症例には付加手術を行っている.
- 現在までの虚血性FMRに対する大規模試験では人工リングによるリモデリングと弁置換術の生存率では差を認めない[3]. ただ, 人工リングのみの形成では1年間の再発が30%以上に及んでおり[3], それらが付加手術で防止できるのではないかと期待される.

付加手術の種類

■弁尖レベル
leaflet augmentation
- FMRのなかでもとくに後尖のvolumeが小さい場合にはこの方法が効果的である. とくに心房細動, 拡大左房の症例ではこの場合が多く（atrial FMR）, leaflet augmentationが有効な場合がある.
- augmentationの材料としてはグルタール処理自己心膜を用いる（「虚血性僧帽弁逆流に対する広範囲後尖拡大術」p. 111 参照）.

■腱索レベル
chordal cutting
- tetheringが強い場合には前尖に付着する二次腱索が引っ張られ前尖が屈曲する, いわゆる "seagull deformation" が起こり, 弁尖の動きを妨げる. この場合には, 二次腱索を切離することにより弁尖の可動性を増し, 弁接合を良くする[4]（「虚血性僧帽弁逆流に対する二次腱索切断術」p. 115 参照）.

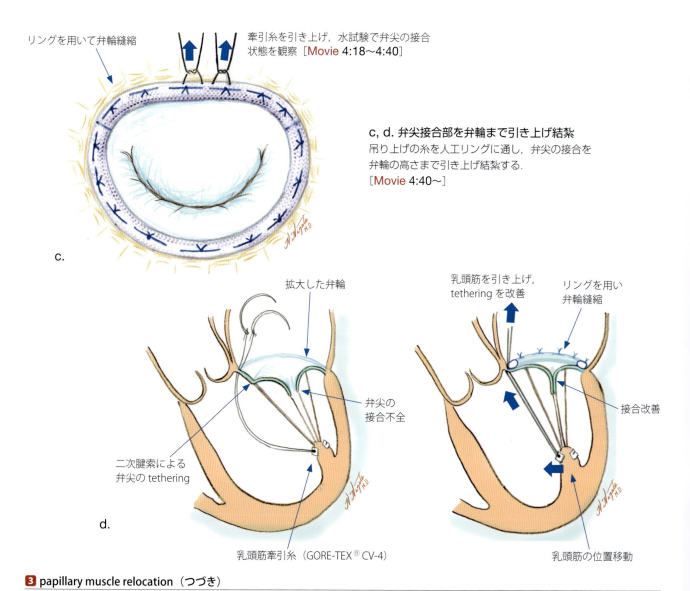

c, d. 弁尖接合部を弁輪まで引き上げ結紮
吊り上げの糸を人工リングに通し，弁尖の接合を弁輪の高さまで引き上げ結紮する．
[Movie 4:40〜]

3 papillary muscle relocation（つづき）

■乳頭筋レベル
papillary muscle approximation
● 前・後乳頭筋を合わせて後側方変位した後乳頭筋の位置を是正し，tethering を緩和させる[5]．

papillary muscle relocation
● 後側方変位した後乳頭筋，心尖部方向に変位した前・後乳頭筋を前尖弁輪中央部に吊り上げる（**3**）．
①relocation に用いる糸は GORE-TEX® CV-4 に小さい GORE-TEX® のプレジットを付けたものを用い，人工腱索作成の際と同様に，吊り上げる乳頭筋の tip ならびに body にプレジットが乳頭筋の長軸と平行になるように縫着する（**3**-a）．
②GORE-TEX® の針を落とし，より大きな丸針（SH〜MH）に付け替える．
③前尖に付着している一次腱索を前・後乳頭筋支配に応じて，正中でのれんを分けるように分け，針先を上に向け，針先を自由縁から前尖弁腹の直下を潜らせていき，前尖弁輪中央部に到達したら針先で弁輪を貫き左房側に出す（**3**-b）．
④人工リング（全周性）を縫着した後に吊り上げの糸を人工リングに通し，水試験を行いながら弁尖の接合を弁輪の高さまで引き上げ結紮する（**3**-c, d）．

引用文献

1) Gillinov AM, et al. Is repair preferable to replacement for ischemic mitral regurgitation? J Thorac Cardiovasc Surg 2001 ; 122 : 1125-41.
2) Calafiore AM, et al. Mitral valve procedure in dilated cardiomyopathy : repair or replacement? Ann Thorac Surg 2001 ; 71 : 1146-52.
3) Acker MA, et al, for the CTSN. Mitral-valve repair versus replacement for severe ischemic mitral regurgitation. N Engl J Med 2014 ; 370 : 23-32.
4) Messass E, et al. Chordal cutting : a new therapeutic approach for ischemic mitral regurgitation. Circulation 2001 ; 104 : 1958-63.
5) Matsui Y, et al. Integrated overlapping ventriculoplasty combined with papillary muscle plication for severely dilated heart failure. J Thorac Cardiovasc Surg 2004 ; 127 : 1221-3.

2. 僧帽弁

虚血性僧帽弁逆流に対する広範囲後尖拡大術

山口裕己（昭和大学江東豊洲病院循環器センター）

　虚血性僧帽弁逆流（ischemic mitral regurgitation：IMR）に対する僧帽弁形成術の僧帽弁置換術に対する優位性はいまだ証明されていない．最近報告されたランダム化試験でも術後2年における生存率は形成術群と弁置換群で有意差はなかった[1, 2]．

　しかし，有意な僧帽弁逆流が再発しなかった形成群の患者において，左室のリバースリモデリングが最も良好であり，さらにMinnesota Living with Heart Failure questionnaireで評価されたQOL（quality of life）も，より優れていたことが報告されている．これらの事実は，単に形成術を適応する際の患者選択によってもたらされるものかもしれないが，僧帽弁逆流の再発しない形成術を行うことこそが，最も良好な予後をもたらす可能性も示唆している．現在までにいくつかのIMRに対する形成術式が提案されており，その中・長期成績が待たれるところである．

　本項では，筆者らが行っているグルタールアルデヒド処理を行った自己心膜を用いた広範囲後尖拡大術について述べる．

虚血性僧帽弁逆流（IMR）の機序 ❶

- IMRが生じる機序は，現在ではtetheringによるものと考えられている[3]．tetheringとは"つなぎ止める"という意味である．左室拡大に伴って外側に偏位した乳頭筋につながっている腱索が弁尖を強く牽

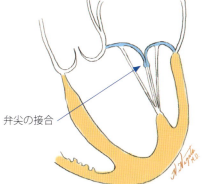
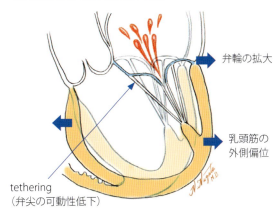

❶ 虚血性僧帽弁逆流の機序

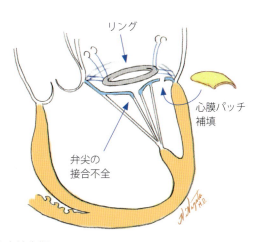
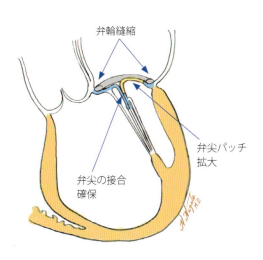

❷ 僧帽弁後尖拡大術

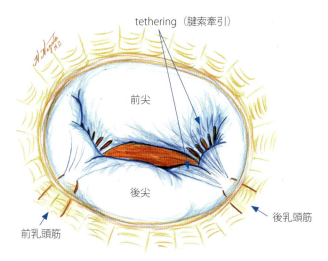

③ 僧帽弁の視野展開 [Movie 0:17〜0:49]

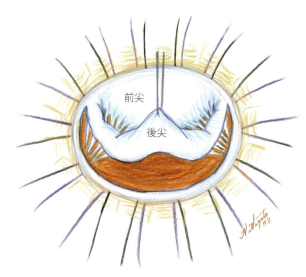

④ 後尖を弁輪部に沿って切離 [Movie 0:51〜3:10]

引し，弁尖の可動性が低下する．この可動性の低下によって収縮期に両弁尖が十分に接合できず閉鎖が妨げられるために僧帽弁逆流を生じる．

弁尖拡大術 ❷

- 左室拡大に伴って乳頭筋の外側への偏位によるtetheringが生じると，前尖と後尖の接合も浅くなる．これによって出現するMRを消失させるために，弁尖を延長し両弁尖の接合を深くする弁尖拡大術（leaflet augmentation）が有効である．
- 前尖を拡大する方法[4]，後尖を拡大する方法[5,6]が報告されているが，この手技を行った際の中・長期の成績は明らかになっておらず，いずれの方法が優れているかも明らかではない．
- 筆者らは主に広範囲後尖拡大術を行ってきたので，本項ではこの方法について詳述する．

■ グルタールアルデヒド処理を行った自己心膜による広範囲後尖拡大術

- 開胸後，超音波メス（ハーモニックスカルペル）を用いて，心膜前の脂肪組織を可能な限り除去しながら自己心膜を採取する．後尖拡大術に必要な心膜のサイズは3×6 cmであるので，それよりもやや大きめの心膜を採取する．心膜の4つの角に3-0シルク糸をかけ，心膜を伸展しながらプラスチック板に針で固定し，0.6％グルタールアルデヒド液の中に10分間浸した後，十分な量の生理食塩水の入った容器の中で3分間，心膜をリンスする．このリンスを3回繰り返す．
- 通常は右側左房アプローチで行う．良好な僧帽弁の視野を得ることが肝要である．まず僧帽弁フックを用いて僧帽弁の解剖および逆流のメカニズムを確認する．僧帽弁輪の高度な拡大を認めるが，両弁尖そ

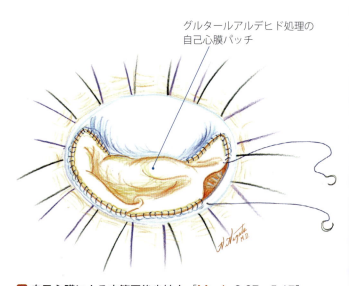

⑤ 自己心膜による広範囲後尖拡大 [Movie 3:37〜5:17]

のものには硬化や石灰化などの器質的な異常はなく，後乳頭筋が術者から見て右背側に偏位し，これによる両弁尖のtetheringを認める（❸）．

- 後尖の中央部，腱索が左右に分かれるrough zoneの部分に4-0 Prolene糸で支持糸をかけ，後尖を持ち上げながら後尖を弁輪部に2 mm程度の弁尖組織を残し弁輪部から切離する．後尖を弁輪に沿って切離するため，弁尖と腱索や乳頭筋などの弁下組織との連続性は保たれる．通常，後尖の中央部（P2）から始め，前交連側に切離を進める．視野を改善するために弁尖を切離した部位から弁輪形成のための2-0 Ticron糸によるマットレス縫合を左室側から左房側にかけ，弁輪を術者方向に牽引しながら後尖の弁輪部からの切離を進める．後尖を両交連部付近の連続性を保ちながら，ほぼ全長にわたって弁輪部から切離する（❹）．
- こうしてできた間隙にグルタールアルデヒド処理を

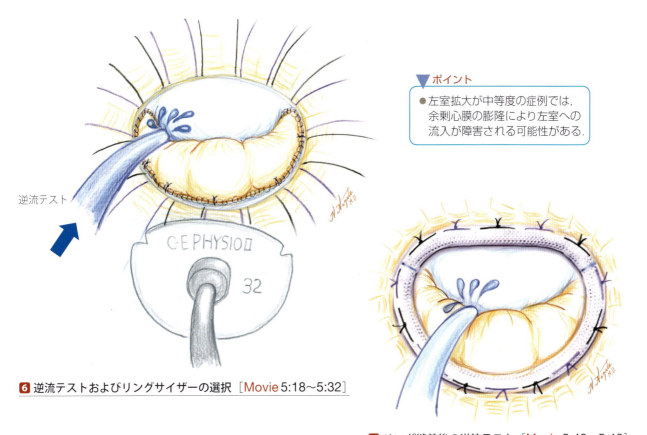

6 逆流テストおよびリングサイザーの選択 ［Movie 5:18〜5:32］

7 リング縫着後の逆流テスト ［Movie 5:40〜5:46］

▼ポイント
- 左室拡大が中等度の症例では，余剰心膜の膨隆により左室への流入が障害される可能性がある．

余剰心膜膨隆による流入障害

余剰心膜を放射状に縫縮

8 余剰心膜の縫縮

行った自己心膜を縫合し，後尖を拡大する．まず，グルタールアルデヒド処理を行った自己心膜を3×6cmの長方形にトリミングし，その四つ角を切離し楕円形とする．この楕円形の心膜パッチを，5-0 Prolene糸を用いて前交連側から後交連側に向かって後尖弁輪と切離された後尖に縫合していく．最初は3×6cmの心膜が大きすぎると感じるかもしれないが，弁尖をしっかりと牽引しながら連続縫合すれば，ほとんどの症例で過不足なく縫着が可能である（**5**）．心膜全周の連続縫合が終了すれば，同じ5-0 Prolene糸を用いて数か所に単結節縫合を追加し，補強する．

- 後尖拡大が終了した時点で，一度，左室の中に心筋保護液を注入し，逆流テストを行う．このテストの目的は，最終的な逆流の有無を確認するものではなく，装着する僧帽弁リングのサイズを決定するため

虚血性僧帽弁逆流に対する広範囲後尖拡大術

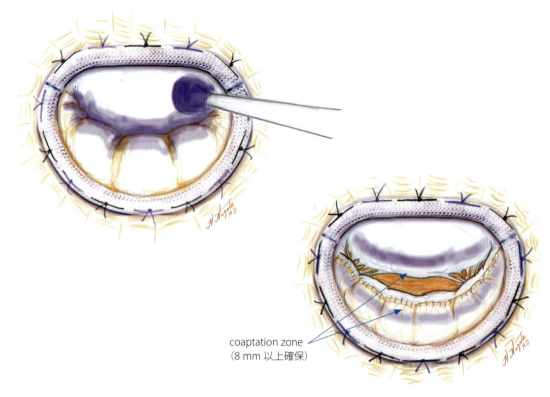

coaptation zone
（8 mm 以上確保）

9 ピオクタニン塗布テスト ［Movie 5:46～6:23］

のものである．左室が心筋保護液で充満され僧帽弁が閉鎖する．このテストの際の僧帽弁全体の面積に相当するリングサイザーを選択し，そのサイズを縫着するリングのサイズとする（**6**）．

▼ポイント
- 筆者らは，全周性のセミリジッドリング（Carpentier Edwards Physio II ring®）を用いている．筆者らが移植したリングのサイズは平均で 32 mm であった．

- 僧帽弁輪全周にリング縫着のためのマットレス縫合を行い，前述の逆流テストの基準で選択した僧帽弁リングを縫着する．
- リングの縫着が終われば，再度，左室の中に心筋保護液を注入し，逆流テストを行う（**7**）．左室拡大が中等度の症例では，この際，拡大された後尖側が余剰となり膨隆し，左室への流入が障害される可能性がある．この際には，余剰な心膜を放射状に弁輪に向かう方向に 6-0 Prolene 糸を用いて縫縮する．通常 5～6 か所に，この縦方向の心膜縫縮の処置を追加する（**8**）．左室拡大が高度な症例においては，この縫縮手技は不要である．
- 最後に，再度，左室の中に心筋保護液を注入し，逆流テストを行う．僧帽弁が完全に閉鎖していることを確認できたら，閉鎖中の僧帽弁尖にピオクタニンを塗布し，インクテストを行う．ピオクタニンは閉鎖時の左房側に塗布されるため，ピオクタニンの塗布されていない箇所が接合に関与している部分と想定される．この長さが均一に 8 mm 以上あることを確認する（**9**）．

引用文献

1) Acker MA, et al. Mitral-valve repair versus replacement for severe ischemic mitral regurgitation. N Engl J Med 2014 ; 370 : 23-32.
2) Goldstein D, et al. Two-year outcomes of surgical treatment of severe ischemic mitral regurgitation. N Engl J Med 2016 ; 374 : 344-53.
3) Otuji Y, et al. Insights from three-dimensional echocardiography into the mechanism of functional mitral regurgitation. Circulation 1997 ; 96 : 1999-2008.
4) Kincaid EH, et al. Anterior leaflet augmentation for ischemic mitral regurgitation. Ann Thorac Surg 2004 ; 78 : 564-8.
5) Varennes B, et al. Initial results of posterior leaflet extension for severe type IIIb ischemic mitral regurgitation. Circulation 2009 ; 119 : 2837-43.
6) Suri R, Schaff HV. Posterior leaflet detachment, augmentation, and reconstruction for treatment of functional mitral valve regurgitation. Semin Thoracic Surg 2015 ; 27 : 91-9.

2. 僧帽弁

虚血性僧帽弁逆流に対する二次腱索切断術

岡田行功（倫生会みどり病院）

　心筋梗塞に虚血性僧帽弁逆流を伴うと生命予後が不良となることが知られている．虚血性僧帽弁逆流（IMR）に対して内科的治療，両室ペーシング，サイズダウンしたリングによる弁形成術，人工弁置換術などが行われてきた．サイズダウンしたリングのみによる弁形成術では再発率が高く，生命予後の改善に関して問題が指摘されてきた．

　こうしたなかで，ボストンのLevineグループからtetheringによって生じたIMRが二次腱索の切断によって改善するとの実験報告がなされた[1]．彼らの報告によると，まず in vitro 実験では，ブタの僧帽弁をモックサーキュレーションに装着して乳頭筋の位置を開大させてIMRを作成し，二次腱索を切断すると，僧帽弁の接合，IMRの程度が改善することを確認した．次いでヒツジの急性期実験で腱索切除の効果について確認し，IMRに対する人工弁輪による弁輪形成術に加えて，二次腱索切断術を実施することは，簡便で有用な方法であると報告した．

虚血性僧帽弁逆流のメカニズム

- 心筋梗塞による左室の形状，とくに乳頭筋間の距離の拡大によって僧帽弁葉が心尖部方向や内後方に引っ張られる（tethering）ことにより，収縮期の僧帽弁閉鎖メカニズムが不十分となって逆流が生じることとなる．

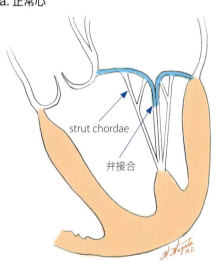

a. 正常心

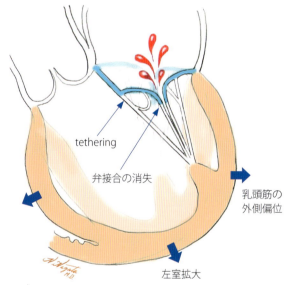

b. 左室拡大で tethering 発生

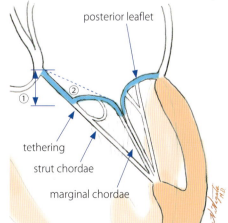

c. tethering の構造
　①：tethering height
　②：concavity area

■1 虚血性僧帽弁逆流のメカニズム

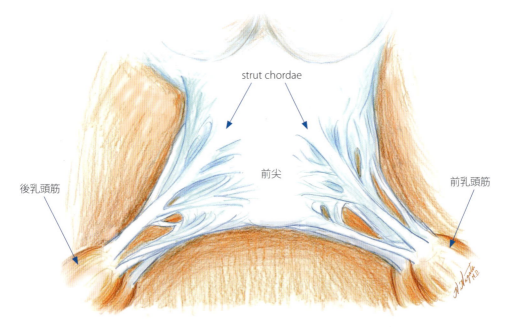

2 僧帽弁前尖左室側の解剖

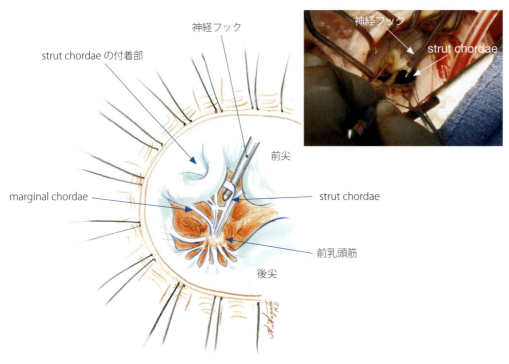

3 strut chordae の術中確認 ［Movie 1］

- 心エコー図検査で IMR の特徴をみると，弁葉が収縮期に左室側に凸となり，二次腱索のうち左右の乳頭筋と rough zone と clear zone の境に付着する太い strut chordae と称される二次腱索に tethering の影響が顕著にみられる（**1**）．もちろん後尖腱索も tethering を生じていて閉鎖の障害をもたらしているが，心エコー図検査など現在の画像処理では解像度に限界があり，その程度は評価できない．
- 僧帽弁前尖を左室側から見ると，**2**のように rough zone に多くの二次腱索が付着しているが，写真で見られるように左右の太い strut chordae が IMR で tethering を生じている元凶である．これらを切断することによって，左室側に凸となっていた僧帽弁前尖が左房側に凸となって，前尖・後尖の弁接合が改善すると考えられる．

chordal cutting

■方法

- 左房切開して僧帽弁を展開する．IMR の症例では左

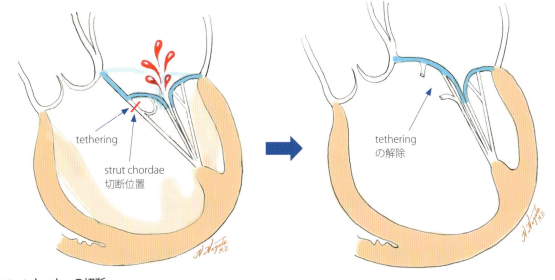

4 strut chordae の切断

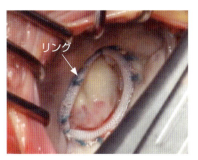

▼ ポイント
● リングが小さすぎると後尖のtetheringが強くなるので注意.

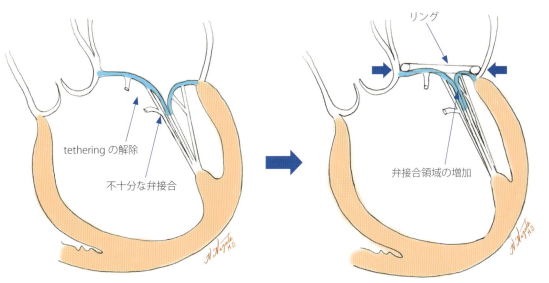

5 strut chordae 切断＋弁輪縫縮（リング）[Movie 1]

房拡大は著明ではなく，僧帽弁の展開が困難なことが多いので，まず弁輪縫合の糸をかけて縫合糸全体を術者側に牽引するとよい．僧帽弁前尖の腱索は左右対称に左右の乳頭筋とつながっている．神経フックを僧帽弁前尖中央から挿入して，フックの部分を回転させながらstrut chordaeを探る．神経フックの先を前尖rough zoneとclear zoneの境で回転させることでstrut chordaeをフックにより捉えることができる（**3**）．strut chordaeがフックできていることは，①太い二次腱索であること，② rough zoneとclear zoneの境界に付着していることを確認する．

● strut chordaeが確認できれば，15番メス刃で切断する（**4**）．strut chordaeの確認ができるようになると，きわめて単純で容易な手術操作である．

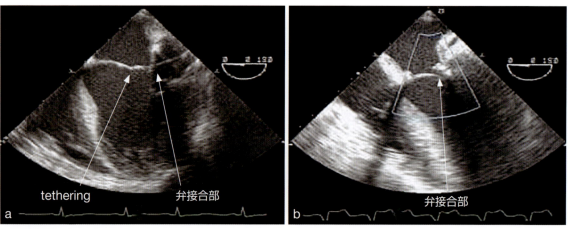

⑥ 術中心エコー（TEE）
a：弁形成前．前尖の tethering および弁接合の消失がみられる．［Movie 2（TEE pre）］
b：弁形成後．弁輪が縮小し，弁接合領域も増加している．［Movie 3（TEE post）］

▼ ポイント
- いわゆる free margin chordae を切断すると弁逸脱による逆流が生じるので，切断するときには free margin chordae が含まれていないことを十分に確認することが重要である．

- chordal cutting のあとは reduction annuloplasty を行って僧帽弁形成術を終了し，左房を閉鎖する（⑤）．人工弁輪は前尖の高さによって評価する人工弁輪のサイズの one size down または two size down のこともある．

▼ ポイント
- 左室機能の低下が著しい症例では小さい人工弁輪でも僧帽弁狭窄にはならないので，小さめの人工弁輪を使うことが多い．しかし，小さすぎると後尖弁輪が前方に偏位して後尖腱索の tethering が強くなって逆流が残存することに注意が必要である．

■術中評価

- 手術中の経食道心エコー図検査（TEE）によって評価する（⑥）．⑥の術中 TEE は 2 例目の IMR に対する chordal cutting 症例である．操作前の評価では，中等度 IMR が負荷によって高度 IMR になることがよくわかる．chordal cutting を追加した人工弁輪形成術後は前尖弁葉が左房側に凸となり，逆流が消失していることがわかる．

■臨床成績

- 筆者らは，高度な tethering による IMR 2 症例に対して chordal cutting を行い，幸いにも良い結果が得られた[2]．その後は IMR 外科治療対象症例のうちで左室形成術以外の症例で多用した．その遠隔成績は Murashita ら[3] が発表しているが，15 例の 5 年生存率は 80％，弁関連合併症回避率（5 年）は 85％で，15 例のうち高度 IMR 再発は 3 例であった．chordal cutting は左室収縮能に悪影響を及ぼすとの報告があるが，遠隔期に左室機能低下が有意に進行した症例はなかった．

- IMR だけではなく左室機能低下による中等度機能的僧帽弁逆流が，大動脈弁逆流，大動脈弁狭窄症でみられることがある．こうした症例では，大動脈弁置換術を行う際に，大動脈弁を切除することにより，僧帽弁前尖の左室側がよく観察できるので，strut chordae の切断は上行大動脈切開部から容易にでき，左房側からは，人工弁輪を追加するだけで僧帽弁逆流は消失する．

引用文献

1) Messas E, et al. Chordal cutting: A new therapeutic approach for ischemic mitral regurgitation. Circulation 2001 ; 104 : 1958-63.
2) 脇山英丘ほか．虚血性僧帽弁閉鎖不全に対して腱索切断術を施行した 2 例．J Cardiol 2004 ; 44 : 113-7.
3) Murashita T, et al. Midterm outcomes of chordal cutting in combination with downsized ring annuloplasty for ischemic mitral regurgitation. Ann Thorac Cardiovasc Surg 2014 ; 20 : 1008-15.

2. 僧帽弁

MACに対する対処法のコツと落とし穴

岡林　均（三菱京都病院）

心臓手術においては僧帽弁輪に石灰化（mitral annular calcification：MAC）を伴う症例をときどき経験する．しかし，冠動脈疾患や大動脈弁狭窄症にMACを合併する症例はあるが，その多くは僧帽弁に処置を加えなくてもよい症例である．僧帽弁疾患にMACを合併する場合，弁輪に石灰化を認めても必ずしも弁置換術となるわけではない．MACを除去すれば弁形成術は可能である．

僧帽弁輪の石灰化

- 僧帽弁輪石灰化は日常診療ではまれなことではない．僧帽弁輪石灰化を認めたとしても，必ずしも外科的処置を要することにはならない．
- 僧帽弁に石灰化を認め外科的処置を要する場合は，弁輪の石灰化により弁尖の可動性が失われ僧帽弁逆流や僧帽弁狭窄を生じる症例である．このように僧帽弁輪石灰化を伴う症例では，石灰化の除去を行わなければ僧帽弁形成術や僧帽弁置換術を行うことはできない．
- 石灰化の程度・範囲により手技の難易度が異なる．石灰化が弁輪部のみにとどまっている場合や弁輪の石灰化が少し左室側に及んでいる場合は弁輪の石灰化の除去は可能であり，石灰化の除去により弁尖の可動性が得られれば弁形成術も可能である．弁輪の石灰化の除去ができたとしても，弁尖に高度石灰化を認める場合は弁置換術を行わざるをえない．

僧帽弁輪石灰化に対する処置

- 僧帽弁石灰化の処置は，前提条件として上行大動脈の遮断が必須である．なぜなら，僧帽弁石灰化の処置は慎重な操作が必要なので，長時間の大動脈遮断を必要とするからである．
- 通常，石灰化の範囲は後尖にとどまっていることが多い．
- 僧帽弁に対する処置が必要な場合で僧帽弁石灰化に対する処置が必要である場合でも，僧帽弁へのアプローチは通常の右側左房縦切開で十分である．僧帽弁に到達したら弁輪，弁尖への石灰化程度，範囲を確認する．術前に石灰化の程度や範囲の情報を得るには plain CT（**1**）が有用である．

■石灰化が後尖の弁輪に限局している場合

- 石灰化が後尖の弁輪に限局している場合は，後尖の弁輪の左房側の2cm外側に沿って5-0プロリーンを両側にかける．その後，15番メスで弁輪に沿って切開を加える（**2**）．
- 石灰化除去の前に，debrisが左心室に迷入しないようにガーゼを入れておく．石灰化病変が見えてきたら石灰化部分の両側をメスで起こしていく．石灰化はen blocで除去できないことが多いので，粥状硬化病変のように塊として除去できることは少ない．

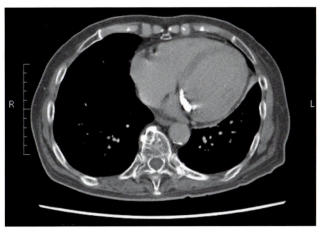

1 plain CT

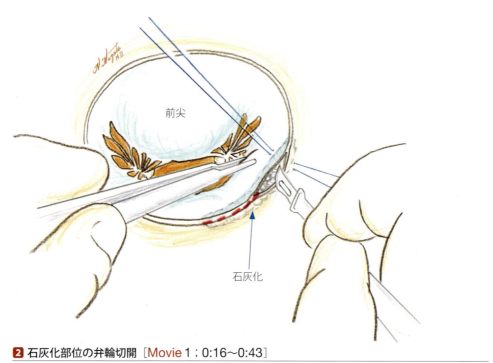

2 石灰化部位の弁輪切開［Movie 1；0:16〜0:43］
弁輪石灰化の両側に支持糸をかけ，15番メスで切開していく．

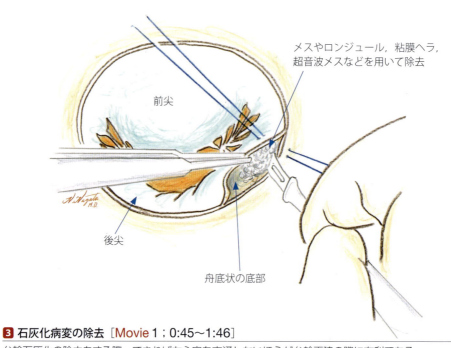

3 石灰化病変の除去［Movie 1；0:45〜1:46］
弁輪石灰化の除去をする際，できれば左心室を交通しないほうが弁輪再建の際に有利である．

- ロンジュール，粘膜ヘラ，メスや超音波メスを用いて慎重に除去していくと，舟底状の底部が見えてくる．左室と交通させないほうが，弁輪再建の際に左房側の処理ですむため有利である（**3**）．
- 石灰化除去が終わったら，ガーゼを取り出して石灰化のdebrisを生理食塩水で洗浄する．弁輪部の再建は5-0プロリーンで再建する．左心室内腔と交通した場合，弁尖と左心房壁を縫合する．

■**石灰化が弁尖に及んでいる場合**
- 石灰化が弁尖に及んでいた場合でも，弁尖の石灰化が除去されて弁の可動性が得られれば僧帽弁形成術が可能である．
- 弁の切除が必要であれば弁を切除した後，弁輪を再建しリングを縫着する．その際，後尖の弁高が高い場合は術後のSAM予防のためsliding folding plastyを追加する（**4 5 6-a**）．リングをサイジングする場合はジャストのサイズでよい．弁輪部への

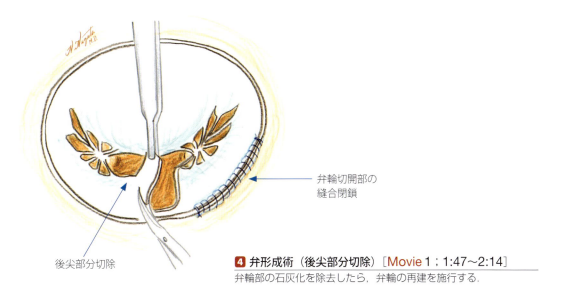

後尖部分切除

弁輪切開部の
縫合閉鎖

4 弁形成術（後尖部分切除）［Movie 1；1:47〜2:14］
弁輪部の石灰化を除去したら，弁輪の再建を施行する．

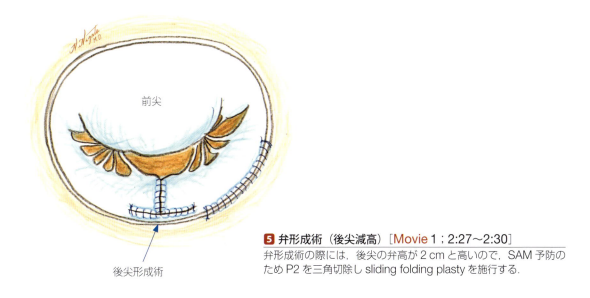

前尖

後尖形成術

5 弁形成術（後尖減高）［Movie 1；2:27〜2:30］
弁形成術の際には，後尖の弁高が 2 cm と高いので，SAM 予防のため P2 を三角切除し sliding folding plasty を施行する．

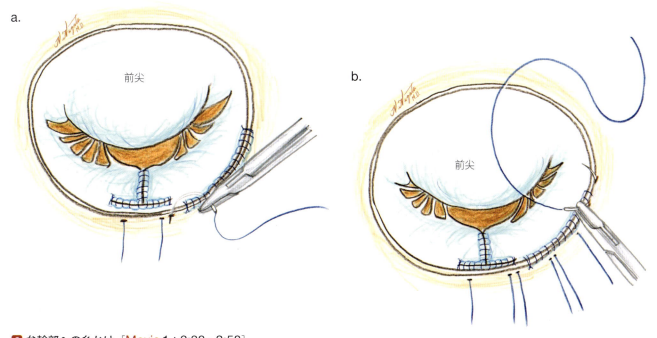

a.　前尖

b.　前尖

6 弁輪部への糸かけ［Movie 1；2:30〜2:50］
弁輪の再建および弁形成術が終了したら，通常の方法で人工弁輪の糸をかける．

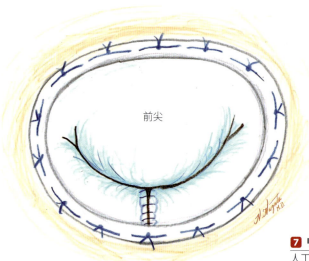

7 リング形成術 [Movie 1 ; 2:51〜3:01]
人工弁輪の縫着を行う.

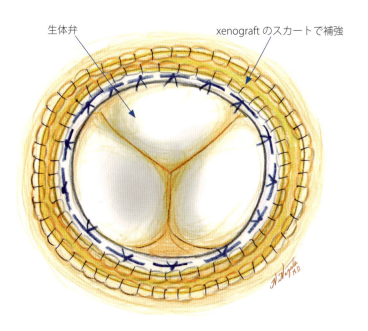

8 僧帽弁両尖および弁輪の高度石灰化を伴う場合
弁輪部の石灰化が高度であれば，弁周囲逆流予防のため Xenomedica® を使用してスカートをはかせ，二重に縫合する.

糸かけは通常の方法でよい．切開線の 2 mm 左房側から左心室側に抜いてから左房側に抜いてくる(6-b, 7).

■石灰化が左心室に及んでいる場合
- 左心室に石灰化が及んでいる場合は，弁置換術となる.
- 弁を切除し左心室の石灰化を除去する．石灰化を除去した後，弁置換の縫合糸が弁輪部にかかるようであれば，そのまま弁置換術を施行してもよいが，縫合糸をかけることができない場合は自己心膜を左心室後壁と弁輪部へ縫着する.
- 弁置換術を施行する場合は，自己心膜パッチにのみかけることで弁置換術を施行することができる．自己心膜パッチに縫着する際はパッチ縫着線をまたぐように糸をかけることで弁縫着部の離開を防ぐことができる．また，後尖を温存することができる場合は後尖を温存したほうが弁輪部の補強に有用である.
- 弁置換術で機械弁を選択する際には，左心室の石灰化などの障害物などに干渉しないように，左心室への突出の少ない low profile の弁を選択すると stuck valve の危惧がない.

▼ポイント

手術の基本コンセプト，術式選択
- 僧帽弁逆流を伴う僧帽弁弁輪石灰化の症例では，石灰化を除去すれば僧帽弁形成術は可能である．しかし，上行大動脈が遮断できない場合は，手術困難である.

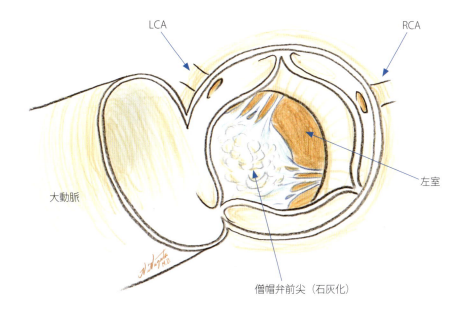

図9 大動脈弁口から見た僧帽弁前尖左室側の石灰化 [Movie 2 ; 1:12〜2:16]
中等度の僧帽弁狭窄症の症例で弁輪部の全周石灰化を認める場合，大動脈弁越しに前尖弁輪部の石灰化を除去することで，前尖の開放制限が解除され，僧帽弁狭窄症を治療することができる．

■僧帽弁両尖の高度石灰化および弁輪の高度石灰化を伴う場合

- 両弁尖の高度石灰化を伴う場合は，ほとんどの例で僧帽弁狭窄を呈する．弁および弁輪部の処理をしなければ狭窄は解除できない．しかし，弁輪部の石灰化除去には限界があり，人工弁を *in situ* に植え込むことは困難である．
- 弁輪の石灰化を十分に除去することはできないので，後尖側のみ左房側に縫着する方法や人工弁に xenograft のスカートをはかせて補強する方法などがある（図8）．左房側に translocation する方法の報告もあるが，左房のみにパッチを縫着するため左室圧がパッチにだけかかることになり，将来的にparavalvular leakage が生じる可能性がある．

■大動脈弁狭窄症に僧帽弁輪石灰化を伴う症例 [Movie 2]

- 僧帽弁輪石灰化を伴う大動脈狭窄症で興味ある症例を経験した．大動脈弁狭窄症に僧帽弁輪石灰化を伴う症例で，MVA は 1.45 cm² はあったが，Paf を生じると心不全を起こす症例である．大動脈弁狭窄は pPG 57 mmHg, mPG 32 mmHg, AVA 0.93 cm² と，Paf を生じても心不全を起こす可能性は低いと判断した．心エコー検査でも前尖の開放制限があったので，PV isolation をした後，僧帽弁を観察し，前尖の可動性を良くすると狭窄の解除ができると判断した．
- 大動脈弁越しに僧帽弁前尖左室側に沈着した石灰化を除去した（図9）．大動脈遮断を解除した後，経食道心エコーで確認すると，僧帽弁前尖の動きが良好となっており，僧帽弁狭窄症が解除された．退院前の心エコー所見では MVA 1.45 cm² から 2.45 cm² に改善していた．

参考文献

1) Carpentier AF, et al. Extensive calcification of the mitral valve annulus : pathology and surgical management. J Thorac Cardiovasc Surg 1996 ; 111 : 718-30.
2) Mills NL, et al. Techniques for management of the calcified mitral annulus. J Cardiac Surg 1986 ; 1 : 347-55.
3) Guden M, et al. The use of autologous pericardium for complicated mitral valve annulus. Asian Cardiovasc Thorac Ann 2004 ; 12 : 7-10.
4) Feindel CM, et al. Mitral valve surgery in patients with extensive calcification of the mitral annulus. J Thorac Cardiovasc Surg 2003 ; 126 : 777-82.
5) Okita Y, et al. Mitral valve replacement with a collar-reinforced prosthetic valve for disrupted mitral annulus. Ann Thorac Surg 1995 ; 59 : 187-9.

2. 僧帽弁

左室破裂予防の留意点

山中一朗（奈良県総合医療センター）

僧帽弁置換術に伴う左室破裂の発生頻度は0.5〜2.0％と比較的少ない合併症ではあるが，致死率がきわめて高く，諸家の報告では左室破裂合併の死亡率は，50〜93％とある．また，たとえ救命できても著しい心機能低下を伴うことが多く，予後は不良である．このため，僧帽弁置換術を行う際には，左室破裂をきたさないような手技を心がける必要がある．

本項では，左室破裂の発生機序，左室破裂を予防するうえで心がけるべき手術手技上の留意点，左室破裂が発生した場合の修復手術について述べる．

左室破裂の発生機序

■発生時期による分類

- 僧帽弁置換術に伴う左室破裂を発生時期で分類すると，①急性期破裂型：体外循環weaning中や体外循環中止直後に左室後面からの多量出血で気づく，②遅発型破裂：ICU帰室後数時間して大量の血性廃液と低血圧で気づく，③慢性型破裂：数日から数年して仮性心室瘤という病態で診断される，に分けることができる．
- このうち2/3は急性期破裂で，すぐに体外循環を再開して修復手術することが多く，50％以上は救命できる．遅発性の場合は，ICUや病棟にて発生するが，大量輸液，輸血下に，ただちに再開胸して可及的に体外循環を再開する以外には救命は難しい．

■亀裂部位による分類

- 左室破裂は，左室内膜の亀裂部位によって3つに分類される（**1**）．これはあくまで左室内膜側の亀裂部位を意味するのであって，左室外膜側の出血部位ではない．
- 左室心筋内の亀裂はアリの巣穴のようになっており，内膜側の亀裂部位と外膜側の出血部位は一致しないことが多い．このため，心表面からの観察でどのタイプかを決めることは難しい．また，左室破裂が著しい場合は，複合型や広範囲亀裂で分類の判別が難しい場合もある．

I型
- 房室間溝（A-V groove）に位置したところに生じるもので，最も一般的である．I型破裂にはいくつもの

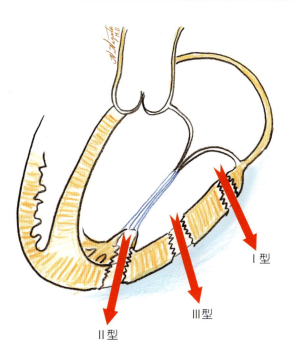

I型	房室間溝に位置した亀裂 ＊最も頻度が高い
II型	乳頭筋基部の左室後壁の破裂 ＊後乳頭筋の過度の切除によって生じる
III型	房室間溝と乳頭筋基部のあいだの左室後壁の破裂 ＊短軸方向への亀裂

(Bisoyi S, et al. Ann Card Anaesth 2015；18：87-90[1]) の表2を参考に作成)

1 左室破裂の分類

機序がある．
① 再手術などで左心房が癒着して固定されている状態で，心室を過度に引き上げ脱転して弁輪が裂ける．
② 弁尖を切除する際に弁輪部から左室後壁基部の組織を損傷して起こる．具体的には，次の場合などがあげられる．
- 石灰化が著しい弁で，石灰化部分を除去しようとして，弁輪から左室後壁側の組織損傷や石灰組織除去で深追いしすぎる場合（**2**）．
- 石灰化がなくても，弁を引っ張りすぎるときや不注意で弁尖切除の際に弁輪を損傷する場合．
- 強固な心房内血栓を除去するとき．
- 小さな左房で視野が不十分な状態で弁尖切除を

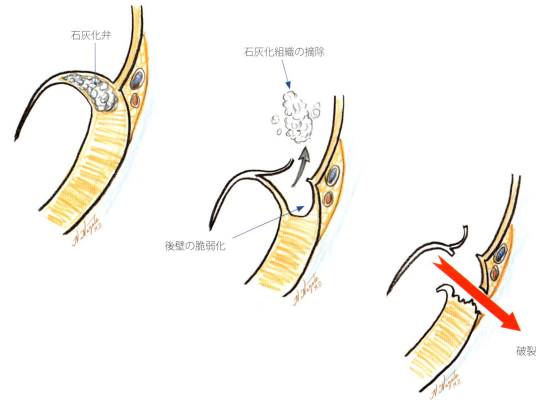

② I 型左室破裂の機序

行う場合．
③大きすぎる人工弁を選択した場合．

▼ポイント
- 心筋保護にて弛緩した心臓の弁輪径は心拍動下に比べて大きいことを理解しておく必要がある．サイジングは重要で，弁輪を押し広げて入るようなサイザーは大きすぎる．ジャストもしくはやや小さめの人工弁の選択を心がける．

④弁輪に糸をかける際に，弁輪部を引っ張りすぎた結果として組織が裂ける．
⑤弁輪にかける糸針が，深く刺入しすぎて左室心筋に小さな裂隙を生じさせ，心拍動下で，左心室内圧が高まると血液が流入して解離を生じさせて左心室外膜側まで及ぶ．
⑥心拍動下での air 抜きの際に心臓をマッサージしたり，心室をもち上げたりしたときに，硬い人工弁が弁輪に縫着されているため破綻を生じる．

Ⅱ型
- 乳頭筋基部の左室後壁に生じるもので，乳頭筋の過度の切除の結果として左室に亀裂が生じて起こるといわれている．比較的限局性の出血や破裂であることが多い（❸）．

Ⅲ型
- 乳頭筋の基部と A-V groove の中間に位置するところに亀裂が生じるタイプで，短軸方向（弁輪から心尖の軸に対して垂直方向）に裂けていることが多い．

- 原因は機械的損傷によると考えられており，最初は小さな部分的な亀裂が，左室内圧の上昇や左室の容量負荷による拡大によって心筋の全層性の亀裂へと発展して起こる．これもいくつかの機序がある．
  ①生体弁の strut が左室後壁を直接損傷して，心内膜に掘れ込みを形成し，strut に位置する部位の用手マッサージによって心室に穴が開く．
  ②金属製ベントや硬い吸引管による心筋損傷，また弁切除の際に鋏が左室内膜を不注意に傷つけたり，腱索露出するための鉤で左室を過度に引き上げたりする場合．
  ③弁輪，腱索，乳頭筋から縦方向への心筋が連続してループを形成し，これが収縮時の引き寄せ効果を生んでいたのが，後尖の全切除で弁輪と乳頭筋の連続性が断たれることにより，容量負荷や内圧上昇の縦方向へ過伸展ストレスから横方向への亀裂が生じるとする説もある[2]（❹）．

- 以上の左室内膜亀裂部位別の発生機序に加えて，術後の急激な圧負荷や容量負荷が左室破裂を助長するので，カテコラミンのワンショットや急激な輸液は十分注意して行う必要がある．

左室破裂を予防するうえで心がけるべき手術手技上の留意点

- 発生機序を十分理解していれば，僧帽弁置換術の手

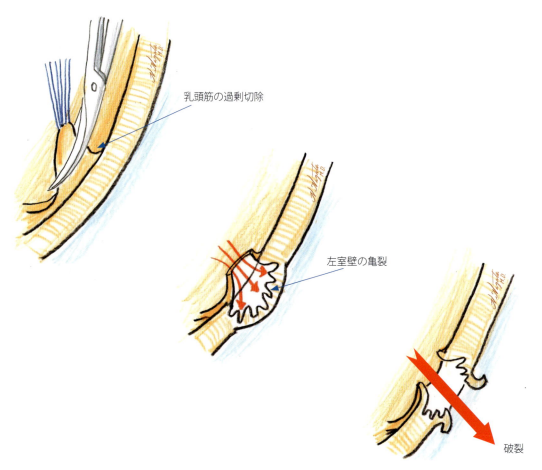

3 II型左室破裂の機序

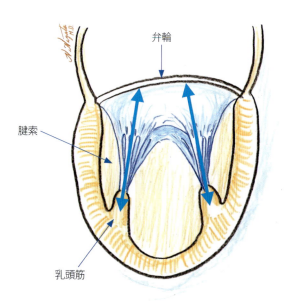

弁輪-腱索-乳頭筋ループによって心室壁の過度の伸展が回避される.

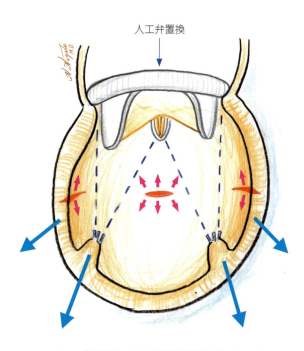

ループの消失による心室筋の過伸展によって心室壁の横方向への亀裂が惹起される.

4 III型左室破裂の機序

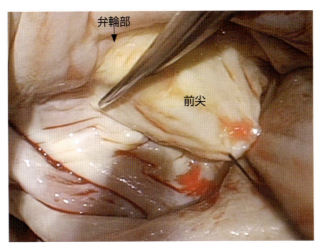

5 弁切除 [Movie 0:07〜0:23]
弁輪から数mm離して弁輪に平行に切除する.

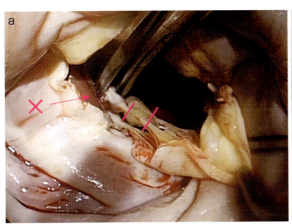 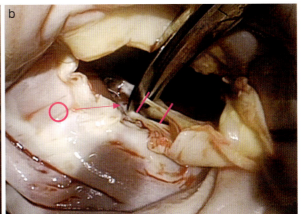

6 僧帽弁腱索切除部位 [Movie 0:24〜0:47]
a：乳頭筋を切除しない，b：腱索レベルでの切除.

術手技において気をつけるべきことは自ずと理解できるが，手術手技の手順に沿って注意点をみていく.

■左室破裂の術前危険因子

- 術前に左室破裂をきたしやすい患者を知っておくことは重要である. ①小さい体，②女性，③高齢，④僧帽弁狭窄症，⑤小さい左室，以上5つが僧帽弁置換術に合併する左室破裂を発症しやすい危険因子といわれている.

■僧帽弁置換術後の再手術

- 癒着剥離に際しては，頻回な心臓の脱転や心室の人工弁輪への強い圧迫を行わないようにする.

■視野展開

- 良い手術をするうえでも，視野展開は重要である.
- 左房が小さい場合や僧帽弁が立っている場合（右側左房から見て僧帽弁が垂直から鋭角に見えること）は視野展開が難しい. 右側左房アプローチよりも，経心房中隔アプローチのほうが前尖弁輪部を見やすい. それでも視野が悪い場合は，心房中隔切開を頭側へ延長して左房上壁まで切り上げる（superior approach）と見えやすくなる.

■弁切除

- 弁輪から数mmのところに切開を入れて，弁輪から一定の距離をおいて切開していく（**5**）.
- 弁尖と弁輪が石灰化や肥厚，短縮しているところは左室壁が異常にもち上がっていたり，弁輪と弁尖の左室壁の境界が不明瞭だったりするので，誤って左室後壁を損傷することがある. なるべく正常の弁尖部から切開していき，弁下のオリエンテーションをつけて切除するように心がける.

■弁下組織の切離および石灰化弁輪（MAC）の処理

- 弁切除するには，弁下組織である腱索を切除する必要がある. 切除はあくまで腱索までにとどめるべきで，乳頭筋の筋肉を切らないようにする（**6**）. また，強く引き上げて切離するのも危険である.
- MACに対する手術は本項のテーマではなく割愛す

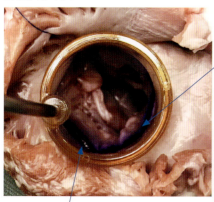

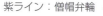
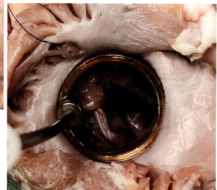
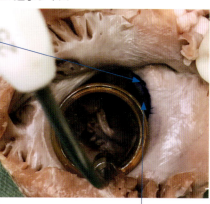

7 サイジングと弁選択［Movie 0:48〜1:34］

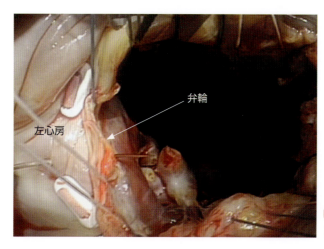

8 左心房壁を使用して弁輪へ刺入
［Movie 2:00〜2:30］

るが，MACから左室後壁の心内膜から心筋にまで石灰化が及ぶ場合に，石灰化切除を左室側まで行うのは危険である．石灰化部分の切除は弁輪部にとどめるか，石灰化弁輪は残して人工弁の縫着部位を工夫する．

■ サイジングと弁選択

- 前述しているように，過大な人工弁選択が左室破裂の要因の一つであるため，弁輪を押し広げない程度の大きさの弁を選択する（**7**）．
- 人工弁の左室側への突出が大きく長いほど，弁下組織と絡んで左室後壁を損傷しやすいので，人工弁はlow profile であるほど，生体弁では strut の高さが低いほど安全といえる．

■ 弁輪への糸かけ

- Ⅰ型左室破裂の原因の多くは糸かけにある．
- 後尖の前交連側の弁輪は薄く脆弱なことが多いうえに，針をかけにくく不正確に深く針を刺しがちである．冠動脈回旋枝領域の動静脈を損傷したり，左心室後壁へ刺出したりしないように注意して運針する．脆弱な弁輪では，薄く左房壁をひろって弁輪に針を出す（**8**）．
- また，弁輪と腱索の連続性を残すことによる引き寄せ効果と左室破裂予防目的で，後尖を温存したまま運針することがある（腱索温存手術）が，弁尖を温存しているために，左心室と弁輪の境界がわからない．このため，深く刺入して左室後壁に針が出ないように心がける（**9**）．

■ 人工弁の挿入

- 人工弁にかけたすべての糸を均等に引き上げて，絡んでいる糸がないことを確認し，弁輪の面に垂直に挿入する．
- 術者の目線と弁輪の位置関係から直線的に挿入すると後壁側へ向くことを念頭におき，弁下組織や後壁に注意して挿入する［Movie 2:30〜2:39］．

■ 出来あがりの確認

- 生体弁では strut に糸が絡んだり，左室壁や弁下組

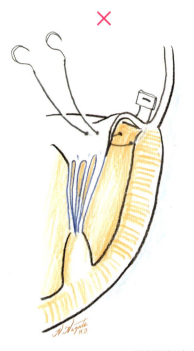
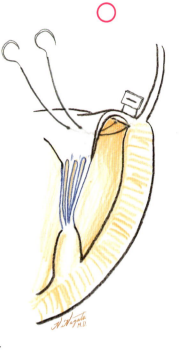
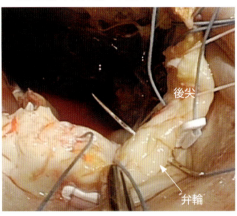

b. 後尖温存した弁輪への刺入

a. 腱索温存時の運針
正確に弁輪に通す．

9 腱索温存手術における弁輪への糸かけ ［Movie 1:34〜1:59］

strut が正常位 　　　　　strut が外側へ偏位 　　　　　strut が反時計方向へ偏位

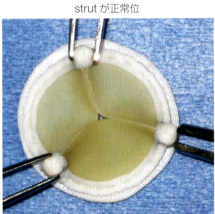
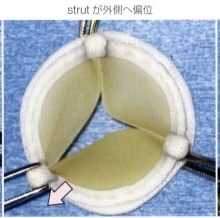
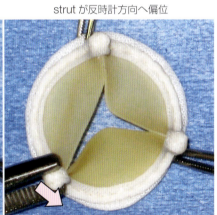

a. strut の正常位と偏位

人工弁縫着直後 　　　　　左室内を充填 　　　　　人工弁正常形態

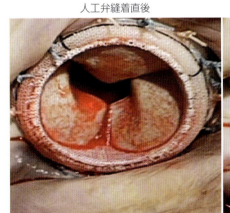
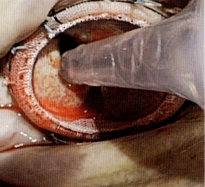
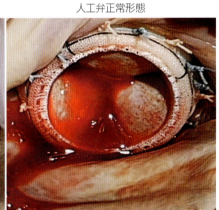

b. 人工弁閉鎖の確認

10 出来あがりの確認 ［Movie 2:40〜2:53］

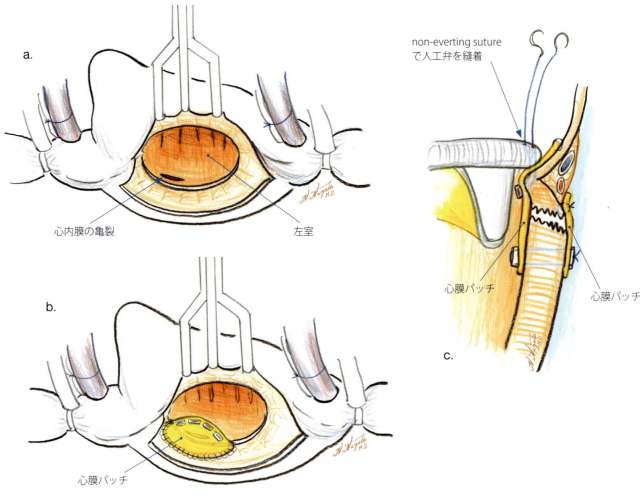

⓫ 左室破裂が発生した場合の修復手術

織に当たったりする場合は，閉鎖した際の弁尖に歪みが生じる（⓾-a）．このため，左室内を血液か生理食塩水で満たして，人工弁が自然な状態で閉鎖しているか確認する（⓾-b）．機械弁でも開閉に問題ないか確認する．

左室破裂が発生した場合の修復手術（⓫）

- 左室破裂が発生した場合，いずれの形態の破裂であっても，心臓脱転すると，人工弁の存在によってさらに損傷部位が拡大するおそれがある．再度，体外循環を再開し，左室の減圧を行って，まずは血行動態の安定化を図る．心外側の出血部位と心内側の亀裂の部位は通常は一致しないので，心外側からだけの修復は不可能であることが多い．
- いったん止血が得られるようでも，左室内圧が高まるとほかの部位から出血してくる．このため，大動脈遮断，心筋保護下に人工弁を外し，心内膜の亀裂を確認し，心内外の両側から心膜パッチを用いて修復する方法を勧める．2/3 の左室破裂が I 型であるため，パッチの一部は弁輪にかかる．左室部は左室内側から針を貫通させて心外側へ出して内外からパッチを固定する．弁輪部から左房へは，over & over suture でパッチを縫合する．人工弁は non-everting suture で縫着する（⓫-c）．

参考文献

1) Bisoyi S, et al. Left ventricular rupture postmitral valve replacement : surviving a catastrophe. Ann Card Anaesth 2015 ; 18 : 87-90.
2) Cobbs BW, et al. Transverse midventricular disruption after mitral valve replacement. Am Heart J 1980 ; 99 : 33-50.
3) Roberts WC, et al. Cause of early postoperative death following cardiac valve replacement. J Thorac Cardiovasc Surg 1967 ; 54 : 422-37.
4) Miller DW, et al. Does preservation of the posterior chordae tendineae enhanced survival during mitral valve replacement? Ann Thorac Surg 1979 ; 28 : 22-7.
5) Karlson KJ, et al. Left ventricular rupture following mitral valve replacement. Ann Thorac Surg 1988 ; 46 : 590-7.
6) Readon MJ, et al. Left ventricular rupture following mitral valve replacement. J Heart Valve Dis 1996 ; 5 : 10-5.
7) Kouchoukos NT, et al. Kirklin/Barratt-Boyes Cardiac Surgery. 4th edition. Saunders ; 2012. p. 525.

2. 僧帽弁

僧帽弁置換術における腱索温存術式

岡田健次（信州大学）

　近年の僧帽弁手術は僧帽弁形成術が主流であるが，弁下組織病変が高度なリウマチ性僧帽弁病変や，とくに虚血性（機能性）僧帽弁閉鎖不全症の重症例には僧帽弁置換術が選択される．その際，左室と僧帽弁複合体の連続性を温存する意義に関しては1980〜1990年代に議論され[1,2]，弁下組織の病変が軽度な場合には腱索温存僧帽弁置換術が推奨される．また，弁下組織を温存することは左室破裂予防のためにも有用である．虚血性僧帽弁閉鎖不全症に関する腱索温存僧帽弁置換術は，僧帽弁形成術との比較で非劣勢を示す論文報告もなされている[3,4]．

　歴史的には器質性病変（リウマチ性病変など弁下組織病変を合併する場合）に対する腱索温存術式の有効性に関する報告が多くなされている．ただし，弁下病変が高度症例ではすべての腱索を温存することは困難で，一部腱索を温存し人工腱索を追加することがある．最近はリウマチ性僧帽弁病変の頻度は減少し，腱索温存術式は機能性（虚血性，心筋症など）僧帽弁閉鎖不全症が対象になることが多い．

機能性病変の場合の術式

- 弁下病変はないので前尖，後尖の腱索を温存することが可能である．とりわけ前尖腱索温存の重要性を指摘する論文報告もある．
- 弁輪が大きく拡大している場合には，前尖分割のみで弁輪に人工弁を縫着することもある（❶）．
- 弁下組織が人工弁弁葉に干渉することが懸念される場合には，まず前尖のclear zoneを切除し，その後2分割する（❷）．
- それぞれの腱索の付着した左右残存弁組織を，4-0ポリプロピレン糸プレジェット付き1針で2時，10時方向に相当する弁輪に固定する（❸）．弁輪の糸かけは2-0プレジェット付き撚り糸を使用し，エバー

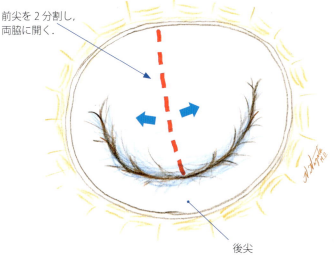

前尖を2分割し，両脇に開く．
後尖

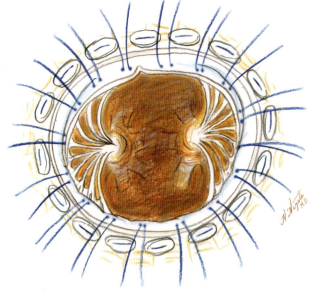

腱索を温存し弁置換の糸かけを行う．

❶ 弁輪高度拡大症例
僧帽弁前尖2分割のみで人工弁を縫着する．

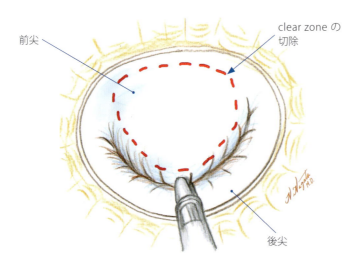

a. 前尖の clear zone 切除
前尖腱索を温存するように clear zone を切除する．

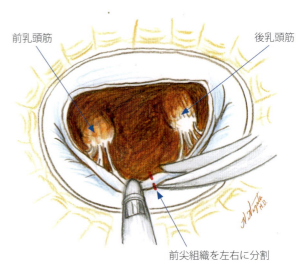

b. 前尖の 2 分割，切除
その後，前尖組織を 2 分割し，余剰な場合は一部切除する．

2 弁下組織が人工弁弁葉に干渉することが懸念される場合 ［Movie 0:17〜1:53］

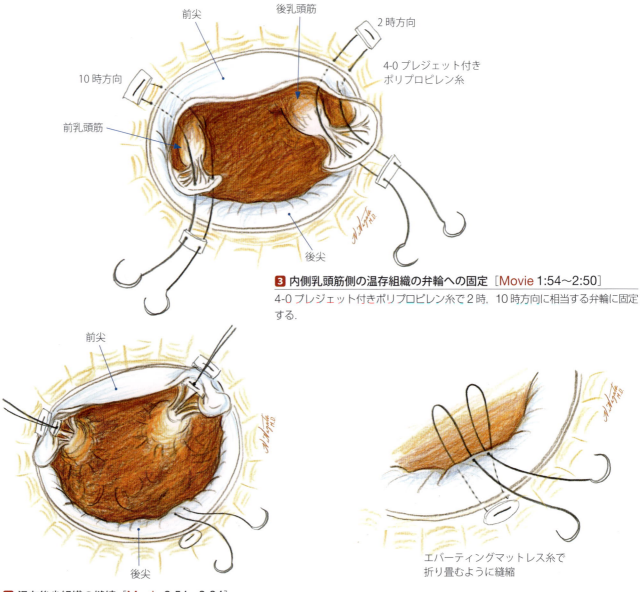

3 内側乳頭筋側の温存組織の弁輪への固定 ［Movie 1:54〜2:50］
4-0 プレジェット付きポリプロピレン糸で 2 時，10 時方向に相当する弁輪に固定する．

4 温存後尖組織の縫縮 ［Movie 2:54〜3:04］
エバーティングマットレス法で，弁輪を通過した 2-0 プレジェット付き撚り糸を後尖弁尖先端に刺入し，折り畳むように縫縮する．

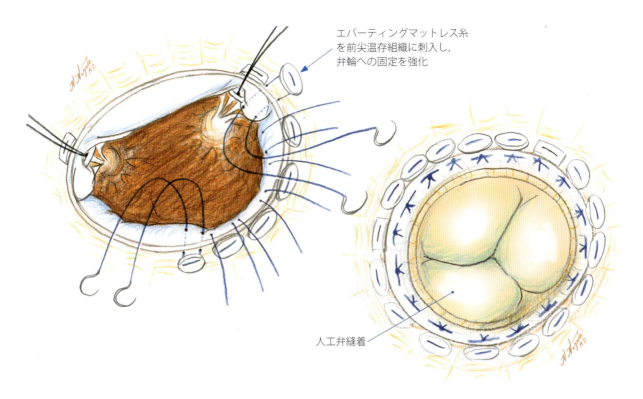

5 人工弁縫着のためのエバーティングマットレス縫合糸の刺入 ［Movie 3:05～3:21］
弁輪に刺入するエバーティングマットレス糸を前尖温存組織に刺入し，弁輪への固定をより確実にする．

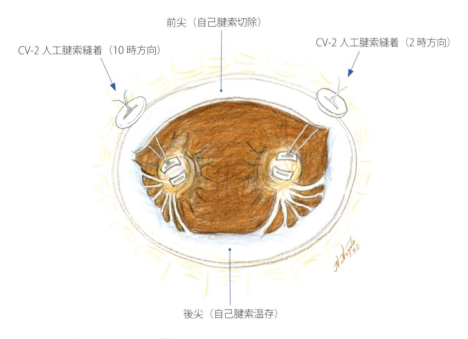

6 前尖，前尖腱索全切除，人工腱索縫着
後尖組織は温存し，病変の強い前尖と前尖腱索は全切除を行う．前尖2時，10時方向にCV-2を使用した人工腱索を縫着する．

ティングマットレス法で後尖部中央6時方向から開始し，反時計方向に進む．その際，後尖の弁尖先端にも通過させ，弁尖を折り畳み縫縮する（**4**）．また2時，10時方向の部分では，1針で固定されている腱索付着組織を弁輪に確実に固定するように，人工弁縫着のためのエバーティングマットレス縫合糸を刺入しておく（**5**）．

- 全周刺入できれば型どおり人工弁カフに刺入し，縫着する．

器質的病変の場合の術式

- とくに弁下組織病変が高度なリウマチ性僧帽弁病変の場合には，後尖を一部温存することから，弁尖，

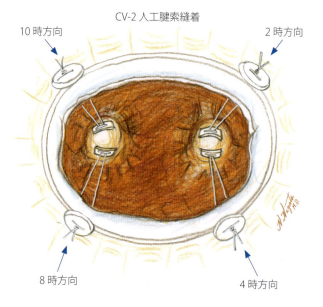

CV-2 人工腱索縫着

7 前尖・後尖組織切除症例
やむなく前尖・後尖組織を切除する場合には，2時，4時，8時，10時方向にCV-2を使用した人工腱索を縫着する．

弁下組織も切除し人工腱索を使用して左室との連続性を維持することもある．
- 自己腱索が残せるものは温存する．

後尖弁下組織温存
- 一般的な手法で少なくとも basal chordae を温存し，左室破裂予防とする．

前尖，前尖腱索全切除，人工腱索（CV-2）縫着（6）
- 後尖，後尖弁下組織を温存できる場合には，癒合短縮した腱索を前尖とともに切除する．腱索はCV-2を使用し2時，10時方向に再建する．

前尖・後尖，前尖・後尖腱索全切除，人工腱索（CV-2）縫着（7）
- すべての弁下組織の癒合短縮が著しい場合には切除する．その後の再建はCV-2を使用し，2時，4時，8時，10時方向に再建する．

▼ポイント
- 弁下組織と人工弁弁尖への干渉が問題となる．
- 生体弁の場合にはストラットが存在するため発生しにくいが，時に後尖が大きい場合には遠隔期に人工弁葉に癒着し，開閉に障害をきたすことがある．4のように縫縮したり，一部切除する必要がある．
- 機械弁においては，人工弁選択の際に，左室突出部分が少ない人工弁を選択することが賢明である．

▼ポイント
- 人工腱索を追加するときにも人工弁への干渉が問題となり，至適人工腱索長の決定は難しい．
- その場合，剖検例によるSakai論文が参考になり，内外側乳頭筋から弁輪までの距離（2時，4時，8時，10時方向）は23.5 mm前後と報告されている[5]．
- 現実的には糸結びの張力が問題となるが，ゆるまない程度の結紮を行う．

引用文献

1) David TE, et al. The importance of the mitral apparatus in left ventricular function after correction of mitral regurgitation. Circulation 1983 ; 68 : II76-82.
2) Okita Y, et al. Analysis of left ventricular motion after mitral valve replacement with a technique of preservation of all chordae tendineae. Comparison with conventional mitral valve replacement or mitral valve repair. J Thorac Cardiovasc Surg 1992 ; 104 : 786-95.
3) Acker MA, et al. Mitral-valve repair versus replacement for severe ischemic mitral regurgitation. N Engl J Med 2014 ; 370 : 23-32.
4) Yoshida K, et al. Mitral valve replacement versus annuloplasty for treating severe functional mitral regurgitation. Gen Thorac Cardiovasc Surg 2014 ; 62 : 38-47.
5) Sakai T, et al. Distance between mitral anulus and papillary muscles : anatomic study in normal human hearts. J Thorac Cardiovasc Surg 1999 ; 118 : 636-41.

2. 僧帽弁

自己心膜製ステントレス僧帽弁置換術

加瀬川　均（榊原記念病院）

自己心膜製ステントレス僧帽弁置換術は，①自己心膜採取，②ステントレス僧帽弁（ノルモ弁）の作成，③植え込みの3つのステップから成っている．

自己弁を切除し新しい弁を移植することから弁置換術として分類されるが，脚部の固定手技は人工腱索再建手技と似ており，また出来あがりの水試験による評価および心エコーで見ることができる弁の挙動は僧帽弁形成術後のそれと酷似している（**1**）．それはこの手術の本質であると考えられる．

出来あがりの術中エコー評価によっては脚部の長さの微調整が必要になることもあり，僧帽弁形成術と同じような心構えで臨むべき手術である．

高度の僧帽弁逆流があり手術適応の患者で，既存の弁形成を行っても十分な効果が得られないと考えられる患者（弁形成後慢性期の再手術適応患者または感染性心内膜炎による弁破壊が両尖に及ぶ患者）を対象として，現在，先進医療臨床試験が進行中であるが，心膜の質が良好であることが必要条件となる．

自己心膜採取

- 心膜採取は安易に考えられがちであるが，心膜採取後の弁作成や植え込みの手順がいかに完璧に行われても，ここで良好な心膜採取が行われなければ，術後早期の逆流発生などのイベント発生につながり，患者にとっては何のメリットもない手術になってしまう．これは，現段階で手術の対象となっている再手術例においてはとくに重要なことである．
- 左側の心膜は横隔神経の手前まで採取の対象となるが，心拍動下での採取が難しければポジショナーで

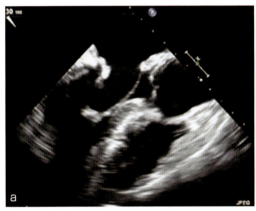
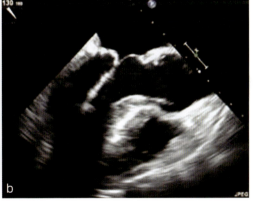

1 ステントレス僧帽弁の心エコー図
　a：弁開放時，b：弁閉鎖時．

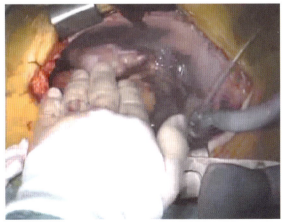

2 ポジショナーで心挙上し左側心膜採取

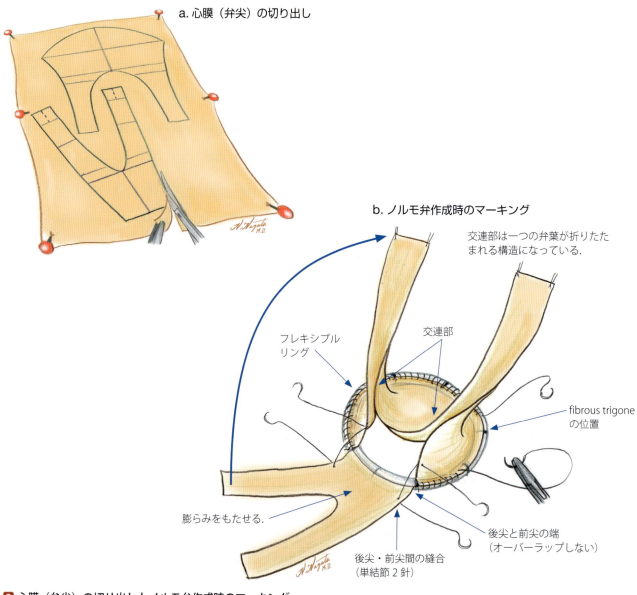

a. 心膜（弁尖）の切り出し

b. ノルモ弁作成時のマーキング

交連部は一つの弁葉が折りたまれる構造になっている．

フレキシブルリング

交連部

fibrous trigone の位置

膨らみをもたせる．

後尖・前尖間の縫合（単結節2針）

後尖と前尖の端（オーバーラップしない）

③ 心膜（弁尖）の切り出しとノルモ弁作成時のマーキング

心臓を挙上し，さらに右側胸膜を開けて心尖部をそこに入れるなどの工夫をすればさらに容易になり，再手術例でも心膜採取は可能である（**②**）．

- 術前のエコー計測から弁輪サイズを予想し，そのサイズのテンプレートから必要な弁葉面積の心膜を採取する（弁輪サイズが27～31 mmであれば7×6 cm大のもの1枚，5×6 cm大のもの1枚）．

▼ ポイント

- 再手術例における心膜の癒着部分は，心膜に近いところでは電気メスや超音波メスなどをなるべく使わずに剥離し，微小な損傷をも避けるように注意する．

ステントレス弁作成

■心膜のトリミング

- 手術室内清潔台上にて僧帽弁を作成する．まず心膜を自然なテンションで均等に伸展させ，針などで固定する．リングサイズの弁テンプレート（前尖用1枚，後尖用1枚）を心膜に当て，心膜をテンプレートの形にくりぬく（**③-a**）[Movie 0:07～0:12]．前尖側弁輪に縫着される心膜前尖弁葉の曲線がとくに重要である．

- 心膜裏面の微小血管を含む脂肪組織は，薄く残すようにしている．筆者は，僧帽弁形成術における20年以上にわたる新鮮無処理自己心膜の使用経験から，これが長期耐久性と関係するのではないかと考えている．

▼ ポイント

- 心膜切離に際しては，伸展させすぎると切離後に収縮してしまう．とくに脚部が細くなりすぎないよう注意する．

■ リング-心膜縫合

- 前尖側リング中央部に心膜前尖弁葉中央部を1針縫着する．心膜前尖弁葉がリングにバランスよく縫着されるためのガイドとして，テンプレート上にある約10 mm間隔のマークに合わせて，心膜弁葉側にもマーキングする．これに合わせるように，フレキシブルリングに弁前尖心膜を6-0ポリプロピレン糸連続縫合にて縫着する．同様に，後尖心膜弁葉をリング後尖側中央に縫着する．
- 弁輪の小さい例などで，バンド状の人工弁輪を用いる場合は，はじめに心膜前尖弁葉を両線維三角部分で固定する．
- 左右両線維三角部分，後尖側弁輪中央，後尖両端，その中間の左右4点，これらのテンプレート上のマークの位置が心膜弁葉の相当する位置に正確に固定されることが重要である（ **3**-b）．

▼ポイント
- テンプレート上のガイドポイントをリングと心膜へ正確にマーキングする（6-0ポリプロピレン糸で行ってもよい）．

■ 理想的な接合ポイントの仮止め

- 前尖の脚と後尖の脚には，理想的接合ポイントがある．これは，シミュレータ実験の心エコー検査の解析から求めたもので，テンプレート上に線として示してある．同部を6-0ポリプロピレン糸で仮止めしておく [Movie 1:29～1:34]．

■ 後尖と大きな前尖のあいだの処置

- 後尖と大きな前尖のあいだは逆流の生じやすいところである．ここは必ず6-0ポリプロピレン糸単結節縫合を1～2針行う [Movie 0:47～1:00]．その深さは5～8 mmがよい．
- 弁作成後は弁の形態，接合状態を観察し，必要があれば修正する．

ステントレス弁植え込み

- 心停止下に僧帽弁を露出し，弁切除を行う．この際，あとでノルモ弁の脚を縫着すべき乳頭筋を同定しやすいように腱索を長めに残しておく．後尖中央部の弁輪に付着する腱索（basal chordae）のみを温存する．はじめに，前後一対の乳頭筋の体部にテフロンフェルトパッチ付き4-0ポリプロピレン糸のマットレス縫合をかけてこれを上方に牽引し，メジャーを用いて弁輪平面からの垂直距離を測定する [Movie 2:09～2:16]．僧帽弁形成術と違って参照すべき正常腱索がないので（弁を切除するため），この計測は重要である．

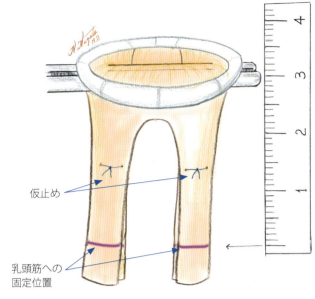

4 脚長の測定と脚へのマーキング

- シミュレータ実験で確認された理想的な脚長は，通常の僧帽弁疾患の場合，成人では30 mm前後である．最初から30 mmと決めてメジャーを用いて乳頭筋へのアンカリングの位置を決めてもよい．この際，術前心エコー検査の弁輪平面-乳頭筋尖端間距離は参考になる．
- ノルモ弁の脚長を決定したら，メジャーを用いてノルモ弁の脚に縫合固定位置をマークする（ **4** ）．
- 弁輪-乳頭筋距離を測定するため，乳頭筋体部にかけたフェルトパッチ付き4-0ポリプロピレン糸の一対のマットレス縫合を，ノルモ弁脚部につけたマーク（適正な脚長の位置）のところに通し結紮する．脚が固定されるのは乳頭筋の左室後壁側でなく中隔側になる [Movie 2:21～2:37]．乳頭筋の後壁側に固定すると流入血液が下向きになる印象があり，現在のところこのようにしている．この後で前後の脚を合わせた仮止め糸を外す．最初に乳頭筋にかけたマットレスの位置が適切でない場合はかけ直す必要がある．結紮したポリプロピレン糸は切らずに，余った脚部の心膜を通し乳頭筋を通し手前側（乳頭筋左室後壁側）のフェルトを通して結紮する（ **5** ）．これを二対の脚について行う．
- 二対の脚が固定された状態で心筋保護液を投与し左室を軽く充満させると，弁の閉鎖形態をみることによって脚長が適正であったかどうかが判定できる．これは人工腱索再建を伴う僧帽弁形成術と同じであって，closure lineが左右不対称であったり，左房側へ著しく突出（billowing）した状態であれば，この段階で容易に脚長を短く再固定することができる．
- 次に4-0ポリプロピレン糸を，左右の線維三角と後尖側弁輪中央の3点に支持糸をかけて，これをノル

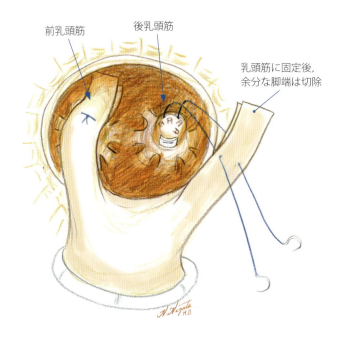
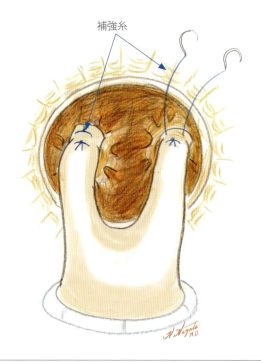

5 脚の固定と補強

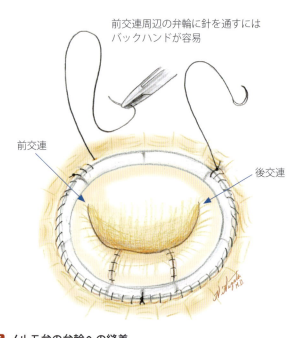

6 ノルモ弁の弁輪への縫着

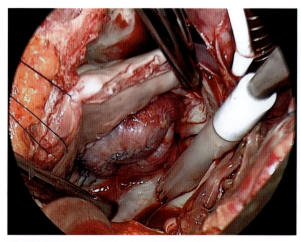

7 接合状態，closure line の対称性の確認

▼ ポイント
- バランスが重要．出来あがりが左右対称にならないと片側の交連部の閉鎖が不完全になることなどが予想される．弁輪側3点の支持糸の位置はとくに重要である．途中で左右対称でないことに気づいたらやり直すべきである．

モ弁のリング部分の対応する位置（あらかじめマーキング）に通す．この3本の糸を結紮してから連続縫合を行ってもよいし連続縫合を先に進めてもよいが，前交連部周辺は連続縫合をしにくい部分なので，筆者はここを先に行うようにしている．ここではノルモ弁の心膜を針先で傷つけないように，リング側から針を刺入することが推奨される．前交連周辺の弁輪に針を通すにはバックハンドがやりやすい（**6**）．

- 出来あがりの形態を確認しながら進むためには，途中で心筋保護液で軽く左室を充満させるとよい．連続縫合の注意点は，等間隔に進むことと，リングを十分にとらえることである．リングのポリエステルを浅くとらえるだけでは paravalvular leakage が生じやすくなる．
- フルリングでもバンドでも，弁輪の前尖側連続縫合は最後に行うとよい．その理由は，そのほうが脚長

の調節がしやすいからである．バンド状のノルモ弁を使用する場合，前尖側（左右線維三角間）連続縫合は心膜弁葉と弁輪との縫合になるので，より密な縫合が必要である．筆者はここだけ 5-0 ポリプロピレン糸を用いている．
- 連続縫合が終了したら，僧帽弁形成術と同じようにリーク試験を行い，接合状態，closure line の対称性などを確認し（**7**），自己心膜弁（ノルモ弁）植え込みを終了する．
- 大動脈遮断解除，心拍再開，十分な血圧を確認後，人工心肺離脱，経食道心エコーで弁の閉鎖状態を確認する．

▼ ポイント

- 弁の作成，脚の長さ，左右のバランスの 3 つのポイントをしっかり押さえることで，MR 制御に関してはかなり予測性の高い術式である．しかしリーク試験で良い閉鎖形態を確認できたのに，術中経食道心エコーで逆流を認めることがある．その主な原因は，リングと弁輪のあいだからの paravalvular leakage である．とくに弁輪が硬い再手術例や弁輪-ノルモ弁のサイズの微妙なミスマッチがあるときは要注意である．

参考文献

1) Kasegawa H, et al. Assessment of a novel stentless mitral valve using a pulsatile mitral valve simulator. J Heart Valve Dis 2012 ; 21 : 71-5.
2) 加瀬川均ほか．新しい僧帽弁位ステントレス生体弁 Normo の開発．人工臓器 2012 ; 41 : 176-92.
3) 加瀬川均ほか．弁形成困難例に対する自己心膜を用いた拡大僧帽弁形成術．心臓 2014 ; 46 : 1066-70.
4) Kasegawa H, et al. A new type of mitral valve operation using a novel stentless mitral vave made from autologous pericardium for unrepairable valve. J Heart Valve Dis 2015 ; 24 : 53-6.

2. 僧帽弁

二弁置換術のコツと落とし穴

森田茂樹（国立病院機構九州医療センター）

　大動脈弁置換術が行われた状態で僧帽弁置換を行う場合，視野展開に難渋する．大動脈弁と僧帽弁を同時に置換する場合，あるいはすでに大動脈弁置換術が行われている症例に再手術として僧帽弁置換を行うときの要点をまとめる．

大動脈弁置換後の僧帽弁置換術はなぜ難しいのか──解剖学的な考察

前外側交連の視野の確保が難しい

- 大動脈弁と僧帽弁の弁輪は線維性の連絡を有しているが，大動脈弁の中心は僧帽弁の前尖の中心線上に位置していない[1]．右冠尖弁輪の底部（nadir）と後内側交連のあいだの距離に比べて，左冠尖弁輪のnadirと僧帽弁の前外側交連の距離は短く，僧帽弁輪と大動脈弁輪はこの部分で最も近接している（❶）．
- 人工弁が大動脈弁位に装着されていると，前外側交連の部位の僧帽弁輪のすぐ上の左房壁が，置換された人工弁に押されて前外側交連部を覆い隠すように突出する．しかもこの部分の大動脈弁輪と僧帽弁輪は，左の線維三角（left fibrous body）という強固な線維性の組織で連続しているので，柔軟性に乏しく前外側交連部を引き出すことがきわめて難しい．
- 僧帽弁の後内側交連部の弁輪と大動脈弁の無冠尖の弁輪のnadirとのあいだには，左に比べると構造的に大きい右の線維三角（central fibrous body）が存在し，また膜性中隔も介在するので，無冠尖のnadirと後内側の交連部の弁輪とのあいだには距離

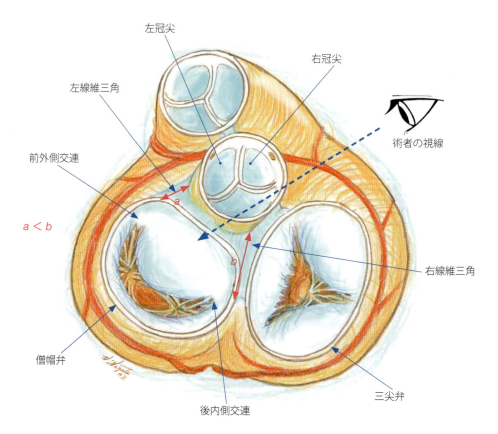

❶ 大動脈弁輪，僧帽弁輪，三尖弁輪の相互関係
僧帽弁輪の前外側交連部は，左冠尖の大動脈弁輪の底部（nadir）に近接している．左線維三角は，右線維三角に比べて小さい．大動脈弁置換が行われていると，前外側交連は大動脈弁輪に固定されることになり自由度が失われる．しかも前外側交連は術者の視野からいちばん遠いところにあるので，術野を確保することがきわめて難しい．

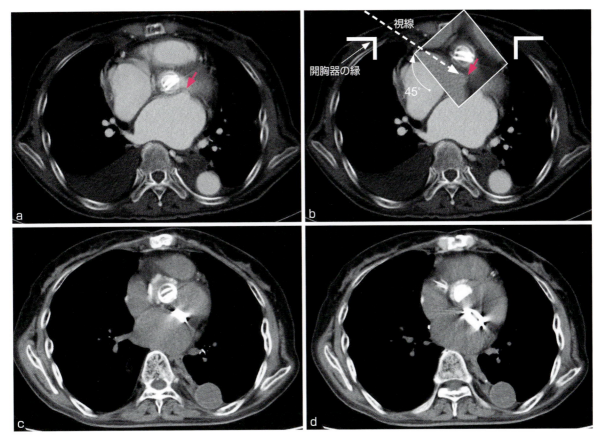

2 大動脈弁置換術（Bentall手術）された症例への僧帽弁置換術の術前・術後のCT
a：術前のCT．b：その大動脈の周囲の部分を45°時計回りに回転させて，さらに前方に引き上げた状態をシミュレートしたもの．開胸器を付けたときの執刀医の視線を破線の矢印で想定した．
心臓を45°回転させただけでは，僧帽弁の前外側交連（a，b；→）は視野にとらえられない．視野を得るためには，回転させたうえに，さらに全体を前方に引き上げる方策を駆使する必要がある．
c，d：術後の単純CTで，cはdの1スライス頭側の断面を示す．

がある．このため大動脈弁が置換されていても，後内側交連部の視野を確保することは前外側交連に比べると難しくない．

- 一方，前外側交連は視野的に術者から遠いので，視野を確保することが難しいだけでなく，弁輪への運針も制限されてしまう．
- **2**に，Bentall手術術後に僧帽弁置換術を施行した症例の僧帽弁置換術前・術後のCTを示す．人工弁が大動脈弁の位置に入っていると僧帽弁輪の前外側交連の部分（→）が人工弁のために死角となる（**2**-a）．大動脈を中心に45°回転させ，この部分を前方に移動させた状態を**2**-bにシミュレートしている．この状態でやっと前外側交連がかろうじて視野に入ってくることがわかる．
- 実際の手術では，後述するように前外側交連をできるだけ近くに引き出す方策を駆使することが求められるが，視野の確保に難渋することがほとんどである．

大動脈弁置換術と僧帽弁置換術を同時に行う場合

▼ポイント
- 大動脈弁輪に人工弁が装着される前に僧帽弁を扱う．

- 僧帽弁の視野，とくに前外側交連の視野を確保するためには，人工弁が大動脈弁輪に装着される前に僧帽弁を置換すれば，通常の僧帽弁置換術と同様の視野で手術を行うことができる．そのためには，①僧帽弁置換術を大動脈弁置換術の前に行うか，②大動脈弁の人工弁への糸かけまですませた段階で，視野を僧帽弁に移して僧帽弁置換術を行えばよい．

僧帽弁置換術を行ってから大動脈弁を置換する手順

▼ポイント
- 僧帽弁の人工弁には，必要以上に大きなサイズの人工弁を使わない．

- 僧帽弁置換術を行ってから大動脈弁置換術を行えば，通常の僧帽弁置換術と同様の視野で僧帽弁置換

二弁置換術のコツと落とし穴 | 141

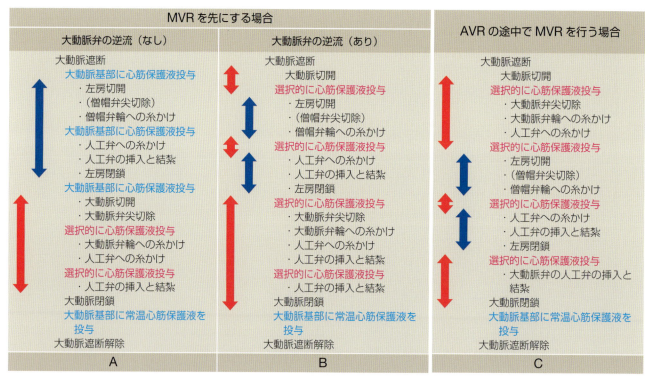

図3 僧帽弁置換術（MVR）と大動脈弁置換術（AVR）を同時に行う場合の手順
↑↓（赤）大動脈弁の視野　↑↓（青）僧帽弁の視野

術の操作ができる．

大動脈弁の逆流がない場合

- 大動脈弁に逆流がない場合の手順を図3-Aに示す．
- 僧帽弁に人工弁が装着されている状況での大動脈弁置換術はそれほど難しくない．ポイントは必要以上に大きなサイズの人工弁を僧帽弁に選択しないことである．人工弁が僧帽弁輪に入っていると大動脈弁置換術を行う場合の視野出しに苦労するといわれていた．僧帽弁に人工弁が装着されていることにより大動脈弁輪の可動性が失われるからというのがその理由である．可動性で問題となる部分は前述したように左冠尖のnadirだが，この部分の大動脈弁輪は視野の直下に見えるので，僧帽弁に人工弁が入っていても大動脈弁置換術の視野の確保に困難を生ずることはあまりないように思う．人工弁の機能がまだよくなかった時代，できるだけ大きな人工弁を僧帽弁に入れたような症例で大動脈弁置換術に苦労した名残が言い伝えられているのかもしれない．いずれにせよ，必要以上に大きなサイズの人工弁を入れることは避けるべきであろう．
- 僧帽弁置換術の次に大動脈弁置換術という順番（図3-Aの手順）で二弁置換を行うことの利点は，大動脈切開を行わずに僧帽弁置換術を行うので，その間は心筋保護液の投与を選択的に行わなくてよいことである．視野を大きく転換する必要がないので，虚血時間をいくらかでも短縮できる．

大動脈弁の逆流がある場合

- しかし大動脈弁の逆流があるときは，大動脈を切開して選択的に心筋保護液を投与する必要がある（図3-B）．追加の心筋保護液の投与を行う場合，そのたびに僧帽弁の視野を離れて大動脈切開部から選択的投与を行い，また僧帽弁の視野を取り直すということを繰り返さなければならず，大動脈弁の逆流がある場合は操作の煩雑性は次項に述べる方法と変わらなくなる．

■大動脈弁置換術の途中で僧帽弁置換術を行い，最後に大動脈弁置換術を完成させる手順

- 大動脈弁をまず観察して弁尖を切除し，大動脈弁輪へ針糸をかけ，人工弁のカフへの糸かけまで行い，次に視野を左房に移して僧帽弁置換術を行い，最後に大動脈弁の視野に戻って大動脈弁置換術を完成させるという手順である（図3-C）．
- 筆者は通常この手順で二弁置換術を行っている．この手順であれば手術の比較的早い段階で手術の見通しをつけることができるというのが，その理由である．二弁置換術の場合，心臓の虚血時間に影響を与える要因の第一は大動脈弁の弁尖の切除，石灰化の除去にどれだけの時間を要するかであり，それを最初に行うことにより大動脈遮断時間を予想し，それに応じた対応が可能となる．まずは手術の初期の段階で，術前に立てておいた戦略どおりに手術を遂行できるか否かを判断することが重要だと思ってい

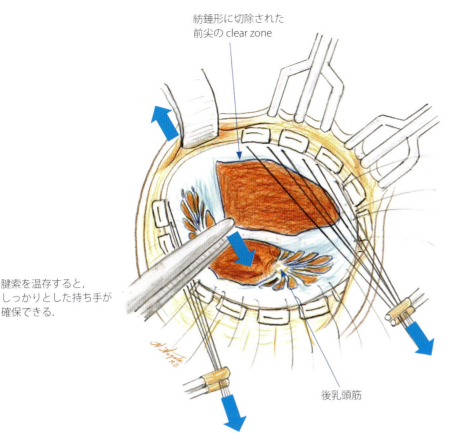

紡錘形に切除された前尖のclear zone

腱索を温存すると，しっかりとした持ち手が確保できる．

後乳頭筋

4 すでに大動脈弁置換術がなされている場合の前外側交連の視野の出し方

後尖のP1，前尖のA1からA2の弁輪にかけた糸や僧帽前尖の一部を持ち手にして矢印の方向に牽引すると同時に，前外側交連の左房側の人工弁による張り出しを鉤あるいはクーパーで圧迫して視野を確保する．筆者は，前尖のclear zoneを図のように紡錘形に切除して，全腱索を温存するようにしているが，そうするとしっかりとした持ち手が確保できる．

る．
- この手順の注意点は，糸をかけた人工弁を術野の近くにおいておかなければならないことで，僧帽弁置換術中に糸が絡まったり，人工弁が傷ついたりするおそれがある．筆者は，マットレス縫合のときは弁尖ごとの糸を3つのペアンで束ね，人工弁と一緒に柄付きガーゼでくるみ術野の外（助手側の頭側）においている．とくに生体弁の場合は，乾燥しないように定期的にガーゼを湿らせるような注意も必要である［Movie 0:49～1:00］．

すでに大動脈弁に人工弁が入っている場合（大動脈弁置換術後の僧帽弁手術）

▼ポイント
- 前外側交連を引き出すメカニズムを駆使すること．
  ①弁輪にかけた糸で引き出す．
  ②僧帽弁前尖の一部を持ち手として残して引き出す．
  ③前外側交連の上に張り出している大動脈基部を押し込む．
  ④経心房中隔アプローチを考慮する．

- 大動脈弁置換術やBentall手術がすでに行われている症例に対して僧帽弁手術を行う場合，冒頭に述べたように，前外側交連部の弁輪の可動性が著しく損なわれているので，その部分の視野を確保することが非常に困難となる．**4**に示すように，大動脈基部を助手側へ押さえ，僧帽弁輪を術者側に引き出す工夫をすること，また僧帽弁のできるだけ近くに左房の切開をおくことが重要である．そのためには，左房の切開は右側左房切開ではなく，経中隔的なアプローチを用いることも考慮するべきであろう．弁輪までの距離が短いほうが視野も良いし，運針の取り回しも容易になる．

- 可動性が悪い弁輪を視野に引き出すためにはどうするか．当然，前外側交連部への針糸は最後に行うことになるが，筆者はそれ以外の針糸でもって僧帽弁輪を引っ張り，前外側交連を視野に入れるようにしている（**4**）．僧帽弁輪の後尖，P2とP3の境界部に針糸をかけることが最も容易であるので，まずそこに針糸をかけ，そこから順次，時計回りにP2，P1の方向に針糸をかけ，次に反時計回りにP3，A3，A2の順に針糸をかけていく．前外側交連の両脇の

かけ終えた縫合糸を把持して前外側交連部を引っ張り出すことを試みる．また前外側交連の部分につらなる前尖を切除せずに持ち手として残しておき，これを引っ張ることも有効である．
- 筆者は全腱索を温存する僧帽弁置換術を最近では行っているが[2]，その際には前尖の clear zone だけを紡錘形に切除することにより前尖の自由縁を完全に温存できるので，これを持ち手にして前外側交連を引っ張り出すことが容易となった．

心筋保護

大動脈切開を最初に行わず，はじめに僧帽弁置換術を行う場合

▼ポイント
① 初回の心筋保護液注入時に完全な心停止が得られているかを確かめる．
② 大動脈基部の空気抜きを確実に行う．
③ 僧帽弁鉤を外し，弁輪へかけた糸を緩めて，心筋保護液注入時の大動脈弁の逆流を防ぐ．

- 大動脈に逆流病変がない場合，初回心筋保護液は大動脈基部に注入する（3-Aの手順）．このとき，完全な心停止が得られているかを確認することが重要である．心電図が振幅は小さくても細かく揺れていて完全な心停止が得られていないことに気がつかず，僧帽弁置換術へ手術を進めてしまうと，不完全な心筋保護しか行われず心臓が立ち上がらないという最悪の事態を招きうる．十分な心停止が得られていないと判断した場合は，躊躇なく大動脈を切開して選択的に心筋保護液を注入すべきである．
- 僧帽弁の手術操作を行っているときには，僧帽弁手術のときの心筋保護のテクニックに準じて手術を進める．順行性に心筋保護液を注入する場合，大動脈の基部の空気抜きを確実に行うこと，基部が虚脱していないことを確認することが重要である．僧帽弁の視野を出すための僧帽弁鉤がかかったままになっていると，鉤が大動脈基部を変形させ大動脈弁の逆流をきたし，心筋保護液が左室に漏れて冠動脈が還流されないという事態に陥る．また，僧帽弁鉤を外しても弁輪にかけた縫合糸がスーチャーホルダーに引っ張られた状態で固定されていると，その糸により大動脈基部の変形が起こるので，スーチャーホルダーにかかった糸の緊張を緩めることも必要である．
- 大動脈基部への心筋保護液注入用のカニューレで圧をモニターできるシステムであれば，大動脈の基部の圧が上がっていないことで注入が有効でないことをすぐに察知することができるが，そうでない場合は，毎回，大動脈基部を触診して，有効な投与になっているかどうかを確認する習慣が大事である．

大動脈切開をはじめに行う場合

- 大動脈閉鎖不全症の場合や，筆者のようにはじめに大動脈弁を観察することを原則にしている場合には，大動脈を切開して心筋保護液を選択的に投与することになる（3-C）．
- 僧帽弁の手術をしているときに，僧帽弁の視野を保持したまま選択的に冠動脈へ心筋保護液を注入することはできない．僧帽弁鉤を外し，冠動脈の入口部を直視できる視野を一時的に確保する必要がある．これが，なかなか面倒である．せっかく苦労して出した僧帽弁の視野を離れることになるので，逆行性の冠灌流を併用している場合など，とくに順行性の選択的冠灌流をスキップしたくなるが，筆者は原則30分ごとに順行性に投与するようにしている．
- 逆行性の心筋保護液の投与については，それだけで十分だとするものもあるが，大動脈遮断時間が長くなる2弁置換術の場合[3]，確実な心筋保護を達成することが第一だと考えているので，逆行性の心筋保護液の投与はあくまでも補助的なものであると筆者は考えている．

付記：僧帽弁の逆流試験

- 大動脈弁手術と同時に行う僧帽弁手術という観点から，僧帽弁形成術における逆流試験，水試験のピットフォールについて言及する．大動脈閉鎖不全に対する大動脈弁置換術と僧帽弁形成術の同時手術という想定である．
- 大動脈弁が切開されている場合，水試験を行うときにはフォーリーのバルーンなどを大動脈基部で膨らませることなどにより行われているが，バルーンの位置をコントロールすることが難しい．バルーンが左室側に部分的にでも突出すると，僧帽弁の前尖をバルーンが左室側から押すことになり，僧帽弁の逸脱の程度に干渉し水試験の評価が不正確になってしまう．このような場合，プレジット付きの4-0モノフィラメント糸で大動脈弁の切開を2針程度の幅広のマットレス縫合をかけてターニケットで粗く閉じて水試験をすると，通常の水試験と同様の精度で僧帽弁の逆流が評価できる．
- 水試験を行うときには，大動脈基部の空気抜きに配慮することが重要だが，この方法であれば，大動脈切開は粗くしか閉鎖されていないため，その隙間から空気が抜けるので，その意味でも簡便で良い方法だと筆者は考えている．

術前の精細な戦略の検討と術中の十分な心筋保護が

二弁置換術の成功の鍵であると筆者は考える．

引用文献

1) Anderson RH, Becker AE. The fibrous skeleton of the heart. In : Cardiac Anatomy. Gower Medical Publishing ; 1980. p.5.1-5.24.
2) 森田茂樹. マイテクニック：全腱索温存の僧帽弁置換術. 胸部外科 2016 ; 69 : 12.
3) Lehmann S, et al. Porcine xenograft for aortic, mitral and double valve replacement : long-term results of 2544 consecutive patients. Eur J Cardiothorac Surg 2016 ; 49 : 1150-6.

2. 僧帽弁

Manouguian法を用いた二弁置換術のコツと落とし穴

大北　裕（神戸大学）

　Manouguian法は，1979年にGeorg-August大学（Göttingen）のManouguian S, Seybold-Epting W. により報告された弁輪拡大術式で，J型大動脈切開を大動脈弁輪，大動脈-僧帽弁連続，僧帽弁輪を超えて僧帽弁前尖にまで切り込み，大動脈弁サイズを2段階拡大できる有効な術式である．

　しかしながら近年，人工弁の進歩は著しく，血栓塞栓症の減少，有効弁口面積の拡大，耐久性の向上など，患者に大きな恩恵をもたらしつつあり，以前は狭小弁輪に対する弁輪拡大術が必要な症例は10%程度存在したが，現在では術後moderate以上（< 0.85 cm^2/m^2）のPPM（patient-prosthesis-mismatch）をきたす症例はまれとなった．そのため，Manouguian手術の本来の適応である狭小弁輪症例は少なく，大動脈-僧帽弁線維性連続-中心線維体に発生する膿瘍，感染性心内膜炎による破壊が主要な手術適応となってきた．

手術手技

■大動脈弁輪切開，僧帽弁切離

- 狭小弁輪の場合は，術前のエコー計測データが大動脈弁輪拡大を必要とする弁輪径であっても，一気に弁輪拡大せずに，通常のJ切開にとどめて，サイジングしてから弁輪拡大の適応を決定する．1サイズ増加で十分ならばNicks法にとどめ，2サイズアップが必要ならばManouguian切開を行う．また，左室流出路も狭小である場合はKonno手術が必要となり，J切開ではなく前方に斜切開をおき，右冠動脈-左冠動脈間に切開を延長する（❶）．

- Manouguian切開は，左冠尖-無冠尖間の交連部右側の大動脈弁輪を切開し，そのまま大動脈-僧帽弁連続を進み，僧帽弁輪を切開して僧帽弁前尖を左右に分割する．同時に，左房天井を後方に3〜5 cm切開する．大動脈弁輪，大動脈-僧帽弁連続，僧帽弁輪が切開している場合，積極的に石灰片を摘除する．通常，僧帽弁前尖に付着するstrut chordaeは温存するので，左右線維三角に4-0 braided suture

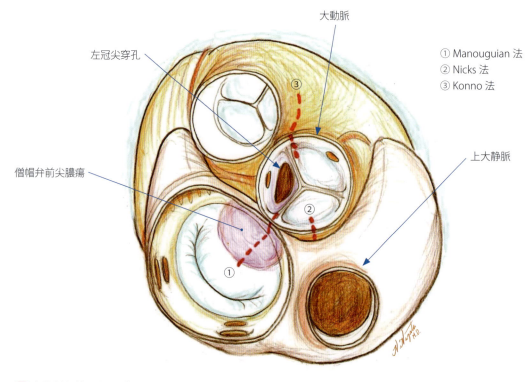

❶ 大動脈弁輪切開アプローチ

① Manouguian法
② Nicks法
③ Konno法

で strut chordae が付く前尖組織を固定する．後尖組織は正常であるならばすべて温存する．膿瘍を伴う場合は，徹底的にデブリードマンを行わねばならず，その結果，大きな組織欠損が発生するが，心膜パッチで十分補填できる．

■ 弁輪サイズの確認

- ここで，両側の大動脈切開下端（左房切開上端）に traction suture をおき，必要な大きさの大動脈弁サイザーを当て，必要なパッチの幅を見当つけておく．同時に，僧帽弁輪にもサイザーを当てて，僧帽弁輪拡大に必要なパッチ幅も検討する．パッチは牛心膜を紡錘形にトリミングし，長さは後で短縮できるので 10 cm 程度の長さとする．一重で使用している．

- 先に大動脈弁サイズを決定するが，最も適した大動脈弁−僧帽弁サイズの組み合わせは 21–27 mm，23–29 mm，25–31 mm である．この場合，僧帽弁サイズを欲張らないことが重要で，通常，縫い代を入れて 25〜30 mm のパッチ幅で対応できるような僧帽弁サイズを選択する．

▼ ポイント
- 大動脈弁サイズの決定では，僧帽弁サイズを欲張らない．

■ 人工弁縫合

- まず，後尖の僧帽弁輪に縫合糸をおく．筆者らの場合，以前は 7 mm 幅 pledget 付き 2-0 braided 22 mm 強弯針を everting suture として使用していたが，最近は 7 mm 幅 spaghetti 付き 0 braided suture，針は 22 mm 強弯を左室から弁輪をとり，左房側へ抜く supra-annular position に変更した．その理由は，supra annular position のほうが大きな人工弁サイズが入ること，弁下部の左室側への突出が少ないこと，などである．

- 第 1 針は 6 時方向の僧帽弁最下端におき，順次，左右に進み，スーチャーホルダーに固定する．左側は逆針，右側は順針，心筋に刺入しないよう注意する．3 時方向は膜性中隔に接近する．僧帽弁輪断端部の最後の一針は，僧帽弁輪と用意した牛心膜パッチの両方にしっかり刺入する．前方は心膜パッチの外側から mattress stitch をおき，僧帽弁全周に糸かけが終了する．人工弁の縫着はまず左右の線維三角，6 時方向の 3 か所から固定し，順次結紮する．通常，mattress stitch 15〜18 本を使用する．右側肺静脈から挿入した左心ベントカテーテルを人工弁を通して左室内に留置したあと，左房天井に心膜パッチを 4-0 monofilament 糸で縫合閉鎖する．

■ 大動脈弁置換術

- 紡錘形のパッチの一端を大動脈拡大用とする．パッチにおける僧帽弁輪と大動脈弁輪部分間の距離は大動脈−僧帽弁連続に相当し，7 mm〜1 cm とする．

- まず，最初にパッチの縫合を途中まで行うが，大動脈切開断端，僧帽弁人工弁輪，左房壁の三者が集束する点，すなわち transitional zone の止血が最も重要で，確実に深い刺入が望まれる．transitional zone をまたぐような buttress suture 追加が有効である．大動脈の縫合糸は 4-0 monofilament 糸を使用し，大動脈切開中途まで基部を閉鎖する．

- その後，通常どおりの AVR を行うが，筆者らは 2-0 braided spaghetti（7 mm）mattress suture 15 本を使用して supra-annular position に人工弁をおく．パッチ拡大部分はパッチの外側から糸を刺入する．

▼ ポイント
- transitional zone の止血のためには，確実に深い刺入を行う．

■ composite patch と大動脈壁の縫着

- パッチと大動脈壁の縫着はパッチをトリミングして，4-0，5-0 monofilament 糸を使用して大動脈切開を閉鎖する．

手術の実際——ビデオ症例の解説
[Movie 参照]

- 症例は 68 歳男性．1 週前から発熱，全身倦怠をきたし，近医入院．そのうち，呼吸困難も出現し，初めて弁膜症と判明した．心エコーにて AR severe，MR severe，para-annular abscess と診断され，搬送された．患者は起坐呼吸を呈し，X 線では肺水腫を示した．心エコーでは free AR，free MR，大動脈−僧帽弁連続が肥厚，浮腫を示し，僧帽弁前尖は瘤化していた．血液培養から *Streptococcus viridans* が検出された．

- 完全体外循環下で上行大動脈遮断し，J-shape oblique aortotomy を加え，selective coronary cannulation で心停止を得た．4-0 Nespolen 3 本の traction stitch をおき，大動脈弁基部を展開．大動脈弁は三尖がすべて感染により破壊され，なかでも左冠尖には大きな穿孔を認めたため，これらを切除した．

- Ao-MV continuity 弁輪は表面上円滑であるが，軽度の陥凹，黒色化を認めた．大動脈切開を延長，左房天井を 3 cm 切開し，その後，僧帽弁前尖に切り込み左右に分割して Manouguian 切開を行った．僧帽弁前尖の裏面は広く汚染され，弁瘤が A2 弁輪部に存在した（❶）．

- 前尖，腱索を摘除したが，後尖腱索は残せた．後尖僧帽弁輪は正常である．僧帽弁切離面は汚染され，

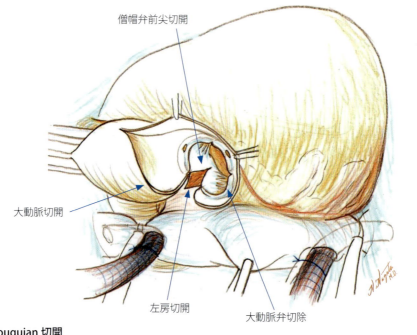

2 Manouguian 切開

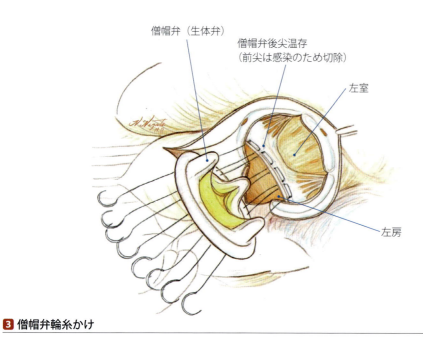

3 僧帽弁輪糸かけ

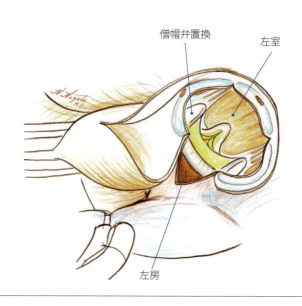

4 僧帽弁置換

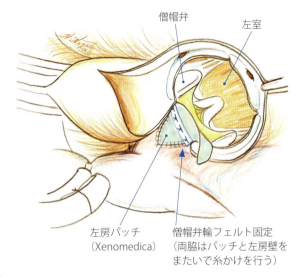

5 左房パッチ閉鎖

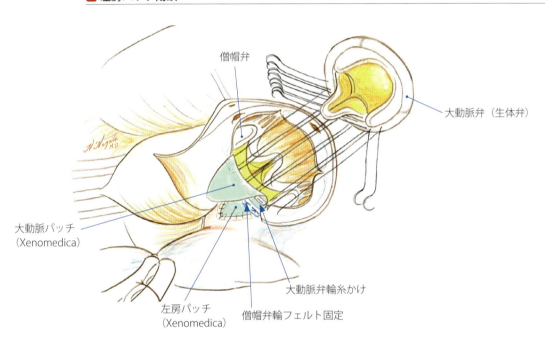

6 大動脈基部再建および弁輪の糸かけ

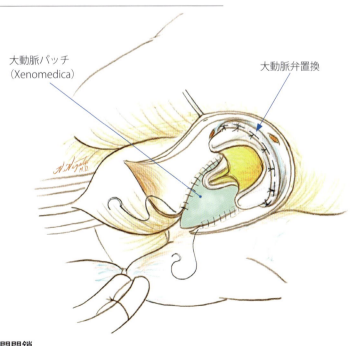

7 弁置換および大動脈切開閉鎖

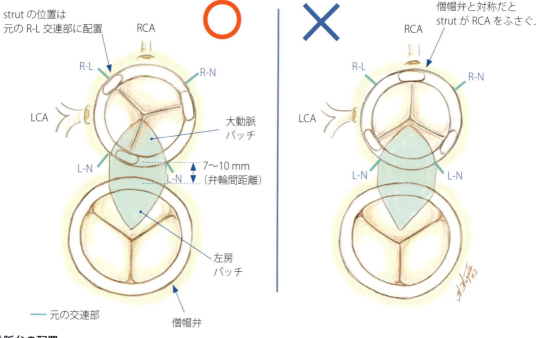

8 大動脈弁の配置

- 膿汁が存在したため，汚染された組織，僧帽弁前尖，大動脈壁を大きくデブリードマンした．左側は左冠動脈口近傍まで，右側は右線維三角までデブリードマン．ピオクタニン塗布を行い，心内腔を洗浄した（**2**）．
- 僧帽弁は Epioc 29M を選択し，2-0 Ethibond everting buttress suture を後尖弁輪 2/3 周におき，人工弁を縫着した（**3 4**）．Xenomedica patch を残った弁輪幅 40 mm に合わせて，一重の幅 60 mm の舟形パッチを縫着．4-0 Nespilene で LA 天井をこのパッチで閉鎖した（**5**）．2-0 Ethibond mattress stitch を人工弁輪からパッチへ出し，フェルトで補強してパッチ外で結紮した．合計 16 針（**5**）．
- もう一方のパッチは，4-0 Nespilene で大動脈基部を形成し，途中で縫合糸をロックした．大動脈人工弁は Magna 25 を選択．縫合線は本来の弁輪よりも 5 mm 遠位の horizontal line とした．冠動脈口は左右とも人工弁縫合線から十分に距離がとれた．2-0 Ethibond buttress suture を supra-annular position となるよう 18 本密に刺入し，後方 1/3 周はパッチ外側から刺入して人工弁を縫着した（**6 7**）．残ったパッチをトリミングし，大動脈切開を 4-0, 5-0 Nespilene で閉鎖した．パッチの形状と，大動脈弁人工弁，僧帽弁人工弁，それぞれの位置関係を示す（**8**）．
- 大動脈遮断解除，体外循環離脱は容易であった．術後経過は順調で，抗菌薬投与を 6 週間継続した．

参考文献

1) Pettersson GB, et al. Reconstruction of fibrous skeleton : technique, pitfalls and results. Multimed man Cardiothorac Surg : MMCTS 2014 ; 18 : 2014.
2) David TE, et al. Reconstruction of the mitral anulus. A ten-year experience. J Thorac Cardiovasc Surg 1995 ; 110 : 1323-32.
3) Di Marco L, et al. Composite valve graft implantation for the treatment of aortic valve and root disease : Results in 1045 patients. J Thorac Cardiovasc Surg 2016 ; 152 : 1041-8. e1.

2. 僧帽弁

左房縫縮術

川副浩平（関西医科大学）

縫縮の目的，適応

- 巨大左房に対する縫縮術は，1960年代に僧帽弁置換手術とともに始まった．その目的は周辺臓器の直接的な圧迫障害の軽減を図るもので，主に肺の圧迫あるいは左主気管支狭窄による呼吸障害，まれに左肺動脈狭窄，反回神経・横隔膜神経麻痺の改善のために行われてきた．
- また左房内の血液うっ滞による血栓形成に対する予防効果は，理論的に期待できるメリットとして，常に左房縫縮を積極的に行う理由になってきた．しかし，volume reduction の booster effect としての血行動態への寄与は，ほとんどの患者が慢性心房細動を合併していることもあって証明はできていない．
- 長期の病歴をもったリウマチ性弁膜症患者が激減し，巨大化した左房をみる機会はきわめて少なくなった．今日では，たまたま長年放置されていた僧帽弁膜症患者や，過去に弁形成や弁置換を受けた再手術患者に巨大左房の合併を経験する程度である．しかし，これらの患者では，依然として左室後基部と左気管支の圧迫障害を認めることがあり，いずれも術後の血行動態や呼吸機能に障害をきたすもので，部分的左房縫縮の適応になる．

縫縮の方法

- 左房壁を切除・縫合する方法と左房内から縫縮する plication 法がある．
- 近年になって，自由壁をほぼ全周性にあるいは心房中隔を含めて切除する，大幅な volume reduction 法がいくつも発表されている[1, 2]．肺静脈と僧帽弁を除けば，左房は心房中隔を含めて周囲の解剖構成から独立していて，ほぼ全周性に大幅な縫縮が可能で，いずれの方法もこのような左房の解剖学的特徴に基づいている．
- 言うまでもなく，どの方法にしても画像診断上大きな縫縮効果がみられ，呼吸機能の改善が得られているが，血行動態上の効果については言及されていない．他方，術後経過への左房縫縮の恩恵を疑問視するものもあり[3, 4]，手術時間や大動脈遮断時間の延長，また出血などのリスクを考慮すれば，明確な目的があってしかるべきであろう．

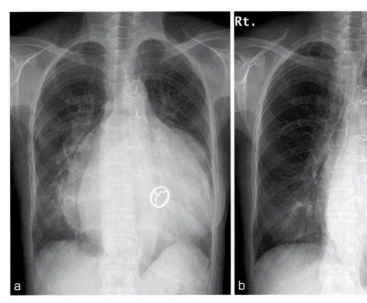

❶ 左房縫縮術の術前・術後の胸部X線写真
左房内からの plication 法でも，大きな volume reduction 効果が確認できる．Movie の再手術例である．術前（a）と術後（b）の胸部X線写真で，左房の縮小効果が明らかである．

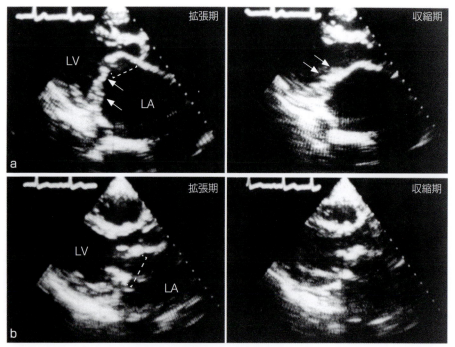

2 para-annular plication の術前・術後の心エコー図
a：術前．術前拡張期には僧帽弁口が心室中隔に向く．左室後壁基部が左室（LV）内側に押し込まれるように動く．術前収縮期には僧帽弁口と後壁基部が左房（LA）側に押し戻される．
b：術後．左房縫縮により左房の bending が矯正され，僧帽弁口も心尖方向を向く．

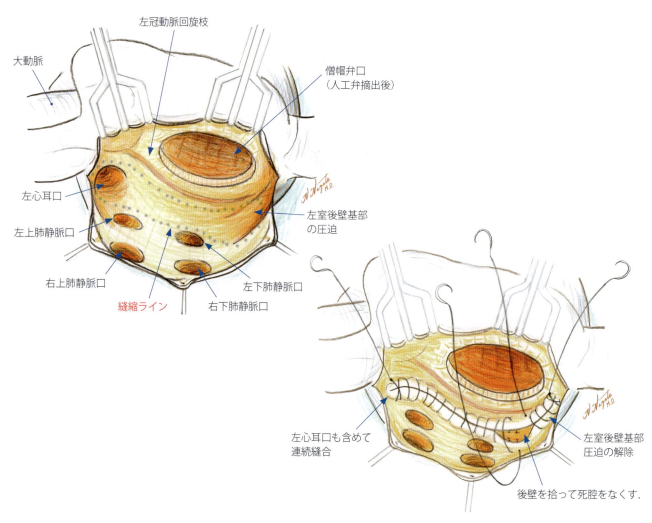

3 para-annular plication の手技
僧帽弁と左右下肺静脈口のあいだを縫縮する．

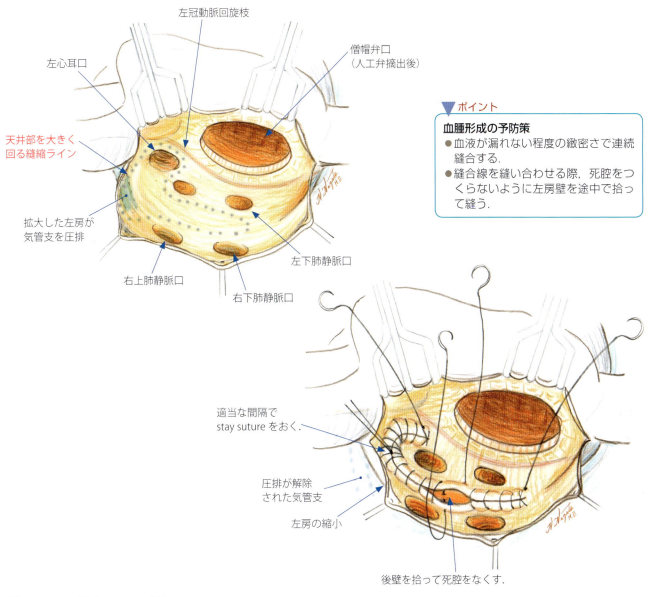

4 superior-half plication の手技
左心耳口から左側自由壁を頭側に向かい，再び両側肺静脈間を尾側に向かって戻るように縫縮する．

- 容積の縮小そのものを目的とした左房縫縮には，必ずしも推奨できる根拠がない．したがって巨大左房に対しては，一般的に周辺臓器への圧迫障害をターゲットにした縫縮を適切に加えるのがよいと思われる．この限りでは必ずしも大幅な左房壁切除は必要なく，左房内から行う plication 法がより簡便である[5]．筆者らの経験では，左房の volume reduction に対しても十分効果的である（**1**）．

縫縮手技

para-annular plication

- 左室後壁基部の圧排は左房が背側下方へ拡大進展して生じる．そのため左室後基部が左室内腔に向かって屈曲し，この部分が僧帽弁後尖の開閉と同じ動き，すなわち奇異運動をする．拡張期には僧帽弁口が心室中隔に向かって押しつけられ，血液の流入が中隔方向に向かう（**2**）．
- 左室後壁基部の圧迫を解除するため，僧帽弁と左右下肺静脈口のあいだを縫縮する．無理なく縫合できる幅で，数針の stay suture をおいて，lateral 側は左心耳を含めて連続縫合する（**3**）．medial 側は右側左房切開線とつなげて，右側左房の縫縮と同時に行うこともある．

superior-half plication

- 左房拡大が頭側に進展すると気管分岐部を押し上げ左気管支狭窄を起こすことがある．この状態では，左側左房の拡大もきたしていて，縫縮は左心耳から上方に向かって左側自由壁を縫縮し，ルーフで U ターンして再び両側肺静脈間を尾側に向かって背側を縫縮する（**4**）．上述の para-annular plication とつなげて行うこともある．

■plication の留意点

- 縫縮領域の両端とそのあいだに，適当な間隔で stay suture をかける．この際，無理なく縫い寄せられる最大幅に stay suture をおいて，縫縮幅を決める．
- 4-0 モノフィラメント糸を用い，血液が漏れない程度の緻密さで連続縫合する．縫合線から外へのリークが大きな問題になることはないが，死腔に血液が充満して血腫をつくると縫縮効果が損なわれる可能性がある．血腫形成のもう一つの予防策は，縫合線を縫い合わせる際，死腔を形成する左房壁を途中で拾って縫うことである [Movie 参照]．
- 縫い合わせる縫合線の長さが異なるので，運針の際は調整しながら縫合する工夫が必要である．

引用文献

1) Sugiki H, et al. Novel technique for volume reduction of giant left atrium : simple and effective "spiral resection" method. Ann Thorac Surg 2006 ; 81 : 378-80.
2) Sawazaki M, et al. Aggressive atrial volume reduction for bilateral giant atria improves respiratory function. Ann Thorac Surg 2013 ; 95 : 1464-6.
3) Plaschkes J, et al. Giant left atrium in rheumatic heart disease : a report of 18 cases treated by mitral valve replacement. Ann Surg 1971 ; 174 : 194.
4) Armstrong RG, et al. Giant left atrium. Is partial surgical excision indicated? Ann Thorac Surg 1972 ; 14 : 443-4.
5) Kawazoe K, et al. Surgical treatment of giant left atrium combined with mitral valvular disease. Plication procedure for reduction of compression to the left ventricle, bronchus and pulmonary parenchyma. J Thorac Cardiovasc Surg 1983 ; 85 : 885-92.

2. 僧帽弁

左心耳閉鎖

坂東　興（東京慈恵会医科大学）

左心耳閉鎖はなぜ必要か

- 心房細動のある患者では，洞調律の患者に比べ，脳梗塞発症率は約5倍であり，心原性脳梗塞の60〜90%が，左心耳の血栓がその原因とされている[1]．
- こうした患者が，心臓の手術を受ける際には，確実に左心耳を閉鎖もしくは離断することにより，心原性脳梗塞の危険性が著しく減少するものと期待されている．

左心耳の解剖学的特徴と主要術式

- 左心耳（left atrial appendage：LAA）は，心臓の左側方に位置し，左心耳の基部のすぐ近傍には，左冠動脈回旋枝（circumflex artery）と大心臓静脈（great cardiac vein）が走行している（**1**）．
- また，左心耳の形状はさまざまで，Beigelら[2]は，chicken wing（鶏の羽；**2**-a），windsock（吹き流し；**2**-b），cauliflower（カリフラワー；**2**-c），cactus（サボテン；**2**-d）の4種類に分類しているが，この形状の多様性ゆえに，完璧な左心耳閉鎖を行うには，後に述べるいくつかの注意点が必要とな

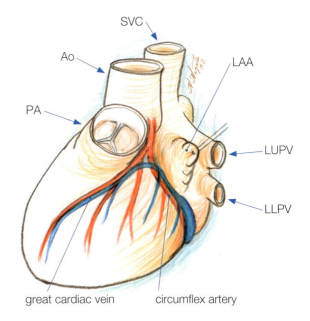

1 左心耳の位置

る（p.157〜159参照）．

- 外科的左心耳閉鎖の方法は，大きく分けて，exclusion（閉鎖）とexcision（切離）に分けられる．exclusion（閉鎖）はさらに心外膜側および心内膜側からのアプローチに分けられる．

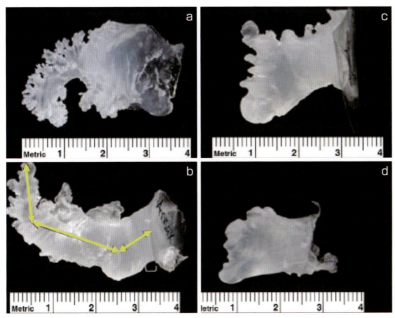

2 左心耳形態の多様性
a：chicken wing,
b：windsock,
c：cauliflower,
d：cactus.
(Beigel R, et al. JACC Cardiovasc Imaging 2014；7：1251-65[2] より)

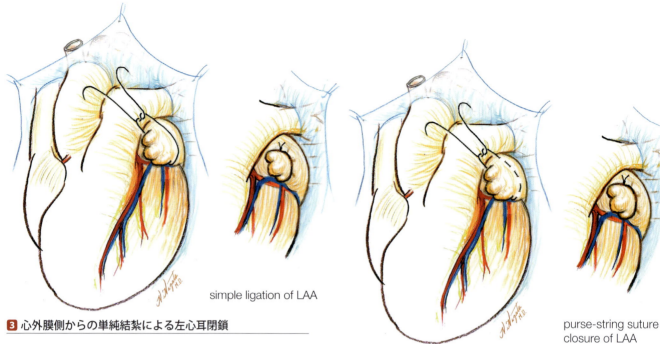

simple ligation of LAA

3 心外膜側からの単純結紮による左心耳閉鎖

purse-string suture closure of LAA

4 心外膜側からのタバコ縫合による左心耳閉鎖

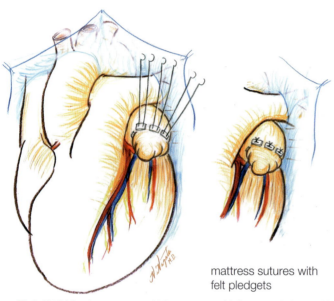

mattress sutures with felt pledgets

5 心外膜側からのpledget付きマットレス縫合による左心耳閉鎖

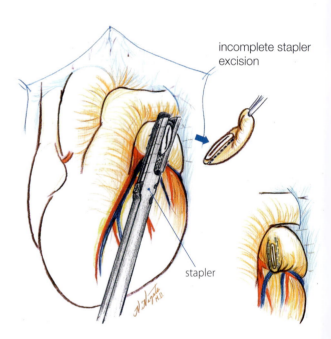

incomplete stapler excision

stapler

6 心外膜側からのstaplerを用いた左心耳閉鎖

- 心外膜側から行う方法としては，
  ① 左心耳を2号絹糸などで単純結紮する方法（**3**），
  ② タバコ縫合（purse-string suture）（**4**），
  ③ pledget付きモノフィラメント糸で閉鎖する方法（**5**），
  ④ staplerを用いる方法（**6**），
  などがある[3]．
- 一方，心内膜側から行う方法としては，
  ① モノフィラメント糸による連続縫合（running suture），
  ② タバコ縫合（purse-string suture）（**7**），
  があげられる．

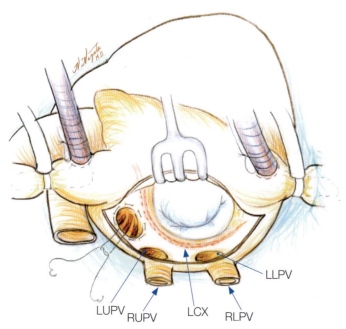

LUPV RUPV LCX RLPV LLPV

7 心内膜側からのタバコ縫合による左心耳閉鎖

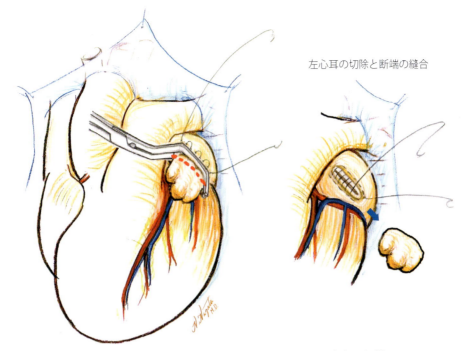

8 心外膜側からの水平マットレス縫合および連続縫合を用いた左心耳切離

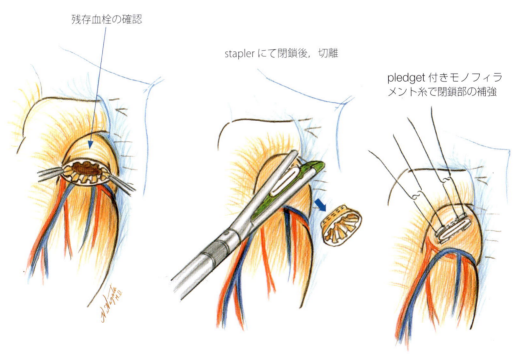

9 心外膜側からの stapler を用いた左心耳切離

- excision（切離）法として代表的なのは，心外膜側から基部近傍に鉗子をかけ，その中枢側をモノフィラメント糸により水平マットレス縫合をかけ，切離の後，完全な止血を目的として，さらに連続縫合を加える方法である（**8**）．
- もう一つ，現在，榊原記念病院で行われている方法を紹介したい［Movie 参照］．この方法では，まず，左心耳を切開し，内部に血栓が残存していないことを確認する．次に，stapler にて閉鎖の後，左心耳末梢側を切離し，pledget 付きモノフィラメント糸で止血目的にて，両断端を補強閉鎖する方法である（**9**）．

主要術式のコツとピットフォール

- 左心耳の閉鎖もしくは切離において，最も気をつけなければならないことは，
  ①閉鎖もしくは切離後，閉鎖/切離部位からの出血を起こさないこと，
  ②左心耳の周囲にある血管の損傷や閉塞を起こさな

左心耳閉鎖 | **157**

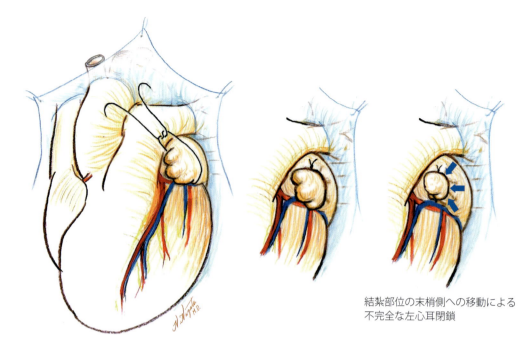

結紮部位の末梢側への移動による不完全な左心耳閉鎖

⑩ 心外膜側からの単純結節による左心耳閉鎖のピットフォール

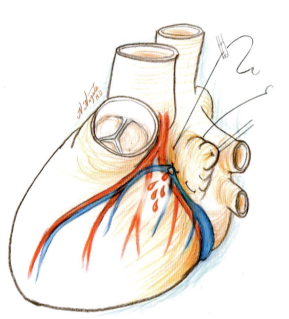

左心耳近傍の大心臓静脈・冠動脈回旋枝の損傷

⑪ 心外膜側からのタバコ縫合による左心耳閉鎖のピットフォール

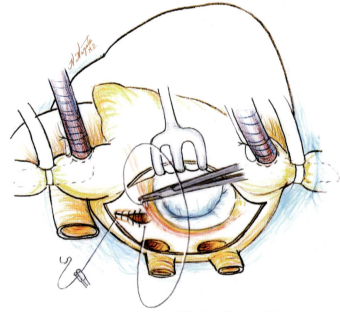

裏側の回旋枝・大心臓静脈の損傷

⑫ 心内膜側からの連続縫合による左心耳閉鎖のピットフォール

いこと,
③閉鎖もしくは切離後,左心耳の残存組織を残さないこと,
④閉鎖後,左心房との交通を残さないこと,
の4点である.

- 心外膜側からの単純結紮では,結紮部分が左心耳の末梢に滑り遺残組織が残る可能性や,不完全な結紮により閉鎖腔との交通が残る可能性があり,勧められない（⑩）.左心耳心外膜側からのpurse-string sutureでは,大心臓静脈や回旋枝を損傷（⑪）しないように細心の注意が必要であるし,心内膜側からの縫合でも,biteが大きいと裏側にある回旋枝の損傷や閉塞を起こす可能性があることに注意しなくてはならない（⑫）[3].
- また,心内膜側からの縫合閉鎖では,閉鎖部分と左心房の交通がないようにすることが肝要であるが,これを確認する方法がないことが大きな問題である.

筆者が勧める術式とその理由

- 左心耳閉鎖手術のポイントは,①出血させない,②遺残左心耳組織を残さない,③閉鎖された左心耳と

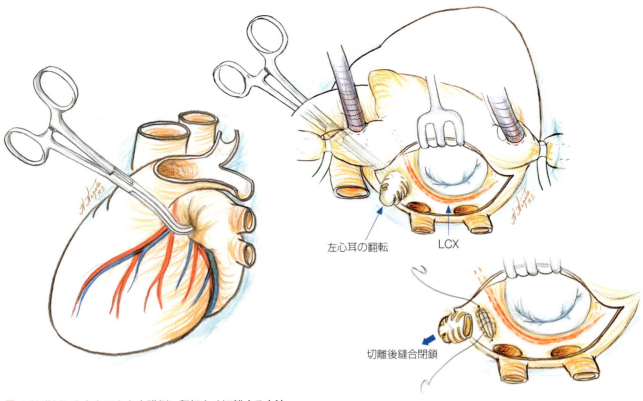

⓭ 心外膜側から左心耳を心内膜側に翻転させ切離する方法

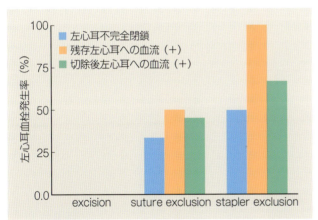

⓮ 左心耳閉鎖における excision（切離）と exclusion（閉鎖）の成功率の比較

左心耳の閉鎖/切離はいかに行うべきか？ 閉鎖より切離のほうが高い成功率を示す．
(Kanderian AS, et al. J Am Coll Cardiol 2008 ; 52 : 924-9[4]より)

左房内の交通を残さない，の3点である．これらをすべて満たす術式として，exclusion（閉鎖）よりは excision（切離）を勧める．なぜなら，遺残左心耳や左房内との交通が残った閉鎖腔には，血栓がよりできやすく，かえって心原性脳梗塞の原因となりうるからである．

▼ ポイント

①出血させない．
②遺残左心耳組織を残さない．
③閉鎖された左心耳と左房内の交通を残さない．

▼ ポイント

● 遺残左心耳や左房内との交通が残った閉鎖腔には，血栓がよりできやすいことから，excision（切離）を勧める．

● 心外膜からのアプローチでは，stapler による切離と pledget 付きモノフィラメント糸による補強，心内膜からのアプローチでは，左心耳を心内膜側に翻転させ，縫合閉鎖の後，切離する方法（⓭）が簡便で，確実である．

● クリーブランドクリニックからの報告[4]によれば，閉鎖（exclusion）法では，遺残左心耳や閉鎖腔との交通が残らない完璧な閉鎖は40%しか達成できず，不完全な閉鎖の15%の症例で，心原性脳梗塞を起こしている（⓮）．一方，心外膜側，心内膜側いずれのアプローチでも，excision（切離）することにより，初めて左心耳血栓を予防できることを銘記したい．

引用文献

1) Bando K, Hashimoto K. Closure of the left atrial appendage during cardiac surgery : Why, When and How? Circ J 2015 ; 79 : 2541-3.
2) Beigel R, et al. The left atrial appendage : Anatomy, function, and noninvasive evaluation. JACC Cardiovasc Imaging 2014 ; 7 : 1251-65.
3) Chatterjee S, et al. Left atrial appendage occulusion : Lessons learned from surgical and transcatheter experiences. Ann Thorac Surg 2011 ; 92 : 2283-92.
4) Kanderian AS, et al. Success of surgical left atrial appendage closure. Assessment by transesophageal echocardiography. J Am Coll Cardiol 2008 ; 52 : 924-9.

2. 僧帽弁

Maze手術：術後心房頻拍回避のコツと落とし穴

川瀬康裕，新田　隆（日本医科大学）

アブレーションデバイスを多用する現在のmaze手術（1）では、術後10～15％に心房頻拍が発生するといわれており[1]、その原因の多くは冠静脈洞あるいは僧帽弁輪の不完全焼灼による遺残伝導であることが明らかとなっている[2]．

同部位に限らず、術後心房頻拍は不完全な手術手技が原因の合併症であるため、その回避には、適切なアブレーションデバイスの使用と確実な肺静脈隔離、全周性冠静脈洞アブレーション、弁輪部アブレーションが必要である．以上の工程において遺残伝導を残さないための手技について解説する．

右肺静脈隔離術（2）

- 心房間溝の脂肪組織を電気メスで十分に剥離した後、上肺静脈の頭側も剥離し、アブレーション部位を確保する．
- 横隔神経麻痺を防止するため、デバイスの彎曲は内側が凸となる向きに挿入する．直接デバイスを挿入するには頭側から左手で行うことになり困難であるため、下肺静脈の尾側から通した12号ネラトンに沿ってクランプ型デバイスを挿入すると行いやすい（2-a）．
- クランプ型デバイスの先端および根元は通電されないことに注意してアブレーションを行う（2-b）．肺静脈が太くて1回で挟み込めない場合は、位置を変えながら数回に分けてアブレーションを行う．

左肺静脈隔離術（3）

- 心臓を脱転し細い自在鉤で肺動脈を頭側に圧排し、Marshall靱帯を切離する．この部位が出血すると止

> **ポイント**
> ● 上下大静脈や弁輪部といった解剖学的障壁までしっかりアブレーションを行い、遺残伝導を残さないようにする．

1　maze手術のlesion set

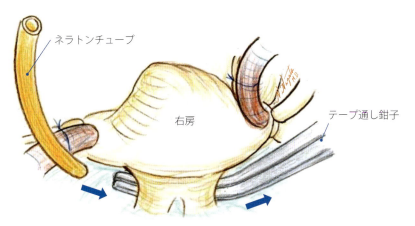

ネラトンチューブを右肺静脈背面に誘導

a. クランプ型デバイスの誘導
心停止下であればネラトンによる誘導は不要であるが，pacing test を行うためには心拍動下での肺静脈隔離が望ましく，肺静脈を損傷しないように安全のためには必要である．
[Movie 0:13～0:38]

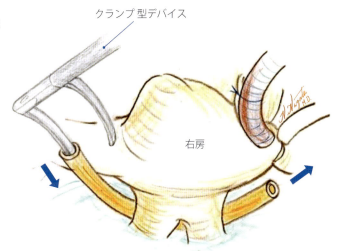

ネラトンチューブでデバイスを誘導

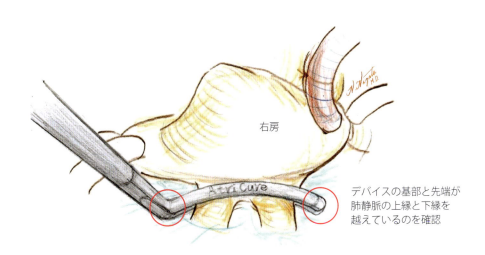

デバイスの基部と先端が肺静脈の上縁と下縁を越えているのを確認

b. 右肺静脈隔離術
デバイスの先端と根元は通電しないため，この部位（○で囲んだ部分）がきちんとアブレーションできているか確認が必要である．アブレーションが甘い場合は，デバイスをずらして再度行う必要がある．
[Movie 0:39～0:44]

2 右肺静脈隔離術
[Movie 0:04～0:44]

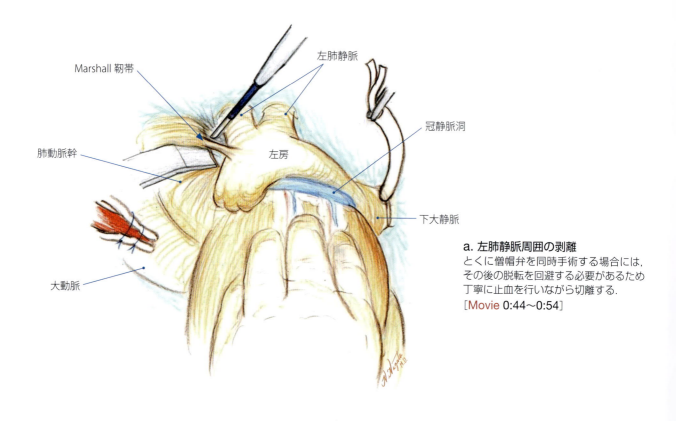

a. 左肺静脈周囲の剥離
とくに僧帽弁を同時手術する場合には，その後の脱転を回避する必要があるため丁寧に止血を行いながら切離する．
[Movie 0:44〜0:54]

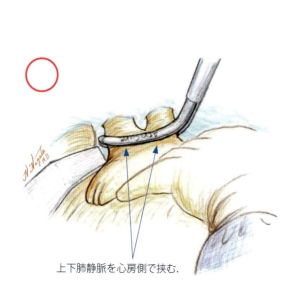

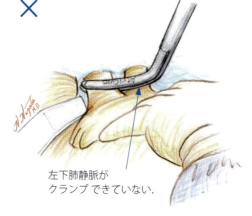

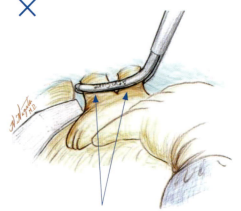

b. 左肺静脈隔離術
視野が悪いと左下肺静脈が確認しにくく，症例によってはより背側にあるため，きちんと挟み込めているか注意が必要である．
[Movie 0:55〜1:30]

> ▼ポイント
> ● 左心耳血栓がなければ心拍動下で肺静脈隔離術を行い，pacing test で伝導ブロックを確認する．

3 左肺静脈隔離術

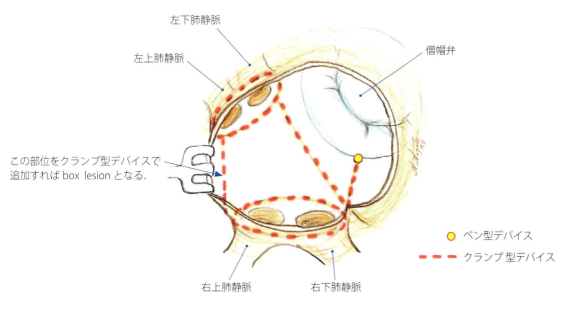

4 box lesion

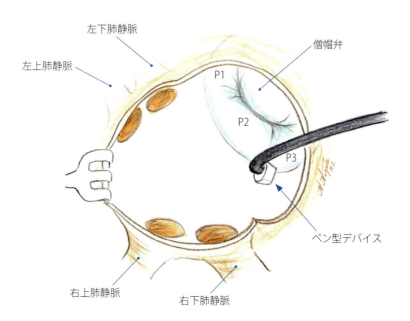

5 僧帽弁輪の焼灼
P2-P3間の弁輪ぎりぎりをペン型デバイスでアブレーションする．弁輪自体を損傷しないよう注意する．
[Movie 1:31〜1:53]

血困難なため，電気メスで丁寧に止血しながら行う．
- デバイスの弯曲の向きは内側が凸となるように挿入するためには，右側とは反対に尾側から挿入するが，操作が困難な場合には右側と同様に，あらかじめ12号ネラトンを通して誘導すると挿入しやすい．
- 確実な肺静脈隔離はこの手術における最も重要な工程であり，左右とも最低3回ずつアブレーションを行っている．左心耳血栓がない場合はなるべく心拍動下で施行し，電気的除細動を行った後にpacing testで各肺静脈と左房間の伝導ブロックを確認している．また左房高度拡大など適応境界症例で難治が予想される場合には，心停止下で追加アブレーションを行ったり，左房後壁をbox lesionとしたりしている[3]（**4**）．

僧帽弁輪のアブレーション（**5**）

- 前述したように，クランプ型デバイスの先端はアブレーションできないため，僧帽弁後尖のP2-P3間をペン型デバイスでアブレーションする．
- ペン型デバイスの場合は10秒を3回程度アブレーションするが，弁尖を直接アブレーションしないように注意する．
- 血液があると十分なアブレーションができないため，

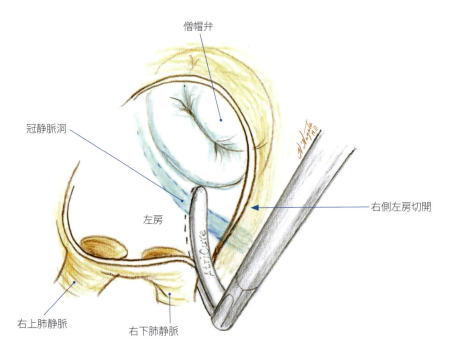

6 左房後壁と冠静脈洞の焼灼
左房後壁内膜を引き延ばしてきちんと挟み込む．クランプ型デバイスが届かない場合は，右側左房切開を後壁側に延長する．
[Movie 1:54〜2:13]

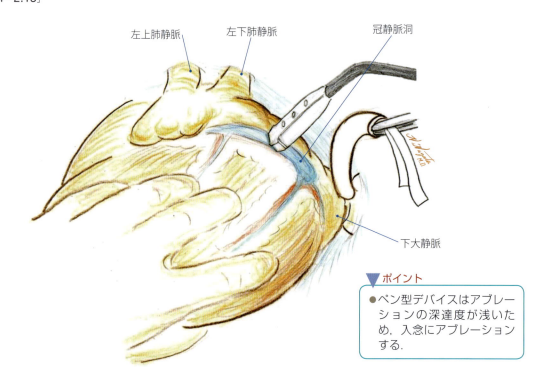

▼ ポイント
- ペン型デバイスはアブレーションの深達度が浅いため，入念にアブレーションする．

7 冠静脈洞の心外膜面からの焼灼
とくに僧帽弁輪近傍の冠静脈洞はアブレーションが甘くなっているので，心外膜面からペン型デバイスでアブレーションする．
[Movie 2:14〜2:30]

左室内を十分吸引した後にアブレーションを行う．

冠静脈洞のアブレーション（6 7）

- 右側左房切開線下端から，ペン型デバイスでアブレーションした僧帽弁輪に向かってクランプ型デバイスでアブレーションする．1回で挟み込めるように右側左房切開線は左房後壁側に向かって延長しておく．また，この際に冠静脈洞も一緒に挟まれていることに留意する（6）．

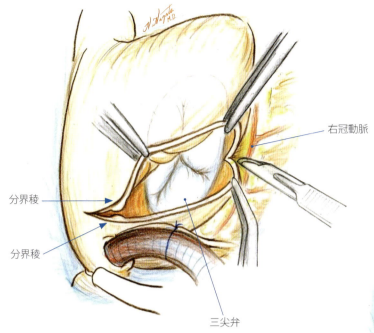

分界稜
分界稜
右冠動脈
三尖弁

a. 三尖弁輪の剥離
15番メスで心房筋をしっかり切り込む．上にかぶっている脂肪組織は奥に剥離しすぎると右冠動脈を損傷するため注意する．
[Movie 2:30〜3:15]

▼ポイント
右房横切開について
- IVC脱血管から約2cm（1.5cm以上）あける．下端は分界稜まで切る．

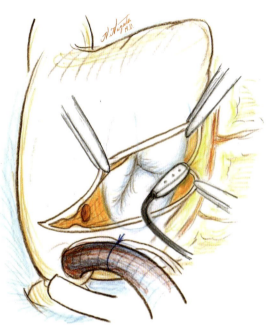

b. 三尖弁輪の焼灼
この部位は唯一アブレーションの深達度が確認できる部位なので，しっかり全層性にアブレーションできているか確認する．
[Movie 3:16〜3:28]

8 三尖弁輪の処理

- クランプ型デバイスの先端で左房後壁や房室間溝内を走行する冠動脈を損傷しないよう注意する．
- 左房が大きく余剰していると，クランプ型デバイスで挟んだ際に内膜が折り重なってしまう可能性があるため注意を要する．
- クランプ型デバイスだけでは全周性に冠静脈洞がアブレーションされないことが多く，脱転して心外膜面からもペン型デバイスで冠静脈洞を直接アブレーションする（**7**）．

三尖弁輪のアブレーション（**8**）

- 切開線と脱血管挿入部のあいだに電気的狭部をつくらないように，右房横切開は下大静脈脱血管挿入部から2cm程度離して切り込む[4]．背側は分界稜まで切開する．
- 右房横切開を三尖弁輪に向かって15番メスで延長する．その際，右冠動脈の走行を確認して損傷しないように注意する（**8**-a）．
- 三尖弁輪まで数mm残し，ペン型デバイスで弁輪をアブレーションする（**8**-b）．

引用文献

1) Wazni OM, et al. Atrial arrhythmias after surgical maze : findings during catheter ablation. J Am Coll Cardiol 2006 ; 48 : 1405-9.
2) Takahashi K, et al. Mechanisms of postoperative atrial tachycardia following biatrial surgical ablation of atrial fibrillation in relation to the surgical lesion sets. Heart Rhythm 2016 ; 13 : 1059-65.
3) Voeller RK, et al. Isolating the entire posterior left atrium improves surgical outcomes after the Cox maze procedure. J Thorac Cardiovasc Surg 2008 ; 135 : 870-7.
4) Ishii Y, et al. Incisional atrial reentrant tachycardia : experimental study on the conduction property through the isthmus. J Thorac Cardiovasc Surg 2003 ; 126 : 254-62.

2. 僧帽弁

Maze手術：GPアブレーションの実際

坂本俊一郎（日本医科大学）

心臓神経叢（ganglionated plexi：GP）のアブレーションは，①高頻度刺激時に迷走神経反射を示すactive GPを同定（GPマッピング）しアブレーションする方法と，②GPマッピングを行わず，active GPの解剖学的局在に基づくアブレーションを行う解剖学的GPアブレーションの2種類の方法がある．高頻度刺激装置をもたない多くの施設では，解剖学的GPアブレーションが有用である．

GPマッピングおよびアブレーション

- 左房に計31か所の刺激部位を配置し，術野でイメージする（**1**）．
- 高頻度刺激装置を用いて高頻度刺激（1.5 ms, 20 Hz,

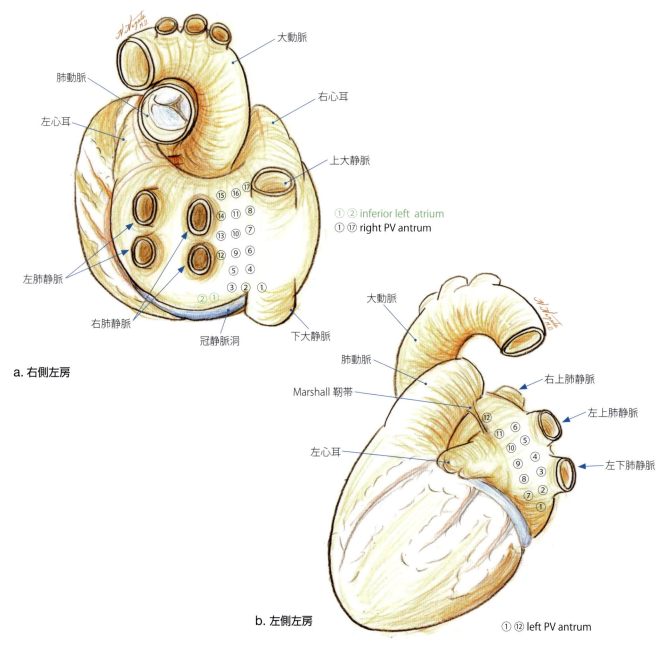

a. 右側左房

b. 左側左房

1 GPマッピング

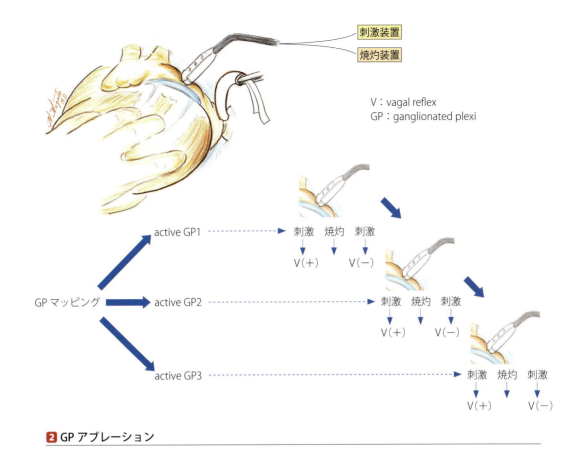

2 GPアブレーション

8～10 V）を行い，迷走神経反射（心拍数の50%以上の減少）が得られた場所をactive GPとして記録しておく（平均4か所）．
- active GPの場所と反射を再確認しながら順次アブレーションを行う（連続刺激焼灼法）．この際，ペン型高周波アブレーションを用いる（15秒間2回）．再び高頻度刺激を加え，反射が消失したことを確認する．反射が出現する場合はアブレーションを繰り返す（**2**）．

▼ ポイント
- GPマッピングは刺激時の心脱転，および迷走神経反射での血圧低下を生じるため，体外循環下に行うことが望ましい．

- active GPにはネットワークがあり，一つをアブレーションするとほかのactive GPでの反射が消失し，アブレーションが不完全に終わる可能性が高い．したがって，active GPの反射を維持したまま順次アブレーションを行うことが望ましい．そのためには，右肺静脈は心房間溝から離れたactive GPからアブレーションを行う．冠静脈洞（CS）近傍の左房下壁のGP（ILA-GP）は最も房室結節に近いので，最初にアブレーションするとすべての反射が消失する可能性が高い．そこで，すべての症例でILA-GPは最後にアブレーションを行う．また，大血管へのテーピングも除神経作用があるためGPマッピングが終了するまで行わない．

解剖学的GPアブレーション

- 心停止下で行う．
- maze手術への追加として，以下の領域へとアブレーションを行う．
  ①左肺静脈からMarshall靱帯付着部にかけての領域（LPV-GP）［MOVIE 0:00～0:33参照］
  ②冠静脈洞近傍（ILA-GP）［MOVIE 0:34～1:26参照］
  ③右肺静脈上縁から左房天井にかけての領域（RPV-GP）［MOVIE 1:27～2:20参照］
  ④心房間溝（IAG-GP）［MOVIE 2:21～3:09参照］
- LPV-GPおよびRPV-GPは，おのおの左心耳切除断端と右側左房切開部端から高周波クランプ型デバイスを用いて扇状にアブレーションすると容易である．下大静脈後方の左房は高周波ペン型デバイスでのアブレーションが有用である（**3 4**）．
- ILA-GPはmaze手術の僧帽弁アブレーションライン，冠静脈洞および下大静脈に囲まれる左房領域である．この部は高周波ペン型デバイスが有用である（**5**）．
- IAG-GPはcrista terminalisを越えた右房切開線端

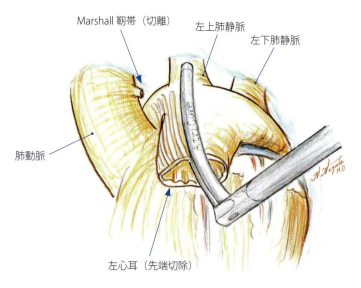

3 LPV-GP アブレーション

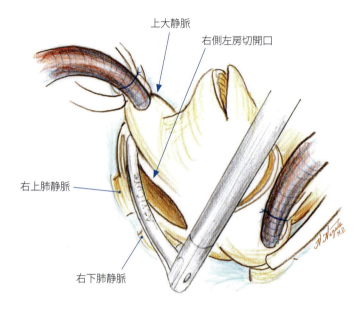

4 RPV-GP アブレーション

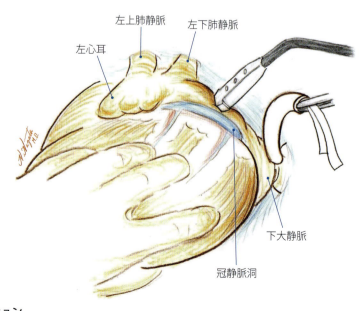

5 ILA-GP アブレーション

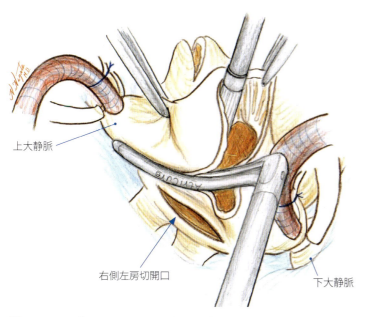

6 IAG-GP アブレーション（上大静脈後方）

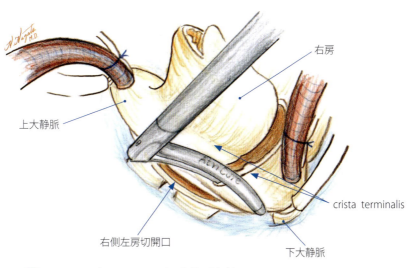

7 IAG-GP アブレーション（下大静脈後方）

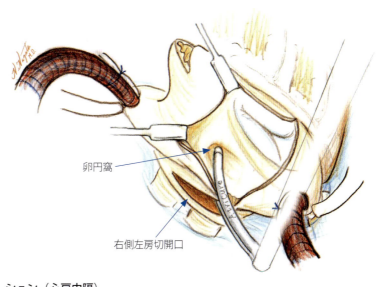

8 IAG-GP アブレーション（心房中隔）

から心房中隔および上下大静脈後方の左房を挟むように，高周波クランプ型デバイスでアブレーションをする（⑥⑦⑧）．

参考文献

1) Sakamoto S, et al. Exploration of theoretical ganglionated plexi ablation technique in atrial fibrillation surgery. Ann Thorac Surg 2014 ; 98 : 1598-604.
2) Sakamoto S, et al. Surgical ablation for atrial fibrillation : the efficacy of a novel bipolar pen device in the cardioplegically arrested and beating heart. J Thorac Cardiovasc Surg 2008 ; 136 : 1295-301.

3

三尖弁

3. 三尖弁

三尖弁形成術

山口裕己（昭和大学江東豊洲病院循環器センター）

外科手術を行ううえで最も大切なことは，解剖を熟知することである．したがって，本項では三尖弁および三尖弁周囲の解剖について述べ，次に最も多く遭遇する弁輪拡大による三尖弁逆流（tricuspid regurgitation：TR）に対する三尖弁形成術の手技のポイントを述べる．歴史的には，Kay法やDe Vega法など縫合糸のみで三尖弁を形成するいわゆるsuture repair法もあり，これらは簡便で安価であるが遠隔期の再発が多いことが指摘されている[1]．本項ではこれらは割愛する．

三尖弁および三尖弁周囲の解剖 ①

- 三尖弁は前尖，後尖，中隔尖の3弁尖，それに続く腱索と乳頭筋群，線維性の弁輪組織，右心房と右心室心筋から成る複合体である．正常な弁機能はこれらの複合体の統合と調和から得られる．
- 前乳頭筋は前尖と後尖に腱索を提供し，後乳頭筋は後尖と中隔尖に腱索を分布している．前尖と中隔尖の心室中隔寄りの部には心室中隔からやや細めの複数の乳頭筋から腱索が分布している．弁尖に付着している腱索には弁尖の基部に付着しているbasal chordaeと弁尖のfree edgeに付着しているmarginal chordaeがある．これらの乳頭筋と腱索の分布の解剖は，TRが進行し高度の右室，右房の拡大をきたした際の弁尖の接合の状態や弁形成の手技を考える際に有用である．
- 中隔尖の弁輪接合部の近傍の右房壁内には房室結節，His束などの重要な刺激伝導系が存在し，また中隔尖と前尖の交連部の心室側には膜性中隔が存在する．前尖が付着している弁輪組織の術者から三尖弁を見て左側1/3の部は右房壁を介して大動脈基部

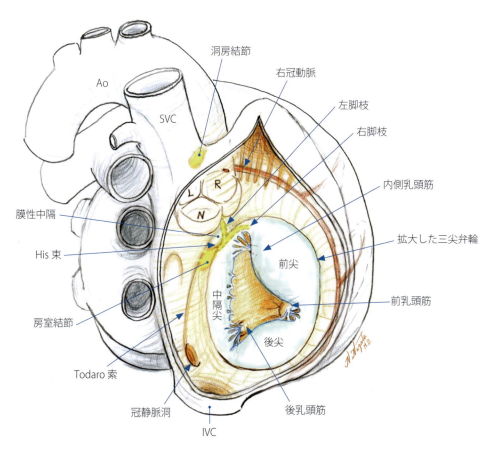

① 三尖弁および三尖弁周囲の解剖

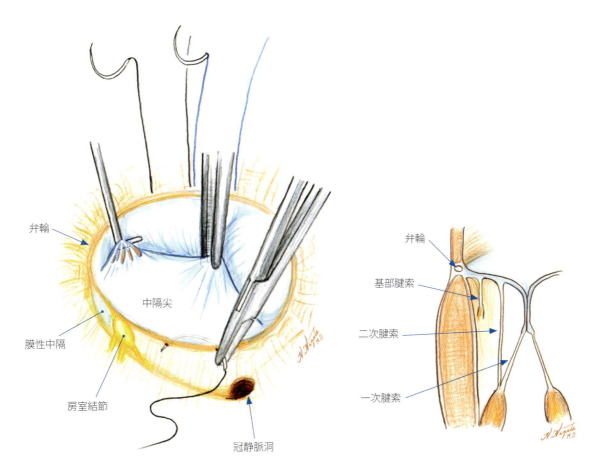

2 弁輪部への糸かけ［Movie 1:06～1:40］

に近接しており，とくに大動脈弁の右冠尖と無冠尖の交連部が三尖弁輪に接している．このほか，右冠動脈の近位部が前尖弁輪部に近接した房室間溝の脂肪組織内を走行することも，重要な三尖弁輪周囲の解剖である．

- 正常の三尖弁輪は前尖-後尖で最も心尖部から離れ，中隔-後尖で心尖部に近づく複雑な3次元構造の楕円形の形態をもつ[2]．この3次元構造は，心不全の進行とともに三尖弁輪径が拡大するにつれて失われ，三尖弁輪は2次元的な平坦で円形な形態になることが知られている．この知見に基づいて，三尖弁輪を正常な3次元的構造にremodelingするための3次元構造を有するrigid ring（3 dimensional rigid ring：3D rigid ring）が考案された．

3次元構造を有するrigid ringを用いた三尖弁形成術

- 現時点では3D rigid ringによる三尖弁輪形成術が最も確実に三尖弁逆流を制御できると思われる．しかしflexible bandに比較して，rigid ringにおいては有意に高いリングの弁輪部からの離開を認め，その離開はほとんどが中隔尖部弁輪における離開であったとする報告がある[3]．リングの離開はTRの遺残や再発の原因となる．この合併症を避けるためには，

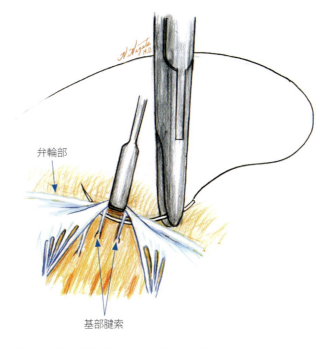

3 弁下部の展開［Movie 1:42～2:32］

弁尖が付着する線維性の弁輪組織を確実にとらえるような運針を行う必要がある．心房側の弁輪部から刺入した針先を一度右室側に刺入し，その後再び心房側に刺出させる（**2**）．このようにすれば弁輪部の線維性組織を十分にとらえられる．

- この際，注意するべきは，弁尖の心室側に存在する

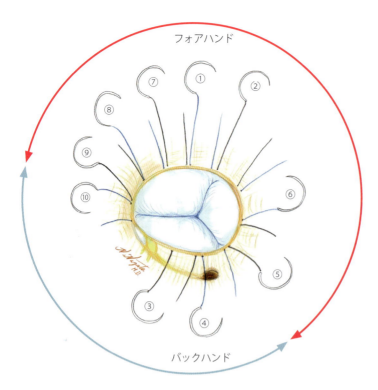

4 運針および順序 [Movie 0:20〜3:25]

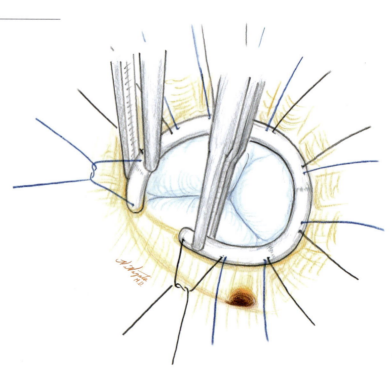

5 縫合糸結紮時のリング固定 [Movie 3:30〜4:38]

縫合糸を結紮する際には，助手に鑷子を用いて弁輪部に圧着してもらいながら結紮する．とくに前尖の大動脈寄りの部と中隔尖の膜性部中隔寄りの部の2針は必ず助手にリングを弁輪部に圧迫してもらいながら結紮する．

腱索，とくに弁輪部近くに存在する basal chordae（二次腱索）を巻き込まないようにすることである．このためには，運針の際に鑷子やフックを用いて弁尖を十分に持ち上げ，弁尖の心室側に十分なスペースをつくったうえで運針することが大切である（**3**）．

- 三尖弁の展開には，Cooley鋼のような硬い鋼による展開よりは，シルクの縫合糸で心房壁を3点ほど展開するほうが，視野展開を柔軟にできるので優れていると筆者は考えている．
- 運針の手順としては，**4** に示すように，まず最初に三尖弁の12時の部位の前尖弁輪にフォアハンドで2針運針し（①②），三尖弁を腹側に引き上げ視野を展開する．次に中隔尖の中央部より右側寄りの部にバックハンドで2針運針する（③④）．中隔尖の弁

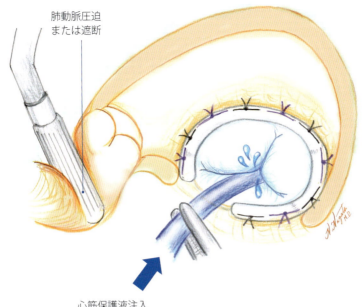

肺動脈圧迫または遮断

心筋保護液注入

6 三尖弁逆流試験 [Movie 4:41〜4:59]
形成が完成したら助手に肺動脈を軽く圧迫してもらいながら，右室内に心筋保護液を注入し，逆流試験を行う．

- 輪部への糸かけを中隔尖の中央よりも右側にとどめ，術者から見て左側の伝導路に近い側に近づかないようにし，弁輪への糸かけも心房→心室→心房とし，術後の房室ブロックを予防する．
- さらに後尖部の弁輪部に中隔尖から前尖に向かう方向にフォアハンドで2針（⑤⑥）運針する．すべての部位でbasal chordaeを巻き込むリスクがあるが，とくに後尖の弁輪部の操作で注意が必要である．
- 最後に，前尖の術者から見て大動脈側の左半分にフォアハンドで3針（⑦⑧⑨）運針する．前尖と中隔尖の交連部に近い最後の1針はバックハンドで運針する（⑩）．
- いずれの運針の際にも，鑷子あるいはバルブフックを用いて弁尖組織を右室壁から持ち上げるように（弁尖が弁の閉鎖時に近い形に）し，縫合針の針先が弁下の腱索や弁尖組織そのものをひっかけないようにすることが大切である．
- 縫合糸を結紮する際の注意点は，リングを助手に鑷子を用いて弁輪部に圧着してもらいながら結紮することである．これにより，結紮する際に縫合糸が弁輪組織を損傷するのを最小限にとどめることができる（⑤）．
- 形成が完成したら，助手に肺動脈を軽く圧迫してもらいながら右室内に心筋保護液を注入し，逆流試験を行う（⑥）．この際に確認するべきことは，わずかな逆流の有無をチェックすることではなく，3枚の弁尖が不自然な後退や変形なくバランスよく閉鎖していることである．3枚の弁尖がきれいに接合していれば，心拍動開始後に有意な三尖弁逆流が遺残することはまずない．弁尖が不自然にひきつれているときは，弁輪にかけた縫合糸がその部でbasal chordaeをひっかけていないかチェックすることが必須である．

> ▼ポイント
> - 弁輪に縫合糸をかける際，弁尖の心室側に存在する腱索とくに弁輪部近くに存在するbasal chordae（二次腱索）および基部腱索を巻き込まないように注意すること．

> ▼ポイント
> - 形成術後の術中逆流試験において確認するべきことは，わずかな遺残逆流の有無ではなく，3枚の弁尖が不自然な後退や変形なくバランスよく閉鎖していることである．

引用文献
1) Tang GHL, et al. Tricuspid valve repair with an Annuloplasty ring results in improved long-term outcomes. Circulation 2006 ; 114（1 Suppl）: I577-81.
2) Fukuda S, et al. Three-dimensional geometry of the tricuspid annulus in healthy subjects and in patients with functional tricuspid regurgitation : a real-time, 3-dimensional echocardiographic study. Circulation 2006 ; 114（1 Suppl）: I492-8.
3) Pfannmüller B, et al. Increased risk of dehiscence after tricuspid valve repair with rigid annuloplasty rings. J Thorac Cardiovasc Surg 2012 ; 143 : 1050-5.

3. 三尖弁

三尖弁置換術

田山栄基（国立病院機構九州医療センター）

三尖弁置換術の背景と適応

- 三尖弁疾患の病因として最も多いのは、リウマチ熱を代表とする二次性（機能性）の右心負荷に伴う三尖弁輪拡大による三尖弁閉鎖不全（TR）である[1, 2]。そのため、多くの TR は各種弁輪縫縮術[3]で対応でき、とくにリングを用いた弁輪縫縮が長期予後も良いとされている[4]。edge to edge technique[5]や自己心膜を利用した leaflet augmentation[6]などの追加応用も有用で、その結果、わが国の 2013 年度の統計では、5,090 例に及ぶ三尖弁手術のうち 4,910 例（96.5％）が弁形成術で、弁置換はわずか 180 例（3.5％；生体弁 160 例，機械弁 20 例）にとどまっている[7]。

- 三尖弁置換術が少ない理由は、弁形成術で満足できる結果が得られることに加え、大動脈弁や僧帽弁と比較し、三尖弁の人工弁置換術の成績が劣ることに最大の要因がある。ほかに、刺激伝導系の障害リスク（完全房室ブロック）、右心系では多少の弁機能不全でも短・中期的には臨床的に容認しやすいことなどがあげられる。三尖弁人工弁置換後の成績が不良な理由は、左心系より流速が遅く（易血栓性）、低圧系（人工弁の開閉が不十分）であることが関与している。したがって、安易な人工弁置換は避けるべきというのがコンセンサスである[1, 2]。

- 以上の背景から、三尖弁置換の適応は、感染性心内膜炎での高度弁破壊、リウマチ性弁膜症で三尖弁狭窄兼閉鎖不全、その他の三尖弁狭窄症、極端な右室拡大による tethering TR、Ebstein 奇形などの先天性病変など、いずれも弁修復ができない場合に限られる[1, 2, 8]。

手術手技［Movie 参照］

■切開

- 三尖弁処置は、僧帽弁、大動脈弁の同時手術であれば心内操作の最後に行う。大動脈遮断を解除し、心拍動下で行うことも可能である。完全体外循環下に右心房壁を房室間溝に平行して 2〜3 cm 離れて斜切開を加える。

■前尖，後尖の切除

- 中隔尖を温存し、前尖、後尖は切除する（**1 2**-a）。弁下部心筋との連続性を保つために、すべての弁尖を残すやり方も広く推奨されているが、遺残弁尖は心室側弁下組織がパンヌスを増生させ生体弁の非構造的劣化を誘発するリスクがある[9, 10]。そのため、少なくとも前尖、後尖は切除したほうがよいと筆者は考えている。ただし、中隔尖に限っては、刺激伝導系の損傷回避目的で弁尖を温存し、弁縫着に利用している。

- もし中隔尖を切る場合でも、弁輪からのレムナントを大きめに（最低でも幅 6 mm 以上、前尖/中隔尖交連部側はさらに大きく）残し、弁縫着に利用する（**2**-b）。

> ▼ポイント
> - 生体弁の長期耐久性を考慮し、前尖、後尖は切除する。中隔尖は温存し、弁縫着に利用する（刺激伝導系の損傷予防）。

■弁輪への人工弁縫着

- 弁輪へ人工弁を縫着するため、2-0 マルチフィラメント糸（プレジットもしくはスパゲッティ付き）を用いたマットレス縫合を行う（**2**）[Movie 1:21〜参照]。筆者らはエバーティングマットレスで、12〜14 針用いることが多い。弁輪サイズは人工弁よりもかなり大きいことが多い。弁周囲逆流予防の視点から、カフと弁輪とのフィッティングが良いノンエバーティングのほうが、エバーティングよりも優れていると考えている。三尖弁中隔尖、Todaro 索、冠静脈洞によって囲まれる Koch 三角には房室結節と His 束があり（**1**）、これらを損傷すれば房室ブロックを合併するため配慮を要する。

> ▼ポイント
> - 前尖、中隔尖、後尖の弁輪長は、元来、均等ではないうえ（前尖＞中隔尖＞後尖）に、弁輪拡大は後尖が顕著なことも多く、症例ごとの各弁尖の大きさのバリエーションも大きい。

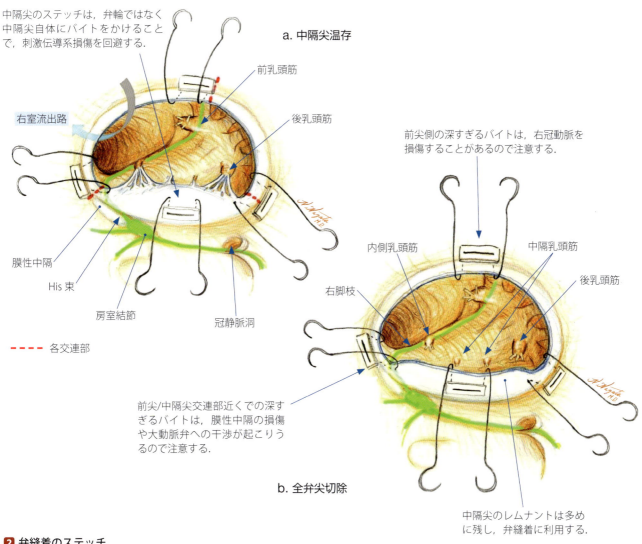

1 三尖弁周囲の解剖と弁尖切除

2 弁縫着のステッチ

> **ポイント**
> - 各交連部の近位のステッチ3つでバランスをとるコツは，前尖/中隔尖交連部はやや前尖側に，前尖/後尖交連部はやや前尖側に，中隔尖/後尖交連部はジャストの位置に入れること．
> - また，前尖/中隔尖交連部では，その奥にある大動脈弁，膜性中隔を，深すぎるバイトで損傷しないように配慮する．

- 前尖/中隔尖交連部は，交連部をまたがず刺入点は2つとも前尖側から入れ（交連部が7時としたら8時側に），中隔尖側のステッチの刺出は中隔尖の一部を拾うようにする．くれぐれも大動脈弁へ干渉したり膜性中隔を損傷したりしないことにも留意する（**2**）．
- 中隔尖/後尖交連部は，交連をまたぐように弁輪から糸を刺入する（4〜5時あたり）．前尖/後尖交連部は，交連部よりやや前尖側（交連部が1時としたら0時に）にかけると3点でバランスがとれ視野がよくなる．その3つのステッチを均等に引っ張って，各弁尖の長さのバランスを見て，等間隔に弁輪ステッチをかけていく．多くは各弁輪に3針ずつのステッチ（合計12針）になるが，前尖や後尖が大きく拡大している場合はステッチ数を増やして各ステッチに均等な緊張がかかるようにする（合計13，14針）．
- なお，前尖と後尖の弁輪距離が極端に異なる場合は，前尖/後尖交連部のステッチの代わりに，先にかけた2つのステッチを底辺とし，前尖・後尖が等分の二等辺三角形の頂点に3つ目のステッチをおくことで，均等なバランスをとってもよい．
- 中隔尖弁輪のステッチは，弁輪ではなく弁輪から1〜2mm離れた中隔尖そのものから刺入し，弁尖を5mmほど拾うようなエバーティングマットレスをかける．なお，中隔尖内での縫合ラインが急激に変わらなければ，房室結節から離れた中隔尖尾側（右側）のステッチは弁輪部にかけてもよい．
- 前尖弁輪部は右冠動脈の損傷に配慮する．

> **ポイント**
> - 中隔尖弁輪のステッチは，弁輪を避け中隔尖そのものにバイトをかけることで刺激伝導系の損傷を回避する．
> - 前尖弁輪部は右冠動脈の損傷に配慮する．

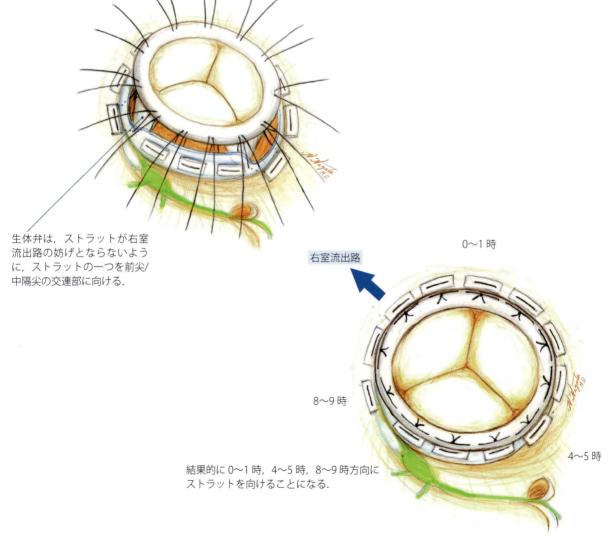

生体弁は，ストラットが右室流出路の妨げとならないように，ストラットの一つを前尖/中隔尖の交連部に向ける．

結果的に0〜1時，4〜5時，8〜9時方向にストラットを向けることになる．

3 生体弁植え込みの向き

- 人工弁の向きに関しては，生体弁ではストラットが右室流出路を妨げないように生体弁が収まるよう縫着する（ストラットの一つを，前尖/中隔尖交連部〈8〜9時方向〉に合わせる．残りのストラットは0〜1時，4〜5時方向に収める）（❸）[Movie 2:48〜参照]．デンタルミラーは，ストラットに糸が絡んでいないことを確認するのに有用である．機械弁の場合は非解剖学的位置（0時，6時方向）に縫着する．
- 人工弁サイズは，成人であれば27 mm以上が望ましい．

■ 永久心外膜ペースメーカーリードの装着

- 右房閉鎖，体外循環離脱後，一時的ペースメーカーリードだけでなく永久心外膜ペースメーカーリード（通常は右室だが，左室につければ，将来，心臓再同期療法への移行に有利になる）を装着し，皮下ポケットに留置しておく．三尖弁置換の適応になる症例では，急性期だけでなく，遠隔期にもしばしば房室ブロックが起きることが懸念され，機械弁使用後は経静脈的に右室内にペースメーカーリードを挿入することが困難なためである．

■ 術後管理

- 術後管理において（生体弁の場合），PAカテーテルの長期留置は人工弁のダメージが懸念されるので，可能な限り48時間以内に抜去する．

人工弁の選択について

- 三尖弁置換における人工弁選択に関してはいまだ議論の余地が多く，短期のみならず長期予後をみても優劣はつけがたい[11,12]．一般に，機械弁では血栓弁と抗凝固療法による出血リスクが懸念され，生体弁では長期耐久性が問題となる．
- われわれは，三尖弁位機械弁のリスク（血栓弁，抗凝固関連出血）は左心系のそれよりも明らかに高く[13]，緩徐に進行する生体弁の人工弁機能不全[14]よりも優れているとはいいがたいと考えている．そのため，仮に左心系に機械弁が使用されている場合や心房細動を合併している症例であっても，生体弁を選択している[15]．また，生体弁の弁下部組織を多く残さないことで長期耐久性を期待している．さらに，生体弁なら将来的にカテーテル弁応用の可能性も残る[16]．

引用文献

1) 循環器病の診断と治療に関するガイドライン（2011年合同研究班報告）．弁膜疾患の非薬物治療に関するガイドライン（2012年改訂版）．
2) Nishimura RA, et al. 2014 AHA/ACC Guideline for the management of patients with valvular heart disease : A report of the American College of Cardiology/American Heart Association Task Force on Practice Guidelines. J Am Coll Cardiol 2014 ; 63 : e57-185.
3) Kouchoukos NT, et al. Kirklin/Barratt-Boyes Cardiac Surgery. Vol 1. 4th edition. Saunders Elsevier ; 2012. p.656-71.
4) Tang GH, et al. Tricuspid valve repair with an annuloplasty ring results in improved long-term outcomes. Circulation 2006 ; 114 [Suppl I] : I-577-81.
5) Castedo E, et al. Edge-to-edge technique for correction of tricuspid valve regurgitation due to complex lesions. Eur J Cardiothorac Surg 2005 ; 27 : 933-4.
6) Dreyfus GD, et al. Tricuspid leaflet augmentation to address severe tethering in functional tricuspid regurgitation. Eur J Cardiothorac Surg 2008 ; 34 : 908-10.
7) Masuda M, et al. Thoracic and cardiovascular surgery in Japan during 2013. Annual report by The Japanese Association for Thoracic Surgery. Gen Thorac Cardiovasc Surg 2015 ; 63 : 670-701.
8) Scully HE. Armstrong CS. Tricuspid valve replacement. Fifteen years of experience with mechanical prostheses and bioprostheses. J Thorac Cardiovasc Surg 1995 ; 109 : 1035-41.
9) Nakano K, et al. Tricuspid valve replacement with bioprostheses : long-term results and causes of valve dysfunction. Ann Thorac Surg 2001 ; 71 : 105-9.
10) Oda T, et al. Pannus overgrowth after mitral valve replacement with a Carpentier-Edwards pericardial bioprosthesis. J Artif Organs 2009 ; 12 : 55-7.
11) Rizzoli G, et al. Biological or mechanical prostheses in tricuspid position? A meta-analysis of intra-institusional results. Ann Thorac Surg 2004 ; 77 : 1607-14.
12) Filsoufi F, et al. Long-term outcomes of tricuspid valve replacement in the current era. Ann Thorac Surg 2005 ; 80 : 845-50.
13) Kawano H, et al. Tricuspid valve replacement with the St. Jude Medical valve : 19 years of experience. Eur J Cardiothorac Surg 2000 ; 18 : 565-9.
14) Kawachi Y. et al. Comparative study between St. Jude Medical and bioprosthetic valves in the right side of the heart. Jpn Circ J 1991 ; 55 : 553-62.
15) Tayama E, et al. Triple valve replacement with bileaflet mechanical valve — Is the mechanical valve the proper choice for the tricuspid position? Jpn Circ J 2001 ; 65 : 257-60.
16) Rogers JH, Bolling SF. The tricuspid valve. Current perspective and evolving management of tricuspid regurgitation. Circulation 2009 ; 119 : 2718-25.

索引

あ行

アナペイン®持続注入療法	67,68
アブレーション	160,166
逸脱の修復	69
逸脱部の三角切除	94
逸脱部弁尖切除	91
逸脱弁尖の修復	66
インクテスト	87,88
ウシ心膜による patch repair	105
右室切開による心室中隔の触診	54
右側左房切開法	94
永久心外膜ペースメーカーリードの装着	179
エバーティングマットレス縫合糸の刺入	133
円錐靭帯	3
エンドクローズ™	16
温存後尖組織の縫縮	132

か行

解剖学的 GP アブレーション	167
拡大心筋切除術	53
カニュレーション	40
下部部分切開	9
——におけるカニュレーション	11
——における胸骨切開	10
感染性心内膜炎の病型分類	39
冠動脈再建	43,44
冠動脈バイパス術	45
冠静脈洞のアブレーション	164
ガーゼ遺残	8
機能性僧帽弁逆流	108
基部切除縫合法	70,72,75
脚の固定と補強	138
逆流試験	144
逆流テスト	113,114
急性期感染性心内膜炎	103
胸骨切開	10
胸骨部分切開アプローチ	9
狭小弁輪時の針の持ち方	47
虚血性僧帽弁逆流	111,115
——の機序	111
——のメカニズム	115
巨大左房	151
矩形切除	70,87,90
グラフト材料の選択	45
クランプ型デバイスの誘導	161
グルタールアルデヒド処理	112
経食道心エコー	50
——によるアシスト	64
——による下行大動脈の描出	65
——による穿刺針の角度修正	28
——によるワイヤー走行の確認	28
経食道心エコー検査	88,118
経心尖アプローチによる拡大心筋切除術	53
経大動脈弁アプローチによる肥厚心筋切除術	52
経大動脈弁アプローチの切除線	52
経大動脈弁的 Morrow 手術	50
経大動脈弁的心筋切除術	53
腱索温存手術	128,129,131
腱索長さ測定に用いる器具	77
後交連側弁輪の展開法	59
後尖逸脱	87
後尖間隙閉鎖法	74
後尖減高	121
後尖の height reduction 法	80
後尖部分切除	121
高度石灰化を伴う場合	122
広範囲後尖拡大術	111
交連の edge to edge repair	79
交連部逸脱	67
交連部周辺病変	89
交連部病変の場合の edge to edge repair	105

さ行

サイジング	128
左室後壁へのアンカリング	74
左室破裂が発生した場合の修復手術	130
左室破裂の術前危険因子	127
左室破裂の発生機序	124
左室破裂の分類	124
左室破裂予防	124
左心耳形態の多様性	155
左心耳切離	157
左心耳の解剖学的特徴	155
左心耳の確認	58
左心耳の翻転	159
左心耳閉鎖	155
——のピットフォール	158
左房後壁と冠静脈洞の焼灼	164
左房パッチ閉鎖	149
左房縫縮術	151
三角切除(術)	70,71,87,94,95,100
三尖弁逆流	172
三尖弁逆流試験	175
三尖弁形成術	172
運針および順序	174
三尖弁周囲の解剖	172,177
三尖弁置換術	176
三尖弁の解剖	172
三尖弁閉鎖不全	176
三尖弁輪のアブレーション	165
自己腱索を用いた逸脱対応法	95,96

自己心膜採取	135	ステントレス僧帽弁	135
自己心膜製ステントレス僧帽弁置換術	135	ステントレス弁植え込み	137
自己心膜による広範囲後尖拡大	112	ステントレス弁作成	136
自己心膜によるpatch repair	105	スライディング法	69,70
シース抜去	31	生体弁植え込みの向き	178
遮断鉗子による左心耳損傷回避	66	石灰化が弁尖に及んでいる場合	120
視野展開	127	石灰化した大動脈弁輪の処置	47
手技中の心臓マッサージ	30	石灰化の切除	45
手術用顕微鏡	68	石灰化病変の除去	120
術後心房頻拍回避	160	石灰化部位の弁輪切開	120
術中エコーでSAMがみられた場合	75	石灰化弁輪（MAC）の処理	127
上行大動脈遠位側吻合	44	接合面の作成	91
上行大動脈カニュレーション	61	切除範囲の決定と弁切除	84,85,86,87
上行大動脈遮断の工夫	66	線維三角	2,140
上部部分切開	9	線維性膜様組織	2
——におけるカニュレーション	11	前尖・後尖組織切除	134
上部部分切開アプローチにおけるドレーン留置	14	前尖・後尖の切除	176
情報共有	68	前尖・前尖腱索全切除	133
除去が難しい石灰化	47	前尖腱索温存	131
心筋保護	11,62,65,144	前尖の三角切除	94
心筋保護カニューラの特徴	65	前尖のclear zone切除	132
人工腱索再建(術)	76,92,101	前尖部病変	94
人工腱索単独の手術法	94	全層縫合	87
人工腱索による機能的弁尖折り込み法	72,73	全肥大型心筋症	50
人工腱索による支持	105	層層縫合	87,91
人工腱索の短縮	75	僧帽弁位感染性心内膜炎	103
人工腱索縫着	133	僧帽弁形成術	66,69,89,103
人工腱索ループテクニック	76	——の3要素	76
人工弁の植え込み	12	僧帽弁腱索切除部位	127
人工弁の選択	179	僧帽弁後尖拡大術	111
人工弁の挿入	128	僧帽弁切離	146
人工弁の縫着	18	僧帽弁前方運動	50
人工弁閉鎖の確認	129	僧帽弁置換(術)	131,148
人工弁縫合	147	僧帽弁置換術後の再手術	127
心室の縫合閉鎖	54	僧帽弁の解剖	89
心尖部止血	31	僧帽弁の観察	83
心尖部ターニケット	29	僧帽弁の逆流試験	144
心尖部の追加縫合	30	僧帽弁の視野展開	82,112
心尖部縫合	27	僧帽弁閉鎖不全症	69
心臓神経叢のアブレーション	166	僧帽弁への到達法と展開	94
心臓マッサージ	31	僧帽弁前尖左室側の解剖	116
心膜牽引糸	66	僧帽弁両尖の高度石灰化	123
心膜牽引における滑車法	12	僧帽弁輪糸かけ	148
心膜切開	27	僧帽弁リングの縫着	39
——と吊り上げ	10	僧帽弁輪石灰化	119
心膜にアンカーする方法	59	僧帽弁輪のアブレーション	163
心膜のトリミング	136		
心膜縫縮の処置	114		
垂直方向の弁尖折り込み法	72,74		
水平方向の弁尖折り込み法	72,73		
水平マットレス縫合および連続縫合を用いた左心耳切離	157		

た行

体外循環	60
大腿動脈から総腸骨動脈までの蛇行	23
大動脈基部再建	149

大動脈基部置換術の運針	41,42
大動脈基部の心膜フェルト補強と運針	42
大動脈遮断	11
──のコツ	58
大動脈遮断時間の短縮	67
大動脈切開閉鎖	149
大動脈の閉鎖	49
大動脈弁基部置換術	39
カニュレーション	39,40
大動脈弁狭窄症に僧帽弁輪石灰化を伴う症例	123
大動脈弁形成術	32
弁尖形成法	35
弁輪固定法	32
大動脈弁置換（術）	2,4,9,45,141,147
運針方法の種類	4
大動脈弁の観察	39,40
大動脈弁の視野展開	12,18
大動脈弁の周囲解剖	2
大動脈弁の切除	12
大動脈弁の配置	150
大動脈弁無冠尖の切除	18
大動脈弁輪	3
──への糸かけ	48
──への運針方法	3
大動脈弁輪切開	146
大動脈弁輪部石灰化	6
大動脈縫合	12
高い後尖部病変	69
脱血管挿入時のTEE	17
タバコ縫合による左心耳閉鎖	156
単結節縫合	13,87
単純結紮による左心耳閉鎖	156
中隔心筋切除	54
中隔心筋切除後	53
中隔尖弁輪のステッチ	178
中流部閉塞	50
超音波手術器	7
吊り上げ	27
低侵襲心臓手術	9,15
適切な切除範囲の決定	90
疼痛管理	67
ドレーン留置	13,31

な行

二次腱索切断術	115
二弁置換術	140
乳頭筋へのループセット縫着	78
膿瘍腔デブリードマン	39,41
ノルモ弁	135
──の弁輪への縫着	138
ノルモ弁作成時のマーキング	136

は行

バタフライ法	70,71
バルーン大動脈弁形成術	22
ピオクタニン塗布テスト	114
肥厚心筋切除後の視認	52
左肺静脈隔離術	160,162
フレキシブルリング使用	93
閉胸ワイヤリング	14
ペーシングワイヤー	13
弁下組織の切離	127
弁下部の展開	173
弁形成術	121
弁周囲逆流	25
弁切除	127
弁尖折り込み法	70,71
──の追加	75
弁尖拡大術	112
弁尖形成法	35
弁選択	128
弁尖の評価	94
弁尖縫合	90,92,100
弁尖を切除しないheight reduction	72
弁尖を切除するheight reduction	70
弁置換	149
弁縫着のステッチ	177
弁輪形成	87,93,105
弁輪高度拡大症例	131
弁輪サイズの確認	147
弁輪膿瘍を有する感染性心内膜炎	44
弁輪の高度石灰化	123
弁輪部膿瘍	39
弁輪（部）への糸かけ	18,121,128,129,149,173
──による僧帽弁の展開	60
弁輪への人工弁縫着	176
弁輪への弁尖折り込み法	70
弁輪縫縮	117
弁輪露出における結節縫合の有用性	13
縫合糸結紮時のリング固定	174
房室ブロック	2
縫縮手技	153
縫縮の方法	151

ま行

膜性中隔	2,3
右腋窩縦切開によるMICS AVR	15
右小開胸	56
右第3肋間開胸	17
右肺静脈隔離術	160,161
水試験	80,87,88,144
無血視野の確保	66

モノフィラメント糸による連続縫合……………… 156

や行

疣贅の切除と弁修復……………… 103,104,105,106
余剰心膜の縫縮……………………………………… 113

ら行

流出路閉塞……………………………………………… 50
リング–心膜縫合…………………………………… 137
リング形成術……………………………………… 122
リングサイザーの選択…………………………… 113
リングサイジング………………………………… 83
リング選択………………………………………… 102
リングのサイズアップ…………………………… 75
リング縫着…………………………………… 79,81,97
リング縫着後の微調整…………………………… 80
ルートカニューラの挿入………………………… 65
ループセット……………………………………… 77
　　──の作成……………………………………… 77
ループセット作成器……………………………… 77
ループの弁尖への縫着と追加手技……………… 78
連続刺激焼灼法…………………………………… 167
連続縫合…………………………………………… 87
肋間開胸MICSの禁忌…………………………… 56
ロンジュール……………………………………… 6

A・B・C・D・E

active GP………………………………………… 167
adjustable suspension 法…………………… 35,36
AIEにおける弁形成術…………………………… 103
aortic valve replacement（AVR）……… 2,9,19,45
atrial FMR………………………………………… 109
AV block…………………………………………… 2
AVR+CABG……………………………………… 45
　　人工弁の糸の結紮………………………………… 49
　　弁座の糸の結紮順序……………………………… 48
　　弁輪の糸かけ………………………………… 49
balloon aortic valvuloplasty（BAV）……… 22,29
Barlow症候群…………………………………… 98
Barlow病変………………………………… 60,98
　　──の僧帽弁……………………………………… 99
　　──の弁形成術……………………………… 98
basal chordae…………………………………… 172
Bentall手術……………………………………… 141
billowing mitral leaflet（BML）……………… 100
box lesion………………………………………… 163
buttress suture………………………………… 147

CABG……………………………………………… 45
Cabrol法……………………………………… 32,33
Carpentier機能不全分類……………………… 108
Carpentier分類2型……………………………… 69
central cannulation……………………………… 61
central fibrous body…………………………… 140
central plication法……………………………… 35
Chitwoodクランプ……………………………… 62
chordal cutting…………………………… 109,116
chordal foldoplasty……………………………… 72
clear zone……………………………… 79,100,116
closure of aortotomy…………………………… 19
coaptation zoneの作成………………………… 91
commissuroplasty法………………………… 32,33
composite graft………………………………… 43
　　──への運針………………………………… 41
composite patchと大動脈壁の縫着………… 147
compression suture………………………… 90,91
continuous running法………………………… 3,4
conus ligament…………………………………… 3
CUSA®………………………………………………… 6
De Vega法……………………………………… 172
deep pericardial stitch……………………… 45,46
deployment……………………………………… 29
Don't cross the midline……………………… 76
double crossing mattress suture法……… 27,28
edge to edge repair法…………………… 79,105
edge to edge technique……………………… 176
Endo CAMeleon…………………………… 15,16
endoarterectomy technique…………………… 8
ePTFE糸………………………………………… 78
ePTFEグラフト…………………………… 33,34
everting mattress法…………………………… 3,4
extended myectomy…………………………… 50

F・G・H・I・J

fibrous trigone（FT）…………………………… 2
figure-of-eight法……………………………… 3,4
flexible suckers………………………………… 66
flip-over法……………………………………… 94
folding plasty…………………………………… 69
foldoplasty……………………………………… 69
foolproof system………………………………… 8
functional mitral regurgitation（FMR）……… 108
　　atrial ──……………………………………… 109
GPアブレーション……………………… 166,167
GPマッピング…………………………………… 166
HCM……………………………………………… 50
Heart Team……………………………………… 20
height reduction（法）……………………… 69,81
　　弁尖を切除しない──……………………… 72

　　　　弁尖を切除する―― ……………………… 70
IAG-GP アブレーション ……………………… 169
iatrogenic VSD ………………………………… 2
ILA-GP アブレーション ……………………… 168
indentation 縫合 ……………………………… 75
ink dot marking ……………………………… 79,81
interleaflet triangle（ILT）…………………… 2
ischemic mitral regurgitation（IMR）……… 111

K・L・M・N・O

Kay 法 …………………………………………… 172
knot pusher ……………………………………… 19
Konno 手術 …………………………………… 146
leaflet augmentation ………………… 109,112,176
leaflet suspension …………………………… 35,36
leaflet suture ………………………………… 91
left fibrous body ……………………………… 140
linearization 法 ……………………………… 36,37
loop in loop 法 ……………………………… 78,79
loop technique ………………………………… 76
lower hemisternotomy（LHS）……………… 9
LPV-GP アブレーション …………………… 168
Manouguian 切開 …………………………… 146,148
Manouguian 法 ……………………………… 146
marginal chordae …………………………… 172
maze 手術 …………………………………… 160,166
membranous septum（MS）………………… 2
MICS AVR …………………………………… 9,15
MICS 僧帽弁手術 …………………………… 63
　　　――の適応 ………………………………… 56
mid-ventricular obstruction（MVO）………… 50
minimally invasive cardiac surgery
　　（MICS）………………………………… 9,15,56,64
　　　――における後尖切除のコツ …………… 61
　　　――の視野 ………………………………… 58
　　　――の禁忌 ………………………………… 56
　　　送血プラン ……………………………… 64
　　　皮膚切開 ………………………………… 64
mitral annular calcification（MAC）………… 119
Morrow 手術 ………………………………… 50,51
nadir …………………………………………… 140
Nicks 法 ……………………………………… 146
non-everting mattress 法 …………………… 3,4
　　　運針方法と針の持ち方 ………………… 4
non-everting suture …………………………… 130
on pump beating 下の CABG ……………… 45
outflow-tract obstruction（OTO）…………… 50
over & over suture …………………………… 130

P・Q・R・S・T

papillary muscle approximation …………… 110
papillary muscle relocation ………………… 110
para-annular plication ……………………… 152,153
paravalvular leakage ………………………… 138
peripheral cannulation ……………………… 61
plain CT ……………………………………… 119
pledget 付きマットレス縫合による左心耳閉鎖 156
pledget 付きモノフィラメント糸 …………… 157
plication の留意点 …………………………… 154
posterior leaflet resection …………………… 82
　　　弁輪の運針 ……………………………… 83
purse-string suture …………………………… 156,158
PVL …………………………………………… 25
quadrangular resection ……………………… 90
radical debridement ………………………… 39
rapid pacing ………………………………… 22
Redo 症例 …………………………………… 27
reduction annuloplasty ……………………… 118
reference 腱索の長さの測定 ………………… 77
resection repair ……………………………… 94
restoration 法 ………………………………… 66,67,98
right lateral thoracotomy …………………… 16
rigid ring ……………………………………… 173
ring annuloplasty …………………………… 96,105
Rongeur ……………………………………… 6
rough zone …………………………………… 79,100,116
RPV-GP アブレーション …………………… 168
running suture ……………………………… 156
SAPIEN3 ……………………………………… 24
seagull deformation ………………………… 109
Seldinger 法 …………………………………… 11
semi-rigid type total ring …………………… 81
Signet Flexible 鉗子 ………………………… 17
simple interrupted suture …………………… 13,19
simple-interrupted 法 ………………………… 3,4
sliding folding plasty ………………………… 120
sliding leaflet technique ……………………… 70
sliding plasty ………………………………… 87,90
stapler を用いた左心耳切離 ………………… 157
stapler を用いた左心耳閉鎖 ………………… 156
sternal saw …………………………………… 9
strut chordae ………………………………… 116
　　　――の術中確認 ………………………… 116
　　　――の切断 ……………………………… 117
strut の正常位と偏位 ………………………… 129
subaortic curtain（SAC）…………………… 2
subvalvular circular annuloplasty 法 ……… 33,34
　　　――に用いる人工血管とリング ……… 34
superior approach …………………………… 127
superior-half plication ……………………… 153

superior trans-septal approach ······················ 94	tricuspid regurgitation（TR）······················ 172
supra-annular position ····························· 147	tricuspidization 法 ······························· 36,37
suture annuloplasty 法 ··························· 32,33	
suture repair 法 ···································· 172	
systolic anterior motion（SAM）········· 50,69,102	
──対策 ·· 81	
TAVR Heart Team ·································· 20	
TEE ··· 118	
──による切開の深さの測定と尖刃の調節 ··· 51	
trans-right axillary AVR（TAX-AVR）············· 15	
──の適応 ····································· 15	
transapical（TA）approach ························ 26	
transcatheter aortic valve implantation	
（TAVI）·· 22	
──の手技 ····································· 23	
transcatheter aortic valve replacement	
（TAVR）······································· 20,26	
transfemoral approach ···························· 22	
triangular resection ······························ 94,95	

U・V・W・X・Y・Z

upper hemisternotomy（UHS）······················ 9
valve in valve ·· 49
wound protector ····································· 66
wrapping & shortening chordoplasty
　（WPSC）·· 95,96

数字・記号

2 尖弁の形成法 ·· 36
3 dimensional rigid ring（3D rigid ring）········ 173
3 尖弁の形成法 ·· 35
5-0 ポリプロピレン糸 ································· 78

中山書店の出版物に関する情報は，小社サポートページを御覧ください．
https://www.nakayamashoten.jp/support.html

心臓血管外科手術エクセレンス
Excellence in Cardioaortic Surgery

弁膜症の手術

2018年9月25日　初版第1刷発行©　　　　　　　　　〔検印省略〕

専門編集	高梨 秀一郎　　坂東　興
手術画	長田信洋
発行者	平田　直
発行所	株式会社　中山書店

　　　　　　〒112-0006　東京都文京区小日向4-2-6
　　　　　　TEL 03-3813-1100(代表)　　振替 00130-5-196565
　　　　　　https://www.nakayamashoten.jp/

装丁・本文デザイン	花本浩一(麒麟三隻館)
印刷・製本	株式会社　シナノ

ISBN978-4-521-74478-0
Published by Nakayama Shoten Co., Ltd.　　　　　　　　　　　　　　　　　Printed in Japan
落丁・乱丁の場合はお取り替えいたします．

・本書の複製権・上映権・譲渡権・公衆送信権(送信可能化権を含む)は株式会社中山書店が保有します．
・ JCOPY 〈(社)出版者著作権管理機構　委託出版物〉
　本書の無断複写は著作権法上での例外を除き禁じられています．複写される場合は，そのつど事前に，(社)出版者著作権管理機構(電話 03-3513-6969，FAX 03-3513-6979，e-mail：info@jcopy.or.jp)の許諾を得てください．

本書をスキャン・デジタルデータ化するなどの複製を無許諾で行う行為は，著作権法上での限られた例外(「私的使用のための複製」など)を除き著作権法違反となります．なお，大学・病院・企業などにおいて，内部的に業務上使用する目的で上記の行為を行うことは，私的使用には該当せず違法です．また私的使用のためであっても，代行業者等の第三者に依頼して使用する本人以外の者が上記の行為を行うことは違法です．

心臓血管外科手術エクセレンス

Excellence in Cardioaortic Surgery

シリーズ全5巻

手術画と動画で伝える

A4判／上製本／オールカラー／各巻平均250頁
手術動画サイト開設／本体予価各 25,000〜28,000円

2018年秋 刊行スタート

［編集委員］（50音順）

大北　裕
（神戸大学）

坂本喜三郎
（静岡県立こども病院）

高梨秀一郎
（榊原記念病院）

坂東　興
（東京慈恵会医科大学）

夜久　均
（京都府立医科大学）

［手術画］

長田信洋
（沖縄県立南部医療センター・こども医療センター）

シリーズの構成と編者

【ベーシック編】

1 心臓血管外科の総論・基礎的手技
専門編集：大北　裕／坂本喜三郎／高梨秀一郎／坂東　興／夜久　均（予価25,000円）

【アドバンス編】

2 弁膜症の手術（初回配本）
専門編集：高梨秀一郎／坂東　興　定価（本体26,000円＋税）

3 冠動脈疾患の手術（次回配本）
専門編集：高梨秀一郎／夜久　均（予価26,000円）

4 大動脈疾患の手術
専門編集：大北　裕（予価26,000円）

5 先天性心疾患の手術
専門編集：坂本喜三郎（予価28,000円）

※配本順，タイトルは諸事情により変更する場合がございます．

≪シリーズの特徴≫

- 心臓血管外科の手術技術の向上を主眼とし，基礎的手技をまとめたベーシック編と疾患群別に具体的な手技のノウハウをまとめたアドバンス編で構成．

- 手術のアウトラインを解説するだけの本とは一線を画し，真に役立つ master of surgery の技を解説する．

- 高度な手術実践のスキルを簡潔な文章とリアルかつポイントを明瞭に描いた手術画，重要な場面をコンパクトに編集した動画で手技の解説を展開．

- 執筆はわが国を代表する心臓血管外科のエキスパートが行い，手術画は沖縄県南部医療センター・こども医療センター心・血管グループ顧問の長田信洋氏が担当．

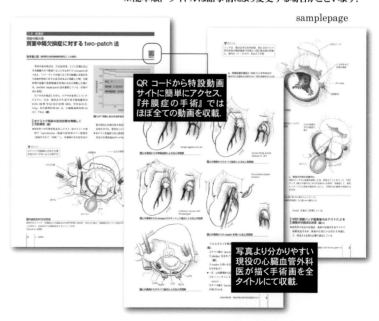

samplepage

QRコードから特設動画サイトに簡単にアクセス．『弁膜症の手術』ではほぼ全ての動画を収載．

写真より分かりやすい現役の心臓血管外科医が描く手術画を全タイトルにて収載．

中山書店　〒112-0006　東京都文京区小日向4-2-6　TEL 03-3813-1100　FAX 03-3816-1015
https://www.nakayamashoten.jp/